中医病症效验方丛书

皮肤病性病实用验方

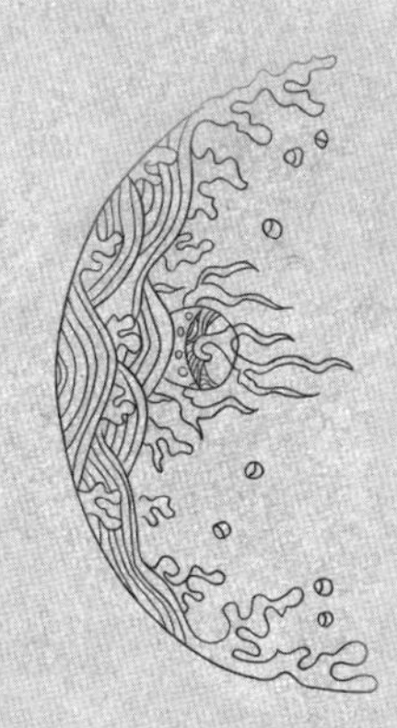
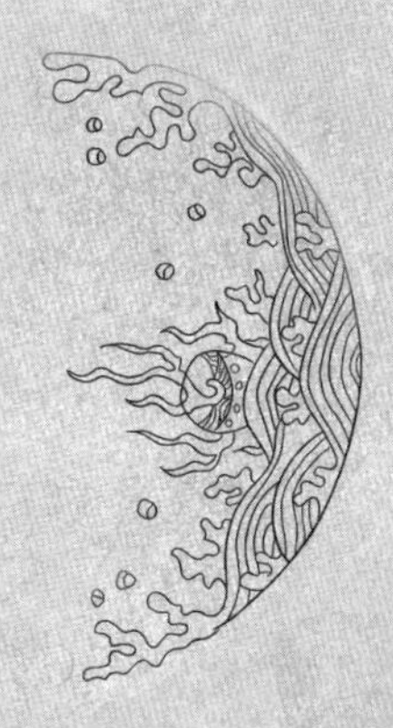

主　编　郭桃美　吴艳华

副主编　肖达民　石艳红　彭菩本

编写人员　郭桃美　吴艳华　肖达民　石艳红　彭菩本

SPM

南方出版传媒

广东科技出版社

·广　州·

图书在版编目（CIP）数据

皮肤病性病实用验方/郭桃美，吴艳华主编．—广州：广东科技出版社，2019.6

（中医病症效验方丛书）

ISBN 978-7-5359-7118-0

Ⅰ．①皮…　Ⅱ．①郭…②吴…　Ⅲ．①皮肤病—验方—汇编②性病—验方—汇编　Ⅳ．R289.57

中国版本图书馆CIP数据核字（2019）第087209号

皮肤病性病实用验方

Pifubing Xingbing Shiyong Yanfang

责任编辑：丁嘉凌
封面设计：林少娟
责任校对：陈　静　蒋鸣亚　梁小帆
责任印制：林记松
出版发行：广东科技出版社
（广州市环市东路水荫路11号　邮政编码：510075）
http://www.gdstp.com.cn
E-mail:gdkjyxb@gdstp.com.cn（营销）
E-mail:gdkjzbb@gdstp.com.cn（编务室）
经　　销：广东新华发行集团股份有限公司
排　　版：广东科电有限公司
印　　刷：佛山市迎高彩印有限公司
（佛山市顺德区陈村镇广隆工业区兴业七路9号　邮政编码：528313）
规　　格：889mm×1 194mm　1/32　印张14.375　字数345千
版　　次：2019年6月第1版
2019年6月第1次印刷
定　　价：49.90元

内容提要

本丛书包括头痛病、糖尿病、肝胆病、骨与关节病、肾病、心血管病、中风及中风后遗症、皮肤病性病、男科病、妇科病实用验方。

本书介绍癣、疣、带状疱疹、荨麻疹、湿疹、痤疮、瘙痒、皮炎、银屑病、白癜风和淋病、生殖器疱疹、性病后前列腺炎等病 87 种，验方 336 首。每首验方都是原作者反复验证，证实疗效可靠才收集，故可读性、参考性、实用性强，可供群众、医生参考、应用。

目　录

手足部化脓性感染验方

毛囊炎验方

疮疡肿毒验方

婴幼儿红痱验方

脓疱疮验方

脓皮病验方

天疱疮验方

丹毒验方

急性蜂窝组织炎验方

小腿慢性溃疡验方

皮肤溃疡验方

疥疮验方

癣类验方

带状疱疹验方

眼部带状疱疹验方

耳部带状疱疹验方

带状疱疹后遗神经痛验方

扁平疣验方

寻常疣验方

掌跖疣验方

痤疮验方

寻常型痤疮验方

青少年痤疮验方

脓疱性痤疮验方

酒渣鼻验方

荨麻疹验方

小儿荨麻疹验方

急性荨麻疹合并血管性水肿验方

慢性荨麻疹验方

寒冷性荨麻疹验方

胃肠型荨麻疹验方

顽固性荨麻疹验方

经行荨麻疹验方

湿疹验方

急性湿疹验方

慢性湿疹验方

激素依赖性湿疹验方

婴儿湿疹验方

肛门湿疹验方

外阴湿疹验方

阴囊湿疹验方

痒疹验方

结节性痒疹验方

神经性皮炎验方

激素依赖性皮炎验方

化妆性皮炎验方

剥脱性皮炎验方

色素性紫癜性苔藓样皮炎验方

脂溢性皮炎验方

脂溢性脱发验方

药物性皮炎验方

尿布性皮炎验方

稻田皮炎验方

放射性皮炎验方

红斑、皮炎类疾病验方

寒冷性多形红斑验方

过敏性皮肤病验方

漆疮验方

银屑病验方

寻常型银屑病验方

玫瑰糠疹验方

皮肤瘙痒症验方

老年性皮肤瘙痒症验方

尿毒症合并皮肤瘙痒症验方

各类瘙痒症验方

不明原因瘙痒验方

肛门瘙痒症验方

黄褐斑验方

皮肤黑变病验方

白癜风验方

斑 秃 验 方

口周皮炎验方

剥脱性唇炎(唇风)验方

皮肤结核验方

糖尿病性大疱病验方

剥脱性角质松解症验方

掌跖角化性皮肤病验方

局限皮肤型硬皮病验方

烫伤验方

褥疮验方

瘢痕疙瘩验方

鸡眼验方

皲裂症验方

淋病验方

尖锐湿疣验方

生殖器疱疹验方

性病后前列腺炎验方

淋菌性阴道炎验方

非淋菌性尿道炎验方

男性泌尿道沙眼衣原体、解脲支原体感染验方

早期梅毒验方

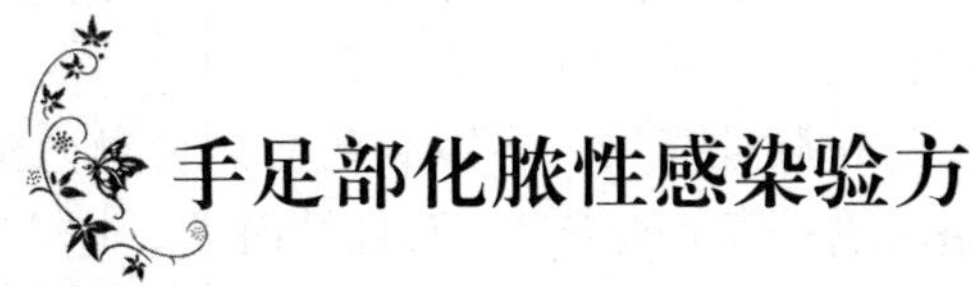

手足部化脓性感染验方

七　星　丹

【药物组成】　朱砂、银珠、硼砂、轻粉、冰片各 10 g，煅石膏、寒水石各 30 g。

【适用病症】　手足部化脓性感染。

【用药方法】　将上药分别研末，过 120 目筛，然后混合均匀。用时取棉签蘸少许药末撒在感染的伤口上，外用消毒敷料覆盖，胶布固定；或取适量药末以液体石蜡油调成糊状，摊在消毒敷料上，覆盖患处，胶布固定；或取少许药末撒在软膏上，贴患处。每天换药 1 ~ 2 次。

【临床疗效】　此方治疗手足部化脓性感染 200 例，其中 180 例为甲沟炎、脓性指头炎、手足部其他部位外伤感染、丹毒均获治愈；余下的 20 例为臁疮患者，治愈 14 例，有效 4 例，无效 2 例。总有效率为 99%。

【病案举例】　向某，男，15 岁。右小腿内侧于 1 年前发痒搔抓致破，其后逐渐溃烂，曾多处求医治疗，未见好转。检查：右小腿内侧近踝关节处有 3 cm × 4 cm 之溃疡，疡壁稍倾斜，边缘不整齐，基底浮肿，呈暗红色，有较多脓性分泌物，周围皮肤发红，但无压痛。取适量七星丹药末用液体石蜡油调成糊状，摊于敷料上，贴于溃疡处，胶布固定，每天换药 1 次。连续换药 7 天后，患处肉色红活，脓液减少，疮口有缩小趋势；继续换药 3 周，创面已接近收口。继续治疗后病愈。

【验方来源】 刘克龙. 七星丹治疗手足部化脓性感染200例［J］. 国医论坛，2001，16（6）：23.

按： 手足部化脓性感染，多因脏腑血热火毒内蕴，外伤染毒，以致经络阻隔，气血凝滞，火毒郁结而成。七星丹乃外治之品，能直接作用于创面以改善局部症状，从而达到内消于无形，或去腐拔毒，生肌长肉，或以大化小。七星丹中的朱砂外用取其甘寒之性可以解毒，又能清镇少阴之火，具有清火解毒、祛腐敛疮、杀虫、收湿止痒之功；银珠燥湿杀虫，敛疮拔毒，能消痈肿，化坚核；硼砂清热生肌，消肿散结，除垢杀虫；寒水石清热泻火，敛疮；煅石膏功善收疮，不至烂肌；轻粉可除风祛湿，有止痒、杀虫、敛疮之功；冰片辛香走窜，能宣散郁热火毒，消散结肿，局部应用可止痛止痒，去溃疡腐臭。诸药合用，具有提脓拔毒、化腐生肌、消肿止痛之功效，无论痈疽之阴阳肿溃均可使用。

四味洗药

【药物组成】 黄柏、蒲公英各60 g，白矾、孩儿茶各30 g。

【适用病症】 手足疔疮。

【用药方法】 将上药用水浸泡30 min，武火煎沸，文火煎煮30 min后，取药液熏洗患处，待药液稍温后，可将患处浸泡于药液中。若药液凉则再加热，反复熏洗浸泡，每次1 h，每天2次。每剂药可用2～3天。6天为1个疗程，一般治疗1～3个疗程。

【临床疗效】 此方治疗手足疔疮156例，全部治愈。总有效率100%。

【病案举例】 王某，女，25岁。右手食指尖红肿疼痛

3 天。检查：右手食指甲周红肿，皮温增高，挤压痛（+），指尖呈蛇头状。西医诊断为右手食指甲周炎（蛇头疔）。中医诊断为疔疮。予四味洗药 3 剂，水煎外洗。第 1 天浸洗后，患处红肿渐消，疼痛缓解，甲周皮肤变软；第 2～3 天，浸泡时见有脓自甲周边缘流出；第 4～5 天肿胀、疼痛消失，病愈。

【验方来源】 刘小刚，刘宝山，庞宗然. 自拟四味洗药治疗手足疔疮临床观察［J］. 吉林中医药，2002，22（3）：25.

按：中医学认为，疔疮是由火热毒邪搏结于肌肤引起。治以清热解毒为主。四味洗药中的黄柏、蒲公英清热解毒燥湿，消肿止痛；白矾清热解毒燥湿；孩儿茶活血消肿，止痛敛疮排脓。诸药合用，共奏清热解毒、燥湿活血止痛之功效，使火热毒解、气血经络畅行。而且使用浸洗法，可使药物直接作用于皮毛肌肤，药效直达病所。

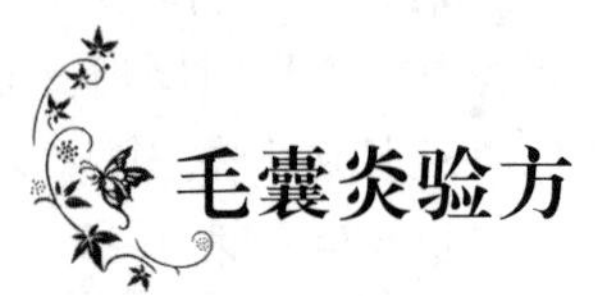

毛囊炎验方

茄蒂去毒散

【药物组成】 秋季熟透的老茄蒂。

【适用病症】 复发性脓疱性毛囊炎。

【用药方法】 将老茄蒂摘下、晒干，放进锅内焙干至焦黄，冷却后研成粉末，收至瓶内贮存。用时取适量药末加少量麻油调拌成稀糊状，涂敷患处疮头上，每天 1 ~2 次，7 天为 1 个疗程。

【临床疗效】 此方治疗复发性脓疱性毛囊炎有较好的疗效。

【病案举例】 张某，女，60 岁。诊见：后颈部毛发处散在和簇集形成如粟粒、蚕豆样疮，疮头上有白色脓头，时有疼痛且痒。用上法，并配合口服抗生素，嘱其勤洗头、脸、手。第 1 ~ 3 天每天早、晚各敷药 1 次，第 4 天疮破流清脂水和脓，改为每天敷药 1 次。1 周后痂落而愈。

【验方来源】 许格岸. 茄蒂去毒散治疗复发性脓疱性毛囊炎体会［J］. 江西中医药，2003，34（4）：18.

按：毛囊炎是毛囊部发生的急性、亚急性的慢性化脓性或非化脓性炎症。化脓性炎症主要是葡萄球菌侵入毛囊所致，非化脓性炎症多与生活习性、环境和职业有关。本病属中医学的发际疮、羊须疮、板疮等范畴，选用茄蒂末拌麻油，正合本病的病机。方中的茄蒂解毒抗菌、凉血敛疮，麻油益津生肌，两药配伍既可清热毒、抑菌抗炎，又可补津、生肌、敛疮，故可根治脓疱性复发性毛囊炎。

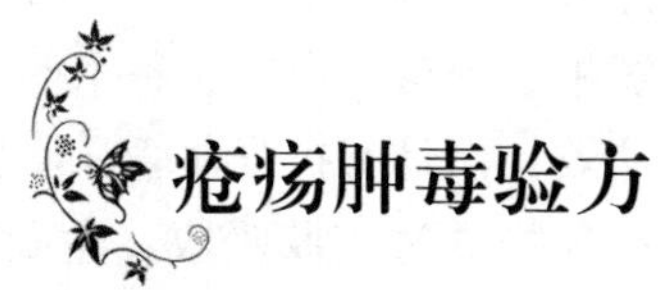

疮疡肿毒验方

益　黄　膏

【药物组成】　益母草、大黄、黄柏、姜黄、白芷、苍术，按 10∶1∶1∶1∶1∶0.5 比例组成。

【适用病症】　痈、疽、疔、疖、丹毒等疮疡肿毒。

【用药方法】　上药除益母草外，均研末备用。将益母草加水煮沸后，再用文火煎 2 h 左右成糊状，待冷却后，加入药末混匀搅拌成膏状即可。用时先将患处消毒后，将益黄膏直接均匀涂抹于患处，厚度为 0.3～0.5 cm，敷药范围略大于疮面，用消毒敷料覆盖并包扎，每天换药 1 次。

【临床疗效】　此方外用治疗痈、疽、疔、疖、丹毒等疮疡肿毒，效果尤佳。

【病案举例】　夏某，女，41 岁。诊见：近 4 天来右小腿前突然红肿热痛，伴见恶寒发热，舌质红、苔黄，脉弦数。前医用青霉素肌内注射，病情未见好转。检查：体温 37.9 ℃；血白细胞 14.1×10^{9}/L，中性粒细胞 0.80；右小腿胫前肌肤光亮、红赤如丹、灼热疼痛，右腹股沟淋巴结压痛明显。西医诊断为右下肢丹毒。用益黄膏外敷于患处 2 次，患肢肿痛减轻，发热渐退；连续用药 1 周，诸症状消除。

【验方来源】　朱晨. 益母草调膏外敷治疗疮疡肿毒［J］. 中医杂志，2003，44（12）：892.

按：益母草为活血调经、利水消肿、清热解毒之要药，配伍内服或外用，可治疗月经不调、水肿尿少、疮疡肿毒，临床应用较广。加入大黄、黄柏、姜黄、白芷、苍术等，使其具有活血化瘀和清热解毒双重功效，而且有扩张血管、增加血管通透性和血流量的作用，有利于药物透过皮肤吸收，达到行血消肿的目的，因此用于治疗疮疡肿毒，效果尤佳。

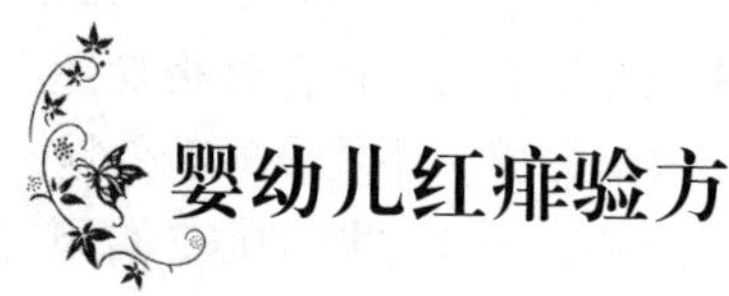

婴幼儿红痱验方

地肤双黄连洗剂

【药物组成】 地肤子、金银花、黄芩、连翘、马齿苋各 30 g。

【适用病症】 婴幼儿红痱。临床表现为皮肤出现小丘疹或丘疱疹，急性发作，周围存在红晕，自觉灼热刺痒。

【用药方法】 上药加开水适量煎煮 5 min 或浸泡 30 min 后，去渣待温，取药液擦浴。用后的药液倒入药渣中，下次用药前再加温，每天擦浴 3～4 次。3 天为 1 个疗程。治疗期间，忌穿化纤类衣物，保持皮肤清洁和干燥，避免辛辣刺激饮食，忌搔抓及用力揉搓，适当饮用金银花露等。

【临床疗效】 此方外洗治疗婴幼儿红痱 23 例，治愈（临床症状消失，皮损消退，无新皮疹出现，仅留有轻度脱屑）19 例，好转（临床症状缓解，皮损消退 >50%）3 例，无效（皮损消退 <50%，或症状体征无变化或继发感染）1 例。总有效率 95.6%。

【病案举例】 盛某，男，2 岁 6 个月。2 天前颈、背、臀部皮肤布满小丘疹，坐卧不宁。诊见：颈、项及背、臀部皮肤有针头大小的丘疹，周围存在红晕，密集而不融合，有搔抓痕，舌质红、苔黄腻，脉数。此为幼儿红痱。予地肤双黄连洗剂治疗 2 天后，临床症状消失，皮损消退，仅留有轻度脱屑。

【验方来源】 杨敬博，何国珍，程红. 地肤双黄连洗剂治疗婴幼儿红痱23例［J］．湖北中医杂志，2002，24（10）：44.

按：红痱是婴幼儿盛夏常见的急性炎症性皮肤病，多由高温潮湿环境中，汗液大量分泌，不能及时有效地蒸发，过多的汗液使汗管口部角质层浸渍，表皮细胞肿胀，汗孔堵塞，排汗不畅，以致表皮下的汗腺膨胀破裂，汗液渗入周围组织，潴留于皮内，继而引起刺激性炎症。此外，还可能与皮肤上的细菌丛大量生长繁殖、感染、损伤汗腺有关。中医学认为，本病多因感受暑热熏蒸，湿热蕴阻腠理，风、湿、热、毒搏结并外发于皮肤所致。风善行数变，故而发病迅速；热为阳邪，易透发皮肤为红晕、小丘疹或丘疱疹，自觉灼热；湿热搏结，浸淫肌肤，进而出现刺痒。地肤双黄连洗剂中的地肤子渗湿泻热，祛风止痒；金银花疏散风热；黄芩、连翘、马齿苋泻火解毒，而且黄芩性味苦寒燥湿。诸药合用，共奏清热解毒、利湿收敛、止痒之功效。本方外用温热药液擦浴，既使药物借热渗透，开通腠理，祛邪扶正而发挥直接治疗作用，又可抑制皮肤末梢神经的病理冲动而发挥止痒作用；同时又能扩张局部血管，改善血液循环，疏通经络，行气活血，促进新陈代谢，软化上皮组织，消散炎症性浸润，增强白细胞吞噬作用和机体抗菌能力，从而防止继发性细菌感染。

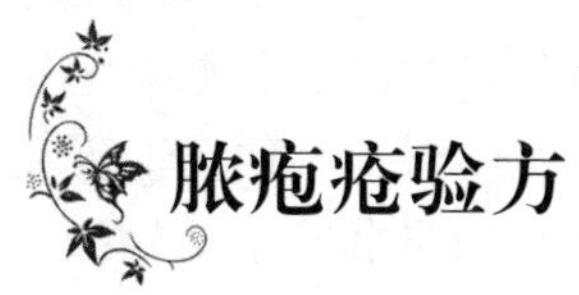

脓疱疮验方

蜂房银菊汤

【药物组成】 野菊花、金银花、鸡内金、土茯苓各 15 g，露蜂房、白芷、穿山甲（代）（炒）、皂角刺各 10 g，乳香、当归各 6 g。

加减：若烦躁不安、纳呆者，加独脚金、蝉蜕、灯心草；脾虚体弱的纳呆者，加黄芪、薏苡仁、麦芽，或加大土茯苓的用量。

【适用病症】 脓疱疮（黄水疮）。临床表现初起者为红斑或水疱，周围有红晕，一般绿豆到指头样大小，疱壁极薄，内含透明水液，随即混浊，此疱极易破溃，疱面湿润潮红，随后结成蜡黄色或灰黄色痂，以头部、面部和四肢多见，躯干部较少，发病季节多为夏季和秋季。重者可有发热及附近淋巴结肿痛，常反复发作，伴食欲不振，尿黄或便秘，舌苔黄或白，脉滑数。

【用药方法】 每天 1 剂，水煎服。同时配合用食醋磨调紫金锭外涂，每天 2 次。

【临床疗效】 此方加减治疗脓疱疮 52 例，全部治愈（溃疡面愈合，无分泌物渗出）。其中用药 3 ~ 5 剂治愈 35 例，6 ~ 8 剂治愈 13 例，少数轻病患者用药 3 剂加外涂紫金锭 2 ~ 3 次即痊愈。

【病案举例】 高某，女，5 岁。患儿的额头、下颌部及鼻旁患多发性脓疱疮伴低热反复发作 2 个多月，曾经中西药治疗未愈。诊见：低热（体温 37.6 ℃），头额部、下颌部有多个大小不等及鼻头周围呈现红晕散在多个如绿豆样大小之脓疱疮，烦躁不安，夜睡不宁，食欲不振，小便黄，舌尖红、苔白，脉滑数。检查：颈部可触到多个如花生米样大小之淋巴结，无压痛。血常规检查：白细胞 8.1×10^9/L，中性粒细胞 0.81，淋巴细胞 0.14。西医诊断为脓疱疮。中医辨证属湿热蕴结肌肤。治以清热解毒，祛湿，活血消疮止痛。方用蜂房银菊汤加夏枯草、独脚金各 10 g，蝉蜕 5 g。外用食醋磨调紫金锭涂患处。治疗 1 天后，脓疱疮溃破，鼻头红晕变淡；继续治疗 2 天，热退；3 天后，脓疱疮分泌物减少并开始结痂，夜睡较安宁，精神好转，胃纳渐增，唯颌下淋巴结未消退；仍以上方去独脚金、蝉蜕，加猫爪草、浙贝母、玄参各 10 g，续服 3 剂，诸症状消失而获愈。

【验方来源】　刘月婵. 蜂房银菊汤治疗脓疱疮的体会［J］. 新中医，1995（7）：43.

按：脓疱疮，又名黄水疮，多由葡萄球菌或溶血性链球菌，特别是二者混合感染所引起的皮肤病。蜂房银菊汤中的露蜂房具有祛风定痉、解毒疮、散肿定痛等作用，对未成脓者能消散，已成脓者自溃，已溃者拔毒生肌促进创口早期愈合，既能内服，又可外敷；与金银花、野菊花配伍，其清热解毒、消痈疮肿毒疗效更显著；与炒穿山甲（代）、皂角刺、乳香、白芷、当归、土茯苓配伍，除具有活血定痛、拔毒消肿排脓的功效外，并能调气活血祛湿，迅速改善皮肤微循环，加促痉愈。此外，食醋磨调紫金锭外涂有解毒消肿、辟秽开窍的作用，且食醋有较强的收敛吸水作用，减少创面渗出，不利于细菌繁殖生长。因此，内外合治，可取得较好的疗效。

乳没膏

【药物组成】 乳香、没药、猪油（熬熟去渣）按1∶1∶4的比例配制。

【适用病症】 脓疱疮（黄水疮）。

【用药方法】 先将猪油熬沸，将乳香、没药研碎慢慢放入沸油中，使两药完全融化，然后自然冷却即成。涂药前先用3%双氧水清洗疮面，以除去脓痂为度，然后将乳没膏涂于疮面上一层，无需包扎，每天早、晚各1次，渗液多者可用4次。3天为1个疗程。

【临床疗效】 此方治疗脓疱疮（黄水疮），有较好的疗效。

【病案举例】 王某，女，18岁。诊见：头面潮红，出现丘疹水疱、脓疮，逐渐糜烂、结黄色痂，并逐渐增多。经用乳没膏外治5天，症状完全消失。

【验方来源】 任仰成. 乳没膏外敷治疗脓疱疮102例［J］. 中医杂志，2002，43（4）：284.

按：《药性歌括四百味》中指出“乳香辛苦，疗诸恶疮，生肌止痛，心腹尤良”“没药苦辛，治疮止痛，跌打损伤，破血通用”。现代药理研究证实，乳香、没药有灭菌消炎、防腐消肿、止痛收敛的作用，可使已溃破的表面不再受炎性渗出物的侵袭和腐蚀。而猪油有软化痂皮、解毒生肌的功效。因此，乳没膏外敷治疗脓疱疮可抗菌消炎，减轻局部瘙痒，促进疮面的吸收，且愈合不留疤痕。

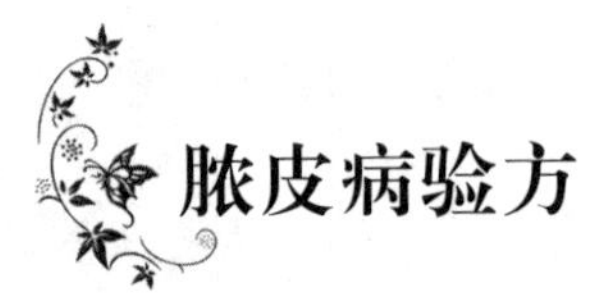

脓皮病验方

双黄连粉针剂

【药物组成】　双黄连粉针剂。

【适用病症】　脓皮病。临床表现皮损有红斑、丘疹、水疱、丘疱疹、脓疱、糜烂等。

【用药方法】　用0.9%氯化钠注射液或注射用水将双黄连粉针剂配成糊状或2%的溶液，现用现配。先将糊状药敷于患处，每天3次，5天为1个疗程，共用2个疗程。至皮损消退后继用2%的溶液每天涂患处3～4次，连用3～5天。

【临床疗效】　此方治疗脓皮病39例，治愈（皮损全部消退，局部皮肤恢复正常）21例，显效（原发皮损消退约80%，主要症状基本消失，或仅有少量新皮损）15例，无效（皮损无明显变化）3例。总有效率92.3%。

【病案举例】　李某，男，37岁。颈部起脓点伴灼痛半个月，曾经治疗效果欠佳。诊见：颈部偏右侧有一弥漫性湿润性肿块、色紫红，其上有多个脓点，脓液由多个毛囊孔排出，形成蜂窝状脓头，摸之有灼热感。检查血常规正常。中医诊断为痈。给予糊状双黄连粉针剂外敷5天后，脓头消退，红肿亦消；继用2%双黄连粉针剂溶液湿敷患处，每天3次，连用3天后，皮损消失。1个月后随访未见复发。

【验方来源】　张小可，铁梅．双黄连粉针剂外治脓皮病39例［J］．新疆中医药，2002，20（5）：25.

按：脓皮病由化脓性球菌引起。中医学认为，本病是因湿热内蕴，外感毒邪，湿热毒邪相交，郁于肌肤所致。双黄连粉针剂内含金银花、黄芩、连翘等，其中金银花清热解毒，黄芩清肺泻火，连翘清心火解毒，为疮家之要药。三药合用，增强清热解毒之功效，而且金银花对葡萄球菌、溶血性链球菌等均有抑制作用；连翘对葡萄球菌、大肠杆菌等有抑制作用；黄芩对金黄色葡萄球菌、链球菌、绿脓杆菌等有抑制作用。因此，用双黄连粉针治疗脓皮病，简便易行，无毒副作用。

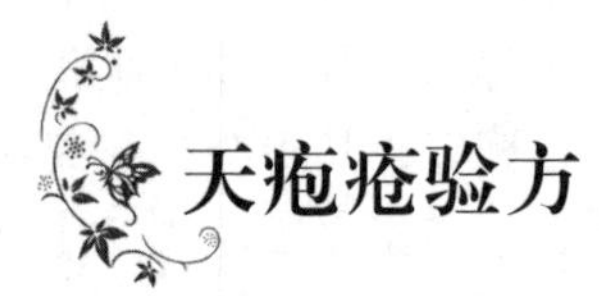

天疱疮验方

八　生　汤

【药物组成】　薏苡仁、生地黄各 30 g，白术、枳壳、栀子、芡实、苦参、萆薢、黄柏、党参各 10 g，白鲜皮、地骨皮、牡丹皮、桑白皮、车前子（包煎）、泽泻各 15 g。

加减：湿热炽盛郁于血分见身热者，加石膏、羚羊角粉；脾虚湿盛兼感毒邪者，加七叶一枝花、白花蛇舌草；毒热伤津及气阴两伤者，加黄芪、南北沙参、石斛、玉竹。

【适用病症】　天疱疮。

【用药方法】　每天 1 剂，水煎服。并加用金龙胶囊（市售），每次服 0.5 ~ 1 g，每天 3 次。若为中、重症急性发作期，加用西药泼尼松治疗。

【临床疗效】　此方加减治疗天疱疮 30 例，治愈（皮疹全部消退，无新疹再发）12 例，好转（皮疹消退 30% 以上，偶有新疹发生）15 例，未愈（皮疹消退不足 30%，新疹不断发生）3 例。总有效率 90%。

【病案举例】　甘某，男。3 年前无明显诱因背部起水疱、瘙痒、破溃流水，后蔓延全身，经治疗后病情缓解。仍反复起新水疱，近期服用泼尼松及雷公藤多苷片，病情仍未能控制。诊见：发热（体温 38.6 ℃），面部、头部、躯干及四肢泛发大水疱，间有结痂，渗出、糜烂，舌质红、苔黄腻，脉弦数。检查：皮损面积 >40% 以上，水疱 54 个，尼氏征（ + ）。西医诊断为寻常性天疱疮。中医辨证属湿热炽盛，兼感毒邪，郁于血分。方用八生汤加白花蛇舌草、石膏各 30 g，七叶一枝花 15 g，羚羊角粉（冲服）0.6 g；加服金龙胶囊。仍服泼尼松原量。治疗 7 天后，天疱疮回缩，未起新疮，体温恢复正常；继续治疗 14 天，病情明显好转，泼尼松逐渐减至维持量。随证加减治疗 9 个月治愈。随访 4 年无复发。

【验方来源】　时水治. 中西医结合治疗天疱疮 30 例 [J]. 北京中医，2001，24（3）：33.

按：天疱疮是一种大疱性危重皮肤病。中医学认为，本病因肺受邪，阻遏气机不得疏泄，气机升降失常，湿毒滞久而化热，熏蒸肌肤而致。急性期以脾虚湿盛为其本，湿热、血热、毒热为其标。八生汤中以白术、薏苡仁、枳壳、芡实、党参益气健脾除湿；栀子、桑白皮、地骨皮、牡丹皮入心肺肝肾经，清心火泻肺热，凉血散风；地骨皮退虚热，泻虚火；白鲜皮、苦参、黄柏、萆薢、生地黄、车前子、泽泻护阴清热解毒，燥湿利水。诸药合用，标本兼治，共奏益气健脾除湿、清热解毒、凉血护阴之功效，用于治疗天疱疮疗效满意。

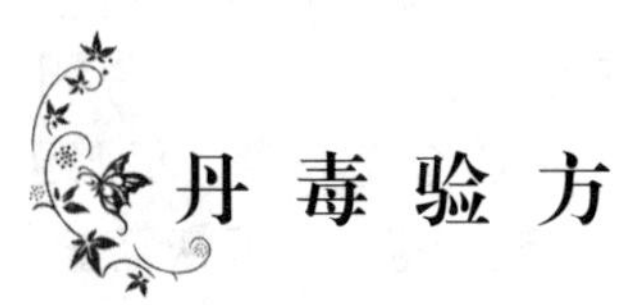

丹毒验方

银紫牛柏汤

【药物组成】　金银花、紫花地丁各 25 g，牛膝、黄柏、车前子、薏苡仁各 15 g。

加减：兼有表证者，加荆芥、牛蒡子解表散邪；兼有血热盛者，去薏苡仁，加生地黄、牡丹皮、赤芍清热凉血；兼湿盛肿甚者，加泽泻、猪苓、防己以利湿消肿。

【适用病症】　下肢丹毒。

【用药方法】　每天 1 剂，水煎 2 次，分 2 次服。若局部红肿热痛较局限者，可用青敷膏（由青黛、大黄、黄柏、姜黄、白及、天花粉、赤芍、甘草等组成）外敷，每天 1 次；若红肿范围较大，甚至蔓延整个下肢、皮肤灼热疼痛明显者，可用皮炎洗剂（由黄柏、黄芩、大黄、苦参等组成）冷湿敷，每天换药 4 ~5 次。

【临床疗效】　此方加减治疗下肢丹毒 28 例，治愈（下肢红斑、肿胀、灼热、疼痛消退，全身症状消失，体温及白细胞总数均正常）23 例，好转（下肢红斑、肿胀、灼热、疼痛减轻，全身症状明显好转，体温低于 38 ℃，白细胞总数下降或正常）5 例。总有效率 100%。

【病案举例】　刘某，男，52 岁。因右下肢红肿疼痛，伴畏寒发热 3 天入院。检查：白细胞 16×10^9/L。诊见：右下肢胫前有 10 cm×8 cm 的红斑，皮肤红赤如丹，境界清楚，表面灼热，右腹股沟淋巴结不肿大，右足有脚癣，舌红、苔黄，脉弦数。西医诊断为右下肢丹毒（急性网状淋巴结炎）。中医辨证属湿热毒邪透发肌肤，兼感风邪。治宜清热利湿解毒为主，佐以解表。方用银紫牛柏汤加蒲公英 25 g，连翘、泽兰、泽泻、防风、牡丹皮、丹参各 10 g。外治采用青敷膏外敷病变部位，每天 1 次。治疗 3 天后，恶寒发热消失，体温正常，右下肢红斑明显消退，肿痛减轻；上方去防风，继续治疗 3 天，患肢红斑全部消退，肿胀、疼痛消失，体温与白细胞总数均降到正常范围；继服上方 5 剂以巩固疗效，并继续治疗脚癣病。

【验方来源】 张达才．银紫牛柏汤治疗下肢丹毒 28 例［J］．湖南中医杂志，2002，18（2）：53.

按：丹毒是由溶血性链球菌侵入皮肤或黏膜内的网状淋巴管引起的急性感染，以炎夏暑湿季节为多见，且多发于老年人。中医学认为，本病多因湿热邪毒蕴结，外泛肌肤所致。治宜清热利湿，解毒消肿。银紫牛柏汤中以金银花、紫花地丁清热解毒消肿；黄柏、车前子、薏苡仁、牛膝清热利湿，使湿邪、热邪从下而去，则湿热去而热毒解。诸药合用，用于治疗下肢丹毒，疗效满意。

三妙散加减方

【药物组成】 苍术、黄柏、泽泻、萆薢、牡丹皮、赤芍、野菊花、连翘、蒲公英各 10 g，川牛膝、金银花各 15 g，薏苡仁、白茅根、生地黄各 30 g，甘草 6 g。

【适用病症】 下肢丹毒。临床表现为小腿或足背部出现红斑肿胀，有时出现水疱，边缘清楚，触之灼热疼痛，伴大便干燥、小便黄赤，舌质红、苔黄腻，脉滑数。

【用药方法】 每天 1 剂，水煎，分早、晚饭后 30 min 服。

【临床疗效】 此方治疗下肢丹毒38例，治愈（症状消失，皮损消退）35例，好转（肿胀消退，疼痛减轻，皮损颜色变淡）2例，无效（临床症状无变化或加重）1例。

【病案举例】 王某，男，43岁。右足背常因足癣感染，反复出现水肿性红斑，灼热疼痛。诊见：右足背及踝部出现鲜红色斑片，肿胀疼痛，压之退色，放手又呈红色，触之灼热，足趾缝浸渍糜烂，大便干燥数天1次，小便黄赤，舌质红、苔黄厚腻，脉滑数。检查：体温39.2℃；血常规：白细胞$13.2\times10^9/L$，中性粒细胞0.82。西医诊断为复发性丹毒。中医辨证属湿热下注，热毒炽盛。治以清热利湿，凉血解毒。选用三妙散加减方治疗。服药5剂后，体温恢复正常，右足背肿胀消退，颜色变淡、无灼热疼痛，二便调，舌苔变薄；原方继服5剂后，诸症状消失，血常规恢复正常。随访2个月未见复发。

【验方来源】 李灵巧．三妙散加减治疗下肢丹毒38例[J]．湖北中医杂志，2002，24（5）：41．

按：丹毒由溶血性链球菌所致，多由皮肤破损而引发，足癣则是引起下肢丹毒的主要诱因。本病属中医学腿游风范畴，多由湿热下注，瘀毒内侵所致。中医辨证属湿热下注，热毒炽盛。三妙散加减方中的苍术、黄柏清利下焦湿热；川牛膝既利尿通淋、清热利湿，又可引药下达病位；薏苡仁、泽泻、萆薢加强清热利湿消肿之功；生地黄、牡丹皮、赤芍、白茅根清热凉血消斑；金银花、连翘、野菊花、蒲公英清热解毒。诸药合用，共奏清热利湿、凉血解毒之功效，用于治疗下肢丹毒疗效显著。此外，治疗时应注意适当抬高下肢，以利血液循环；同时积极治疗足癣，以减少下肢丹毒的复发。

皮炎洗剂

【药物组成】 大黄、黄连、黄芩、黄柏各 15 g。

【适用病症】 下肢丹毒。

【用药方法】 将上药研粗末，用时以 80 ℃ 以上开水冲泡或煮沸，待自然冷却后，用纱布 4 ~ 6 层做成布垫样片块，浸泡药液中，以湿透药液稍挤至不滴水为度覆盖于患处，每隔 5 ~ 10 min 换药 1 次，持续 1 h，每天 3 ~ 4 次。3 ~ 5 天为 1 个疗程。

【临床疗效】 此方冷湿敷治疗下肢丹毒 51 例，全部治愈（发热、疼痛等症状及局部肿胀、片状红斑消失）。总有效率 100%。

【验方来源】 樊炼. 皮炎洗剂冷湿敷治疗下肢丹毒 51 例 [J]. 南京中医药大学学报，1998，14（5）：314.

按：下肢丹毒临床表现以皮色焮红如丹，其病机以湿热下注蕴于肌肤所致。治宜清热解毒燥湿。皮炎洗剂中的大黄、黄连、黄芩、黄柏均具有苦寒清热解毒燥湿的作用，采用冷湿敷的方法，通过对水分的蒸发带走大量的热量，使局部皮肤血管收缩，使炎症的红肿减退，并使药物直接被皮肤吸收而作用于病灶，因此获得较满意的疗效。

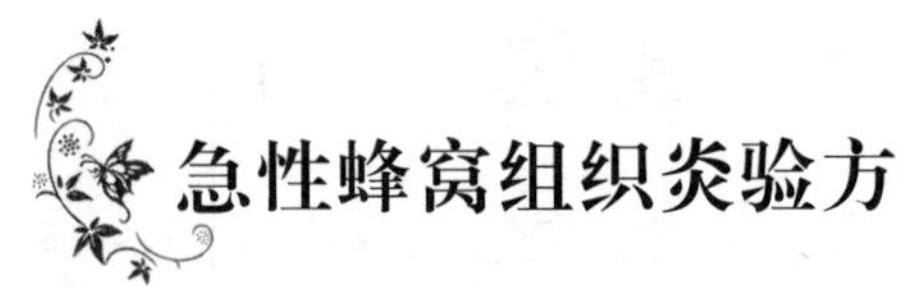

急性蜂窝组织炎验方

仙人掌单方

【药物组成】 仙人掌150～200 g。

【适用病症】 急性蜂窝组织炎。临床表现为局部暗红色，肿胀，剧痛，压痛明显，部分患者可伴有高热寒战、头痛、食欲不振、全身无力等全身中毒症状。

【用药方法】 根据病变部位面积取仙人掌适量，去刺捣碎成泥状，以鸡蛋清调匀后外敷患处，厚度约为0.2～0.5 cm，24 h换药1次。每天1次，连用3天。若是夏天炎热，药物水分蒸发快，涂药后可再用塑料薄膜进行包扎。

【临床疗效】 此方治疗急性蜂窝组织炎33例，均治愈。其中31例单用本方治愈（用药1天后局部红肿开始消退，皮温降低，疼痛减轻；2天后局部红肿面积缩小，胀痛明显减轻，局部皮肤温度接近正常；3天后局部皮肤颜色及温度都趋于正常，肿胀、疼痛消失），另2例治疗3天后效果不佳，经加用抗生素及支持疗法5天病愈。

【验方来源】 杨国成，谢惠玲．仙人掌治疗急性蜂窝组织炎［J］．安徽中医临床杂志，1998，10（6）：414.

按：急性蜂窝组织炎是皮下、筋膜下、肌间隙或深部蜂窝组织的急性弥漫性化脓性感染。其特点是感染范围广、组织损害大，病变扩散迅速。本病属于中医学锁喉痈、手发背等范畴。多由湿热火毒蕴结，气血壅阻或因外伤染毒而致。治以清热解毒为大法。仙人掌性寒，微苦，对金黄色葡萄球菌、溶血性链球菌有较强的杀菌作用。局部外敷药物后可清热解毒，消肿散结，凉血止痛，加之使用鸡蛋清调和，可起到收敛皮肤的作用，用于治疗急性蜂窝组织炎疗效颇佳。但对于小儿、年老体弱及免疫功能较差者，为防止感染扩散，宜联合应用抗生素及支持疗法，以免贻误病情。

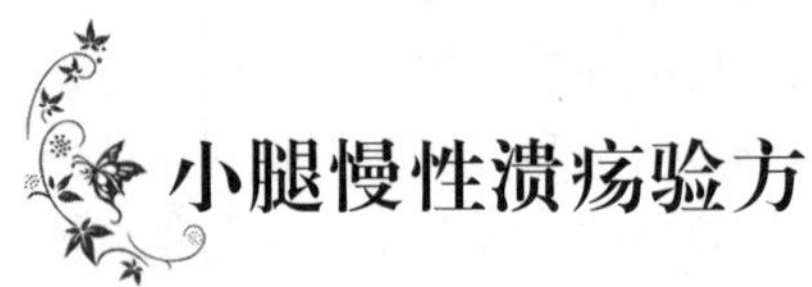

小腿慢性溃疡验方

参苓五神汤

【药物组成】　党参、白术、茯苓、炒白扁豆各 15 g，炒薏苡仁、金银花、土茯苓各 30 g，砂仁、车前子、川牛膝、黄柏各 10 g。

加减：身困乏力、浮肿、便溏较重者，加炒山药 30 g，制附子 6 g；疮口渗液较多者，加萆薢 15 g，防己、木通各 10 g。

【适用病症】　小腿慢性溃疡，中医辨证属脾虚湿盛型。临床表现为病程日久，面色萎黄，疮面色暗，黄水浸淫，患肢浮肿，腹胀，便溏，舌淡、苔白腻，脉细涩。

【用药方法】　每天 1 剂，水煎 2 次，共取药液 600 mL，分 3 次温服。1 个月为 1 个疗程。配合局部换药：若创口色暗、四周肿胀、疮内黄水渗液较多者，可用防己、木通各 30 g，车前子、泽泻各 15 g，煎水湿敷或冲洗患处，每天 3 次，连用 3 ~ 5 天；若疮面渗液减少或无渗液时，可用庆大霉素注射液 8 万 ~ 24 万 U（根据疮面大小）湿敷，上盖消毒纱布敷料，每天换药 1 次，至疮口愈合为止；若疮面有少量腐肉未脱者，疮口掺七三丹（熟石膏 7 份，红升丹 3 份），外用黄连膏以祛腐解毒；若疮口无腐肉，用庆大霉素湿敷后 4 周肿消，但疮面光白板亮、不收口者，可用蛋黄油或白糖敷之。

【临床疗效】　此方加减配合局部用药治疗小腿慢性溃疡 19 例，治愈（溃疡愈合）13 例，好转（溃疡缩小）4 例，未愈

（溃疡疮口未见缩小或有扩大）2 例。总有效率 89.5%。

【病案举例】 李某，男，39 岁。左小腿有一疮口，反复发作已 3 年余，曾用中西药治疗，效果欠佳。诊见：左小腿内侧、内踝上 3 寸处有一约 4 cm×3 cm 的溃疡面，黄水浸淫，四周色紫暗，小腿及脚面浮肿，伴腹胀纳呆，身困乏力，舌淡、苔白腻，脉沉无力。西医诊断为小腿慢性溃疡。中医辨证属脾虚湿盛型，用参苓五神汤加炒山药 30 g，制附子 6 g 内服，外用防已、木通各 30 g，煎水湿敷疮面。用药1 周后，疮口已无渗液，肉芽新鲜红活；外用改为庆大霉素注射液湿敷。共服药 30 剂，局部换药 32 天，疮口愈合。

【验方来源】 付继勇，吴积华．中西医结合治疗小腿慢性溃疡 19 例［J］．国医论坛，2001，16（1）：47.

按：中医学认为，脾虚湿盛型小腿慢性溃疡，病初为湿热下注，久则湿邪困脾，脾气虚弱，无以运化水湿，则湿邪更甚，故脾虚、湿盛互为因果，且脓水淋漓耗伤气血使脾气更虚。治宜健脾祛湿为主。参苓五神汤中的党参、白术、茯苓、炒白扁豆、炒薏苡仁、砂仁益气健脾；土茯苓、车前子、黄柏利水祛湿；金银花清热解毒；川牛膝引药直达病所。诸药合用，熔健脾、祛湿、解毒药于一炉，紧扣病机，故疗效可靠。

十味生肌油

【药物组成】 黄柏、萆薢各 60 g，苦参、紫花地丁各 100 g，滑石、龙骨各 50 g，乳香、没药各 30 g，青黛 20 g，蜈蚣 7 条，麻油 1 000 g。

【适用病症】 小腿慢性溃疡。

【用药方法】 将黄柏、萆薢、苦参、紫花地丁共研为细末，过 100 目筛；再将滑石、龙骨、乳香、没药、青黛、蜈蚣共研细末，过筛。将上药混合，加入麻油搅匀备用。用药前先以2%硼酸溶液清洗干净皮损面，再用消毒纱布浸泡硼酸溶液湿敷20～30 min，然后涂抹十味生肌油，加盖敷料，绷带包扎。每天早、晚各1次；症状好转后，改为每天1次。

【临床疗效】 此方治疗小腿慢性溃疡33例，治愈（溃疡愈合）21例，好转（溃疡缩小）10例，未愈（溃疡疮面未见缩小或扩大）2例。总有效率93.94%。

【病案举例】 刘某，男，62岁。双侧下肢静脉曲张20余年，左踝部外侧溃疡8年，呈橡皮肿4年。诊见：左小腿2/3皮肤赤褐肿胀，静脉曲张明显，严重处如囊肿样，溃疡处周围皮肤黑硬、光滑，溃疡面积3 cm×4 cm，坏死皮肉有臭味，清除污物可见胫骨，动则疼痛，伴见口干苦，厌食，小便赤黄，大便不畅，舌色暗淡、苔薄黄滑腻，脉沉细略数。西医诊断为小腿慢性溃疡。中医辨证属气血凝滞，湿热毒聚。治以生肌、镇痛、消肿为主，清湿毒、化血瘀为辅。用十味生肌油治疗60天后，肿消退，肤色变，溃疡愈。治疗结束后3个月行静脉曲张结扎切除术。随访3年未复发。

【验方来源】 闫俊国，闫洁，杨正锋．自拟十味生肌油治疗小腿慢性溃疡33例［J］．国医论坛，2001，16（1）：38.

按：小腿慢性溃疡中医学称之为下肢溃疡、臁疮腿。多数患者有静脉曲张病史，少数是由蚊虫叮咬或创伤感染所致。十味生肌油中的黄柏、苦参、紫花地丁、青黛有清热燥湿、解毒杀虫、凉血消肿之功；萆薢与黄柏、苦参、滑石等配用，可治臁疮不愈，收敛疮口；蜈蚣熄风止痉，解毒散结；龙骨、乳香、没药生肌收敛，化湿软坚，可用于治疗疮疡脓腐，久溃不愈。诸药合用，共奏清热解毒、收敛生肌之功效，用于治疗小腿慢性溃疡，疗效显著。

逢 春 散

【药物组成】 石膏 250 g，铅丹 25 g，冰片 2 g。

【适用病症】 下肢慢性溃疡（臁疮）。常因皮肤创伤、抓伤、湿疹继发感染，或伴下肢静脉曲张而致下肢溃疡，创面分泌物呈淡黄色脓水，溃疡边缘不整伴有色素沉着及慢性湿疹。

【用药方法】 上药分别研末，过 6 号筛备用。取石膏 50 g，铅丹 5 g，冰片 0.4 g 搅拌后研匀，以后成倍增加，最后过 6 号筛，色泽如桃花红色，放置棕色避光瓶内保存备用。治疗时先常规将溃疡周围皮肤消毒，疮面用生理盐水清洗干净后，将逢春散和氯霉素粉以 3∶1 比例调匀，取适量敷于疮面，用无菌纱布包扎固定。嘱患者抬高患肢，少活动，每天换药 1 次。20 天为 1 个疗程。

【临床疗效】 此方治疗下肢慢性溃疡（臁疮）45 例，痊愈（疮面完全愈合）30 例，好转（疮面缩小 1/2 以上）12 例，无效（治疗后疮面无明显改善）3 例。总有效率 93.4%。

【病案举例】 方某，男，67 岁。右下肢静脉曲张 20 年。2 年前不慎擦伤右小腿，疮口久溃不愈。发病后曾经治疗疗效欠佳。近 1 个月来创口有扩大之势。检查：右小腿静脉曲张，右上踝上方见一大小为 3 cm×4 cm 溃疡面，疮面流黄色脓水，肉芽不新鲜，疮口凹陷，皮肤黯红。用逢春散加氯霉素粉治疗 10 天后，溃疡面缩小；40 天后溃疡愈合，疮面平整。

【验方来源】 韩智善. 逢春散加氯霉素粉治疗臁疮 45 例［J］. 湖南中医杂志，2002，18（4）：35.

按：下肢慢性溃疡（臁疮）多因长期站立或损伤等因素导致湿热下注，气血凝滞日久溃烂而成，病程进展缓慢，经久不愈。逢春散具有祛腐生肌敛疮之功，可促进疮面愈合，防止感染，对于臁疮有一定疗效。治疗的同时应注意休息，保持创面清洁，抬高患肢以促进血液循环。

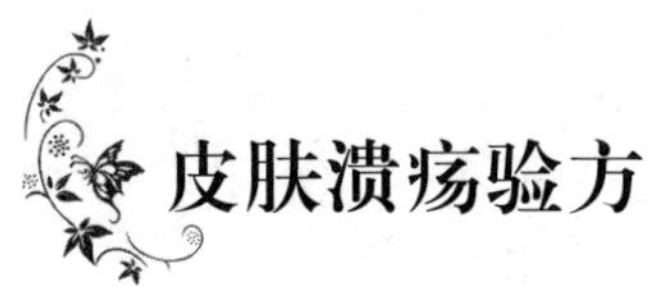

皮肤溃疡验方

木　耳　散

【药物组成】　木耳 50 g，白及 40 g，血竭 10 g。

【适用病症】　皮肤溃疡。

【用药方法】　上药分别研末过 200 目筛，然后混合均匀。治疗时先用双氧水清洁患处，有脓液者进行清创。取木耳散适量均匀撒在患处，每天 1 次。如在感染渗出期后，将木耳散用香油调成适当黏稠度涂患处。

【临床疗效】　此方治疗皮肤溃疡 26 例，痊愈（溃疡面愈合，局部红肿消失，溃疡面留有斑痕，周围可有暗紫色沉着）25 例，好转（临床症状明显减轻，红肿消退，溃烂面缩小，肉芽长出）1 例。总有效率 100%。

【验方来源】　卢秀华，陈海波，潘文梅. 木耳散治疗皮肤溃疡 26 例［J］. 新疆中医药，2002，20（6）：28.

按：皮肤溃疡是临床上常见病症。木耳散中的木耳凉血止血；白及止血消肿、生肌、敛疮；血竭散瘀定痛，止血生肌。而且木耳所含成分有蛋白质、脂肪、纤维等，具有营养创面的作用；白及所含成分为糖类、黏液质，可控制并防止感染，促进肉芽组织增长，且还可缩短凝血时间，减少出血，从而有利于创面愈合；血竭具有酸化创面的作用。因此，木耳散用于治疗皮肤溃疡疗效显著，无不良反应，使用方便。

疥疮验方

消疥汤

【药物组成】　生地黄、蒲公英各 30 g，当归、川芎、地肤子、白鲜皮、蛇床子、紫草、蝉蜕、刺蒺藜、赤芍、金银花、连翘各 10 g，甘草 6 g。

【适用病症】　疥疮。临床表现为皮疹，皮肤皱折处奇痒，出现抓痕、血痂，并可继发感染，产生脓疮、疖肿等，有接触传染史，并可找到疥虫。

【用药方法】　每天 1 剂，水煎 3 次，分早、中、晚服。并配合杀疥汤外洗（苦参、硫黄、白鲜皮、大黄、紫草、栀子、乌梢蛇、蝉蜕、黄连、黄柏、金银花、甘草各 10 g，蒲公英 30 g。水煎，取药液外洗），早、晚各 1 次。外洗后用优力肤霜外搽。另应勤洗换衣被，注意清洁卫生。1 周为 1 个疗程。

【临床疗效】　此方配合外洗、外搽三联法治疗疥疮 35 例，痊愈（皮疹、奇痒、抓痕、血痂消失，杀灭疥虫，停药后不再复发）27 例，好转（皮疹、奇痒、抓痕、血痂好转，疥虫未完全杀灭，停药后又再复发）7 例，无效（皮疹、奇痒、抓痕无改善，疥虫依然存在）1 例。总有效率 97%。

【病案举例】　李某，男，46 岁。患者因接触疥疮患者而被传染，指缝与指侧、前臂屈侧、脐周及大腿内侧出现皮疹，瘙痒不堪，遇热加剧，入夜难眠，搔抓后出现抓痕、血痂，伴口渴思饮，烦躁不安，便秘，舌苔薄黄，脉弦数。诊断为疥疮。采用三联法治疗 6 天后痊愈。随访半年未见复发。

【验方来源】 黄建坤，孙卫. 三联法治疗疥疮 35 例［J］. 四川中医，2001，19（8）：60.

按：疥疮是疥虫所致的传染性皮肤病。其特点是奇痒、皮疹和有接触传染史等。采用口服、外洗、外搽三联法治疗疥疮的同时，要注意疥虫的传染源，要勤换衣服、被褥，勤洗澡，消毒所接触的潜藏疥虫的物品，以便杀灭疥虫和虫卵，达到彻底根治的目的。

龙胆苦蛇汤

【药物组成】 龙胆草、花椒、白鲜皮各 10 g，百部、苦参各 30 g，蛇床子 20 g，硫黄 40 g，地肤子、艾叶、海桐皮、何首乌各 15 g。

加减：合并感染者，加金银花、九里光、野菊花、土茯苓；部分溃烂者，去花椒，加枯矾、海螵蛸。

【适用病症】 疥疮。临床表现皮疹为针头大小丘疹或丘疱疹，惯发于指缝、腕屈侧、腋前、肘窝、下腹部股内侧等，有时在皮肤薄嫩处，可见灰色数毫米长的疥虫隧道，疥虫居隧道末端。发生水泡，以针挑之，可发现黄白色疥虫，自觉剧烈瘙痒，尤以夜间为甚。

【用药方法】 将上药加水，煎取药液先熏后洗患处，每次 20～30 min。1 剂可连用 3～4 天，每次都要煎沸。

【临床疗效】 此方加减治疗疥疮 128 例，治愈（剧痒消失，丘疱疹、小水泡、隧道、结节和结痂全部平复，停药 2 周后无新皮疹，检查疥虫和虫卵阴性）110 例，好转（剧痒基本消失，丘疱疹、小水泡不扩散，且肤色逐渐变浅）15 例，无效（临床症状无改善或继续扩散）3 例。总有效率 97.7%。

【病案举例】 吴某，男，13 岁。因染上疥疮，曾用外洗剂、疥得治软膏等治疗无效。诊见：指间、肘窝、下腹部、股内侧、外生殖器等处布满丘疱疹、小水泡，部分周围红肿，有少许溃烂和隧道，结节及结痂，瘙痒剧烈，夜间尤甚，难以安睡。方用龙胆苦蛇汤去花椒，加金银花、九里光各 15 g，土茯苓 30 g，枯矾 7 g，海螵蛸 6 g。治疗 4 天后，丘疱疹、小水泡、红肿、结节等均消失，瘙痒明显减轻；继续用药 1 剂病愈，停药观察 2 周未复发。

【验方来源】 梁厚佳. 龙胆苦蛇汤熏洗治疗疥疮 128 例［J］. 湖南中医杂志，2002，18（5）：37.

按：疥疮易于传染，不易控制。中医学认为，本病是由湿热蕴毒日久生火，兼受风湿而成，痒者内必有虫。治以清热利湿为主。龙胆苦蛇汤中的龙胆草、苦参清热燥湿；何首乌、艾叶、海桐皮养血祛风；花椒、蛇床子、硫黄、地肤子、百部杀虫止痒；白鲜皮清热利湿。诸药合用，共奏清利湿热之功，用于治疗疥疮有效。

疥 洗 剂

【药物组成】 硫黄、雄黄、花椒、百部、石榴皮、苦参、白鲜皮、蛇床子、黄柏各 30 g，明矾、烟梗各 20 g，十大功劳 60 g。

加减：若有水疱、糜烂渗液者，加土茯苓 60 g，苍术 20 g；有脓疱者，加蒲公英、紫花地丁、败酱草各 20 g。

【适用病症】 疥疮。

【用药方法】 每天 1 剂，加水 5 000 mL，煮沸 20 min，去药渣，用较烫（以可耐受为度）的药液使劲搓洗颈以下的皮肤，有皮疹处多搓洗几遍，直至皮肤有发热感为止，每天早、晚各

1 次。3 天为 1 个疗程。

【临床疗效】 此方加减治疗疥疮 300 例，全部痊愈（皮疹全部消退，自觉症状消失，停药 1 周后无新疹发生，检查疥虫、虫卵阴性）。总有效率 100%。

【验方来源】 宋广英. 自拟疥洗剂治疗疥疮 300 例［J］. 广西中医药，2002，25（6）：28.

按：疥疮是由人型疥虫通过密切接触皮肤而传染的皮肤病。其特点为夜间剧痒，在瘙痒处的皮肤有灰白色或黑色或普通皮色的隧道，可找到疥虫，传染性较强。中医学认为，本病因接触疥虫，加之感受风湿热邪，虫毒与风湿热相搏郁于肌肤而生。根据虫、毒、湿、热等特点，治宜杀虫止痒，清热燥湿解毒。疥洗剂中的硫黄、雄黄解毒杀虫止痒，为治疥疮之要药；花椒含有挥发油，有麻醉作用，故止痒止痛之功不可没；百部、石榴皮、苦参、白鲜皮、蛇床子、烟梗有较强的杀虫止痒功效；明矾酸涩，善疗湿疮疥癣；黄柏、十大功劳清热燥湿解毒。诸药合用，共奏杀虫止痒、清热燥湿解毒之功效，用于治疗疥疮有较好的疗效。

根皮花叶汤

【药物组成】 羊蹄根、苦楝皮各 50 g，金银花、艾叶各 20 g。

加减：并发湿疹样变或脓疱疹者，加徐长卿、野菊花各 20 g；遗留结节性损害者，加露蜂房、皂角刺各 20 g。

【适用病症】 疥疮。临床表现为皮疹瘙痒，出现抓痕、血痂，有接触传染史，并可找到疥虫。

【用药方法】 每天 1 剂，水煎 2 次，取药液混合后装入浴罩温水擦洗。3 天为 1 个疗程，一般治疗 2 个疗程。并嘱每次擦洗后，将内衣裤浸泡药水中，其他衣物需暴晒或开水浸洗，切断传染源。

【临床疗效】　此方加减治疗疥疮 75 例，均治愈。

【验方来源】　方琦. 根皮花叶汤外洗治疗疥疮［J］. 新中医，1994（3）：47.

按：疥疮是疥虫所致的传染性皮肤病。《诸病源候论》云："人往往以针头挑得，状如水内虫"。羊蹄根，《本草逢源》载其"为除湿杀虫要药，治疥瘙"；苦楝皮，《本草集注》载其"涂疥癣甚良"；金银花、艾叶均有散毒杀疥的作用。诸药合用，共奏清热解毒、杀虫止痒之功效。由于本病具有强烈传染性，以接触传染为主。因此，除积极治疗外，还应采取适当的隔离措施，以免扩散或再发。

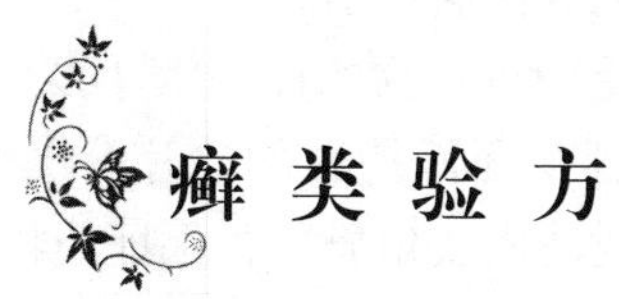

癣类验方

鸦胆子百部浸剂

【药物组成】　鸦胆子仁 20 g，百部 40 g（用干品切碎），60% 乙醇、酸醋各 500 mL。

【适用病症】　手癣。

【用药方法】　将上药倒入广口瓶内，在 15～30 ℃下密封浸泡 7～10 天，浸泡期间每天振摇 1 次。用时将药液及药渣一同装入双层食品塑料袋内（如为双手手癣，可将药液及药渣等分装进两只袋内）。然后将盛有药液的塑料袋放进大小及深度适宜的长方形纸盒内，患手浸入药液后最好用粗线扎住上口。每次浸泡 50 min，每天 2 次，约 12 天药液可用完。一般浸泡 6～7 天时患手皮肤变得红嫩而薄，此时应继续浸泡，直到药液泡完为止；对掌部皲裂的手癣患者，先以润肌膏涂擦患处 1～2 天，皲裂愈合后，再进行浸泡治疗，以免产生刺激性疼痛。

注意：用浸剂前先去除浸剂上的油滴，以防浸泡患手时引起接触性皮炎。

【临床疗效】　此方治疗手癣 47 例，痊愈（皮损全部消失，无新皮损出现，治疗结束后 1 个月，霉菌镜检阴性）39 例，好转（皮损减轻，霉菌镜检霉菌减少）7 例，无效（损害好转或一度好转又复发，霉菌镜检无改变）1 例。总有效率 97.87%。

【验方来源】　王永彬，王清菊. 鸦胆子百部浸剂治疗手癣 47 例［J］. 新中医，1993（8）：42.

按：手癣是常见的浅层霉菌感染，由于手部角质层较厚，药物不易渗透，加之受涂擦药物的面积大小及均匀度等方面影响，不能使患部霉菌受到全面而持久的治疗。本方采用中药液浸泡法，可使药液充分浸渍皮肤角质层，保证药物易于渗透，从而达到对患处霉菌的直接作用。当浸泡2～3次后，痒感显著减轻。轻度手癣患者，只需浸泡3～5天，皮损及症状可消失，大多数患者可在10～15天内治愈。鸦胆子百部浸剂治疗手癣，显效快，疗程短，经济方便，无毒副作用，但适宜在夏季用药。

癣灵洗剂

【药物组成】　土槿皮、苦参、地肤子、白鲜皮各30 g，蛇床子、黄柏、藿香、百部、枯矾各15 g。

【适用病症】　足癣。临床表现为局部可有红斑、丘疹、水疱、糜烂，甚至有鳞屑角化、脱屑，伴有不同程度的瘙痒。

【用药方法】　每天1剂，水煎2次，早、晚各1次外洗。第1煎用冷水浸泡后煎取药液约1 000 mL，第2煎取药液750 mL。将2次药液合并置于盆中，待温度适宜时浸泡患足30 min。第2次可将药液加热后再用。7天为1个疗程。

【临床疗效】　此方治疗足癣45例，痊愈（临床症状、体征完全消失）8例，显效（临床症状、体征明显好转，积分下降率>60%）31例，好转（临床症状、体征好转，积分下降率20%～60%）6例。总有效率100%。

【病案举例】　王某，男，35岁。双足起疹1个多月。检查：双足趾缝间、足底及足侧见散在粟粒大丘疱疹及疱疹，壁厚发亮，第4～5趾间皮肤发白、表皮剥脱，可见基底潮红糜烂面，有少量渗液。西医诊断为足癣（水疱浸渍型）。治宜清热祛湿，杀虫止痒。经用癣灵洗剂煎水浸洗治疗1个疗程后，皮疹消退，临床症状消失。

【验方来源】 路涛. 癣灵洗剂治疗足癣45例临床观察［J］. 中医药研究，2001，17（4）：12.

按：足癣是临床常见皮肤癣病之一，具有一定的传染性，发病率甚高，尤其好发于夏秋季。中医学称之为“脚气”“脚湿气”。多因湿热蕴积于内，虫邪侵袭于外，加之足部多汗，局部温度潮湿，湿、热、虫互结而致。癣灵洗剂中的土槿皮、苦参、地肤子、蛇床子、百部燥湿杀虫；白鲜皮、黄柏、藿香清热祛湿；枯矾收敛止痒。诸药合用，共奏清热燥湿、杀虫止痒之功效，而且外用浸洗患处，可使药物直达病所，故获得良效。

清热祛湿方

【药物组成】 蛇床子、透骨草、苦参、艾叶各30 g，明矾、百部各10 g。

【适用病症】 手足癣。

【用药方法】 每天1剂，水煎，取药液先熏，待适温后，将患处浸泡于药液中，每天4～6次，每次20～40 min。浸泡时指、趾间用棉球分开，擦净脓汁，反复浸泡。下次用药时将药液加温至适度即可，24 h更换1剂。

【临床疗效】 此方治疗手足癣30例，全部治愈（体温恢复正常，淋巴管炎消失，淋巴结恢复正常大小，感染部位红肿消退，脓性分泌物消失，局部结痂、无压痛）。总有效率100%。

【验方来源】 李雪松，段英春. 中药熏洗治疗手足癣感染疗效观察［J］. 吉林中医药，1999，19（6）：36.

按：中医学认为，手足癣多由湿热内蕴，湿毒下注手足所致或由于毒虫外侵而成。清热祛湿方中的透骨草、百部、蛇床子、艾叶、苦参、明矾等有清热燥湿、解毒杀虫、止痛止痒之功效，用于熏洗患处，可促进药物吸收，使患处肿胀迅速消退，而且熏洗过程中使患处得到清洗，有利于创面修复；同时方中明矾等药有收敛之功效，也利于感染部位形成痂皮，使创面修复，而达到治疗目的。

疏风祛湿方

【药物组成】 荆芥、地肤子、大风子、防风各 20 g，土茯苓、金银花各 12 g，牡丹皮 9 g，野菊花、黄柏各 15 g，制马钱子、苍术各 10 g，苦参、百部各 30 g。

【适用病症】 手足癣。

【用药方法】 上药浸泡于 2 500 mL 陈醋中 1 周后，将患手足置于药水中浸泡，每次 30 min，每天 2 次。3～5 个月为 1 个疗程。

【临床疗效】 此方治疗手足癣 36 例，痊愈（患处皮肤完全恢复正常，停药后无复发）33 例，显效（皮损恢复 80%，停药后有轻度复发）2 例，有效（皮损恢复 60%，复发程度较重）1 例。总有效率 100%。

【病案举例】 李某，男，31 岁。2 个月前患者双足趾间开始起水疱，而水疱消失后又起白皮，逐渐增多，布满趾旁及足侧，伴有瘙痒、轻微疼痛。西医诊断为足癣，给予呋康唑治疗未见缓解。检查：足趾间皮下小水疱、中心有不规则的斑片、脱屑，水疱愈合处皮肤粗糙。真菌直接镜检阳性。给予疏风祛湿方浸泡治疗 1 周后，皮损明显消退；1 个月后皮损完全消退。真菌检查阴性。随访 2 个月无复发。

【验方来源】 常红芳. 中药浸泡液治疗手足癣 36 例观察［J］. 新疆中医药，2002，20（1）：22.

按：手足癣是常见的皮肤病。其中手癣属中医学鹅掌风范畴，多由外感湿热之毒，蕴积皮肤，或相互接触，毒邪相染而成，亦可由脚湿气传染而得；足癣中医称之为“脚湿气”，由脾胃两经湿热下注而成，或久居湿地，感染湿毒所致。治以清热解毒、祛湿杀虫止痒为主。疏风祛湿方中以荆芥、地肤子、大风子、防风疏风祛湿止痒；土茯苓、苦参、百部祛湿杀虫止痒；金银花、牡丹皮、野菊花、黄柏、制马钱子、苍术等清热解毒祛湿。诸药合用，共奏清热解毒、祛湿杀虫止痒之功效，用于治疗手足癣，疗效满意。

复方土槿皮酊

【药物组成】　土槿皮 130 g，花椒、蝉蜕、全蝎、木通各 6 g，百部 65 g，槟榔、芒硝各 16 g，樟脑 9 g。

【适用病症】　股癣。临床表现为腹股沟及大腿根部，甚至延及臀部、下腰部，前可达耻部、下腹部出现皮疹，两侧基本对称，自觉瘙痒难忍，皮疹见境界清楚、边缘隆起的环形或不规则形红斑，边缘有丘疹、水疱、脓疱、结痂、脱屑，中央自愈，渐向四周蔓延、扩展，日久则局部色素沉着、皮肤增厚呈苔藓化。

【用药方法】　将上药用50%的酒精浸泡2个月以上，去渣过滤制成酊剂装瓶，每 100 mL 加水杨酸 2 g，苯甲酸 4 g，备用。每次用棉签蘸药液由外向内涂抹患处 2～3 遍，每天 2 次，分早、晚各 1 次，保持患处干燥。7 天为 1 个疗程，治疗 2 个疗程。

【临床疗效】　此方外用治疗股癣 183 例，基本痊愈（皮疹全部消退或消退 90% 以上）169 例，显效（皮疹消退 70% 以上）10 例，好转（皮疹消退 30% 以上或有少量新疹出现）2 例，无效（皮疹消退不足 30% 或皮疹消退 30% 以上但范围扩大，有较多新皮疹出现）2 例。总有效率 98.9%。

【病案举例】 徐某，女，53 岁。下腹部皮疹伴剧烈瘙痒 1 年。曾用硝酸咪康唑、地塞米松等霜剂外涂治疗无效，且范围逐渐扩大，蔓延至躯体整个腰部以下，剧痒难忍。皮肤检查：脐部以下至外阴、大腿内侧，后至双臀部呈不规则大片状红斑；丘疹（有呈苔藓样）、脓疱、结痂、脱屑等多形皮损、边界清楚，略隆起成堤岸状。取患处鳞屑镜检：找到菌丝。西医诊断为股癣。予复方土槿皮酊外涂，每天 2 次。1 周后，皮疹大部分消退，疹色变浅、瘙痒消失；继续用药 1 周后，皮疹基本消失，留有轻度色素沉着；1 个月后皮肤恢复正常。

【验方来源】 吴碧娣. 自制复方土槿皮酊治疗股癣 183 例［J］. 浙江中医杂志，2003（4）：162.

按：股癣是发生在阴股部的皮肤浅层真菌病，以夏季为多见。其发病多由夏季炎热，股内侧潮湿多汗，或妇女经期，股内湿邪难泄，湿热蕴毒，外染虫邪，侵袭肌肤而成；或因鹅掌风、脚癣等搔抓后上下互相传染而致。中医学认为，本病多由外感湿热之毒，蕴结皮肤，或由相互接触，毒邪相染，或由脾胃两经湿热下注而成。主要责之虫、湿、热三邪。治宜清热祛湿、杀虫止痒。复方土槿皮酊中以土槿皮祛湿杀虫止痒为主，配合百部、花椒、槟榔增强杀虫止痒之力度；全蝎、蝉蜕祛风解毒止痒；木通清热利湿；芒硝清热消肿；樟脑清热杀虫止痒。诸药配成 50% 浓度酊剂外用，具有渗透力强、刺激性小、止痒神速等优点。由于股癣每年夏季易复发，故保持皮肤清洁干燥，勤换内衣裤，勿汗渍，内衣裤、毛巾等定期煮沸消毒，则能有效地降低复发率。

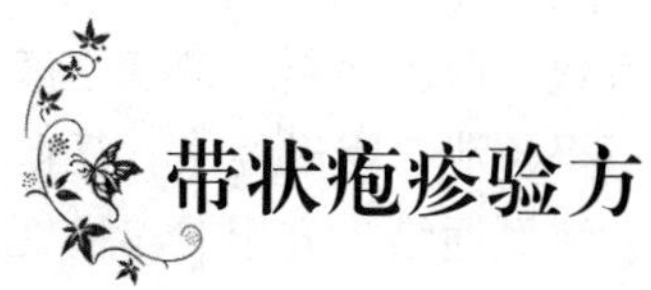

带状疱疹验方

二参桃红当归地黄汤

【药物组成】　生地黄 30 g，玄参、鸡血藤各 15 g，当归、丹参、桃仁、红花、枸杞子、川楝子、麦冬、地龙各 10 g。

加减：头痛剧者，加川芎 10 g，白芷 6 g；口苦大便干者，加黄连 3 g，酒制大黄 10 g；胃脘不舒、大便溏薄者，加木香、白扁豆各 10 g；神疲乏力者，加党参 10 g，黄芪 15 g；食欲不佳者，加炙鸡内金、焦麦芽各 10 g。

【适用病症】　带状疱疹。临床表现为皮疹出现多数、群簇集的粟粒至绿豆大小的疱疹，局部疼痛、烧灼、刺痛感，发病部位多沿肋间神经一侧分布，部分患者可见侵犯三叉神经、颈神经、脊神经等。

【用药方法】　每天 1 剂，水煎 2 次，分早、晚服。并配合西药抗病毒及止痛治疗，外用克疱软膏、炉甘石洗剂等。15 天为 1 个疗程。

【临床疗效】　此方加减治疗带状疱疹 66 例，治愈（皮疹消退，临床症状、体征消失，无疼痛后遗症）44 例，好转（皮疹消退 30% 以上，疼痛明显减轻）16 例，未愈（皮疹消退不足 30%，神经痛未减轻或加重）6 例。总有效率 90.9%。

【病案举例】　邹某，女，72 岁。腰腹部疼痛伴疱疹 10 余天。近日右侧腰部、腹部出现大片红色丘疹，皮肤刺痛加剧，低热。诊见：面色少华，左侧腰腹部、腹股沟上呈带状 7 ~ 35 cm

的红色水疱疹、疼痛剧烈，夜不能寐，口苦，大便秘结，舌质红、苔薄黄，脉细滑数。西医诊断为带状疱疹。中医辨证属肝肾阴亏，湿热搏结，不得疏泄，阻遏经络，气血不畅而发为缠腰火丹。治以益阴清热、活血通络。方用二参桃红当归地黄汤加黄连3 g，酒制大黄10 g。西药口服万乃洛韦每次0.2 g，每天2次；外搽克疱软膏。治疗15天后，疼痛全部消失，疱疹消退，无后遗症。随访2个月无任何不适。

【验方来源】 章航秀，朱德健. 中西医结合治疗老年带状疱疹66例［J］. 江苏中医药，2002，23（10）：36.

按：带状疱疹是由水痘—带状疱疹病毒感染所致引起的一种疼痛剧烈的急性疱疹性皮肤病，常沿肋间神经、三叉神经等周围神经的走行分布，其发生率与严重程度随年龄增长而增加，发病前多有诱因，如受凉、疲劳、饮酒、病灶感染等，或伴有消耗性疾病等。中医学称之为蛇丹、缠腰火丹。老年患者由于免疫功能低下，气血肝肾阴津相对不足，抵抗病毒的能力较弱，发病后临床症状较多，持续时间较长，并发症及后遗症亦较常见。治以滋阴养血、补益肝肾、疏肝理气、活血化瘀为主，配合西药抗病毒和止痛等综合治疗，有调节机体免疫功能的作用，有助于患病神经的修复，防止带状疱疹后遗症的产生，从而取得较为满意的治疗效果，对老年带状疱疹尤为适宜。

普济消毒饮加减方

【药物组成】 黄芩、牛蒡子、升麻、连翘、炙僵蚕各10 g，黄连3 g，玄参、板蓝根各15 g，桔梗、柴胡、薄荷（后下）、甘草各6 g。

加减：疱疹发生在脚背部者，去桔梗，加龙胆草3 g，车前子15 g；发生在大腿部者，加川牛膝10 g，黄柏6 g，薏苡仁、车前子各 15 g；热重痛甚者，增加黄连用量；湿重者，加苍术 6 g；结痂后遗疼痛者，加代赭石、牡蛎（均先煎）各 30 g。

【适用病症】　带状疱疹。临床表现发病部位均有绿豆大小水疱，累累串珠，聚集一处或数处，排成带状，水疱基底红晕，疹间皮肤正常，疱液尚清，皮肤灼热刺痛难忍，重者破溃感染。

【用药方法】　每天 1 剂，水煎服。5 天为 1 个疗程。

【临床疗效】　此方加减治疗带状疱疹 20 例，均获治愈。其中 16 例在 10 天内疱疹干涸结痂，疼痛消退，疱面愈合；4 例老年患者病程持续 15 天后痊愈。

【病案举例】　潘某，男，57 岁。诊见：大腿内侧（以右侧多见）有绿豆大小疱疹，面积约 15 cm × 10 cm 大小，累累如串珠，基底发红，疹间皮肤正常，疱液欠清，不能着衣，疼痛难忍，舌边红，脉浮紧。西医诊断为带状疱疹。曾用聚肌胞 2 mg，肌内注射，每天 1 次，外用炉甘石洗剂，但效不佳。中医辨证属肝火妄动，湿热内蕴肌肤。治以清火解毒利湿法。方用普济消毒饮加减方去升麻、炙僵蚕、玄参、黄连、桔梗、柴胡、薄荷，加黄柏 6 g，生地黄、金银花、川牛膝各 10 g，蒲公英 20 g，车前子 15 g。连服 5 剂后，局部水疱开始干瘪，基底红肿减轻，疼痛稍减，但夜间疼痛较甚，舌边红、苔白根腻，脉浮紧，原方加薏苡仁 20 g，代赭石（先煎）30 g，延胡索 10 g，苍术 6 g，续服 5 剂病愈。

【验方来源】　沈浩齐. 普济消毒饮加减治疗带状疱疹 20 例［J］. 江西中医药，2002，33（3）：28.

按：带状疱疹，中医学称之为缠腰火丹，多为肝火妄动、湿热内蕴肌肤所致。本病多见于老年人及免疫力低下者，春秋季发病为多。普济消毒饮加减方中的黄芩、黄连泻心肺之间邪热；玄参、桔梗、甘草泻火补气；连翘、薄荷、牛蒡子清热散风；板蓝根、炙僵蚕散肿消毒；升麻、柴胡散阳明、少阳二经阳气。诸药合用，共奏清热解毒、散风消肿之功效。临证根据疱疹发生的不同部位，随证加减，具有见效快、病程短、后遗症少的优点。

柴胡蓝根汤

【药物组成】 柴胡、龙胆草、川楝子、甘草各 10 g，板蓝根、土茯苓各 20 g，大青叶、金银花、丹参、延胡索、生地黄各 15 g，薏苡仁、马齿苋各 30 g。

加减：水疱多、色鲜红者，加紫草、黄芩、连翘；皮疹色淡、疱壁松弛者，加黄芪、白术健脾除湿；大便干燥者，加大黄（后下）泻热通便；皮疹消退后仍疼痛甚者，加穿山甲（代）活血祛瘀止痛；病发于头面者，加珍珠母、白芷；发于肩颈部者，加姜黄、葛根；发于上肢者，加桑枝、独活；发于腰以下者，加威灵仙、牛膝等。

【适用病症】 带状疱疹，中医辨证属肝经郁热型。临床表现为皮损鲜红，疱壁紧张，灼热刺痛，口苦咽干，烦躁易怒，大便干结或小便黄，舌质红、苔薄黄或黄厚，脉弦滑数。

【用药方法】 每天 1 剂，水煎 2 次，分早、晚服。外搽喷昔洛韦乳膏，每天 3 次。10 天为 1 个疗程。

【临床疗效】 此方加减治疗带状疱疹，证属肝经郁热型 63 例，治愈（皮疹消退，体征消失，无疼痛后遗症）15 例，好转（皮疹消退 30% 以上，疼痛明显减轻）43 例，未愈（皮疹消退不足 30%，仍有疼痛）5 例。总有效率 92.07%。

【验方来源】 陈金莲. 柴胡蓝根汤治疗带状疱疹 63 例临床观察［J］. 湖南中医学院学报，2002，22（4）：54.

按：带状疱疹是由水痘—带状疱疹病毒感染所致，发病率较高，疼痛难忍。中医称本病为蛇串疮、缠腰火丹等。本病之发生多因肝胆火盛，脾湿郁久，肝火脾湿郁于内，毒邪乘之诱于外，致湿热火毒蕴结于肌肤而发。湿热火毒、气滞血瘀为致病关键，清热利湿、泻火解毒、活血祛瘀为主要治法。柴胡蓝根汤中的柴胡、龙胆草、板蓝根、大青叶清肝泻火；生地黄、金银花、马齿苋凉血解毒；土茯苓、薏苡仁健脾除湿；丹参、延胡索理气活血止痛；甘草调和诸药，配板蓝根等可增强解毒之功。综观全方有清肝泻火、解毒除湿、祛瘀止痛之功效，并有抗病毒、增强免疫、改善微循环等作用，用于治疗带状疱疹，可获得较好的疗效。

清热利湿方

【药物组成】　生地黄 30 g，黄芩、茯苓、泽泻、车前子（包）、滑石（包）、甘草各 10 g，木通 5 g。

加减：大便秘结者，加大黄（后下）；起血疱者，加赤芍、牡丹皮；发于面部者，加菊花；发于眼部者，加草决明。

【适用病症】　带状疱疹，中医辨证属肝经火盛型。临床表现为皮肤有红赤疱疹，焮红灼痛，痛如针刺。

【用药方法】　每天 1 剂，水煎服。1 周为 1 个疗程，连续治疗 2 个疗程。

【临床疗效】　此方加减治疗带状疱疹 80 例，全部治愈。总有效率 100%。

【病案举例】　张某，男，56 岁。诊见：3 天前左肋下沿神经走向有 3 块红斑，伴瘙痒，后延成几簇，排列成带状；红赤疱疹，疱壁紧张，灼热，有血疱，痛如针刺；口苦咽干，烦躁易怒，大便秘结，舌红、苔黄腻，脉滑。西医诊断为带状疱疹。中医辨证属肝经火热型。治以凉营解毒、清热利湿之法。方用清热利湿方加牡丹皮、大黄（后下）各 10 g。服 7 剂后，大便通畅，诸症状缓解；上方去大黄再服 4 剂后，皮疹消退，刺痛消失，痊愈。

【验方来源】　王志远，宫兴胜. 清热利湿方治疗带状疱疹80例［J］. 吉林中医药，2001，21（3）：40.

按：带状疱疹是病毒所致的炎性皮肤病。中医学认为，本病多由于情志内伤，肝气郁结，久而化火，肝经火盛而致；或脾失健运，蕴湿化热，湿热搏结，并感毒邪而成。清热利湿方中以生地黄凉血清热；黄芩燥湿清热；茯苓、泽泻、滑石、甘草淡渗利湿；木通、车前子导湿从小便而泄。诸药合用，既可凉营解毒，又可清热利湿，用于治疗带状疱疹可获良效。

青叶龙胆泻肝汤

【药物组成】　大青叶 30 g，龙胆草 12 g，生地黄 15 g，栀子、泽泻、黄芩、当归、车前子各 10 g，木通、甘草各 6 g。

加减：热盛者，加金银花 10 g；痛甚者，加乳香、没药、延胡索各 10 g；疱疹面积大者，加茯苓 10 g。

【适用病症】　带状疱疹。临床表现均有水疱密集出现。

【用药方法】　每天 1 剂，水煎服。局部外搽土槿皮酊（成药），每天 1 次，重者 2 次。

【临床疗效】　此方加减治疗带状疱疹 38 例，全部治愈。一般在斑疹消退 3～5 天痒痛感也随之消失。

【病案举例】　阿某，65 岁。3 天前左胁部突然放射性疼痛，次日出现红色斑疹，呈簇密集的小水泡群，舌红、苔薄黄，脉弦。西医诊断为带状疱疹。中医诊断为蛇串疮。方用青叶龙胆泻肝汤加金银花、乳香、没药各 10 g。同时外用土槿皮酊。并禁酒及辛辣食品。治疗 3 天后，疱疹已萎缩；继续治疗 3 天，疱疹消失。

【验方来源】　柳文虎. 中药内外合治带状疱疹 38 例［J］.

新疆中医药，2002，20（5）：24.

按：带状疱疹属中医学蛇串疮、缠腰火丹、蜘蛛疮等范畴。本病主要是因肝胆火盛，兼感毒邪，内阻经络，致使湿热火毒蕴结肌肤而发病。治宜清肝胆、利湿热为主，故选用青叶龙胆泻肝汤内服，外用土槿皮酊，共奏清热解毒的功效，疗效较好。

滑草银花龙胆泻肝汤

【药物组成】 龙胆草、黄芩各 12 g，柴胡、栀子、车前草、紫草各 10 g，生地黄、滑石、金银花各 15 g，甘草 6 g。

【适用病症】 带状疱疹。临床表现为沿一侧周围神经区突发簇集性小疱疹，局部灼热刺痛，或痛如火燎，多发于春秋季节。

【用药方法】 每天 1 剂，水煎服。外用黄柏、黄连、滑石等研细末，用米醋调匀外搽患处。治疗期间禁饮酒，并忌食辛辣刺激之品。

【临床疗效】 此方治疗带状疱疹 28 例，全部治愈（疱疹消除，皮损愈合，神经痛消失）。

【病案举例】 范某，男，14 岁。诊见：左腰背部突发簇集性小疱疹，局部灼热刺痛难忍。内服滑草银花龙胆泻肝汤，配合外用药调搽局部。治疗 4 天后，疱疹消除，皮损愈合，疼痛消失。

【验方来源】 曾建华．内外合治带状疱疹 28 例［J］．湖南中医杂志，2002，18（4）：43.

按：带状疱疹多发身之侧部，为肝胆经脉所循部位。疱疹内有渗出液，乃湿热火毒蕴结肌肤而成。治宜清泻肝胆，解毒利湿。滑草银花龙胆泻肝汤中的龙胆草专泻肝胆实火，利肝胆之湿热；伍以栀子、黄芩则泻火之力更强；金银花清热解毒；紫草凉血透疹；车前草、滑石清热利湿利尿，可使湿热毒邪自水道而出；柴胡引诸药入肝胆经；甘草调和诸药；生地黄养血滋阴，以兼顾其本。诸药合用，共奏清泻肝胆、祛湿解毒之功，用于治疗带状疱疹，可获得较好的疗效。

银花地丁防芷汤

【药物组成】　金银花、连翘、紫花地丁、苍术各 15 g，防风、白芷、川芎、羌活、甘草各 5 g，细辛 3 g。

加减：身体虚弱者，加党参 15 g。

【适用病症】　带状疱疹。临床表现为胸腹部疼痛如火灼，起疱糜烂，伴见恶寒发热，舌边尖红、苔黄，脉弦数。

【用药方法】　每天 1 剂，水煎服。外用新鲜黄瓜叶捣烂，连渣外敷患处。10 天为 1 个疗程。

【临床疗效】　此方治疗带状疱疹 36 例，治愈（疱疹全部消失，无遗留神经痛）24 例，有效（疱疹皮损明显好转，神经痛明显减轻）10 例，无效（临床症状无改善）2 例。总有效率 94. 45% 。

【病案举例】　李某，男，60 岁。诊见：低热（体温 37. 5 ℃），乏力，纳呆，右胁肋疼痛 2 天。检查：右胁肋有小米粒及绿豆大小水疱，疱壁紧张发亮，周围有红晕，沿神经分布。西医诊断为带状疱疹。内服银花地丁防芷汤，外用新鲜黄瓜叶捣烂敷患处。治疗 5 天后，疱疹全部消失，无遗留神经痛。

【验方来源】　陈敬然. 中药内服外涂治疗带状疱疹 36 例［J］. 中医药学报，1998，26（6）：46.

按： 带状疱疹是由病毒引起的疱疹性皮肤病。本病属于中医学缠腰火丹、火带疮、蛇串疮等范畴。其病机由心、肝二经火邪湿毒蕴结而成。治宜清热利湿解毒、通经活络为主，故用中药内服、外敷治疗，疗效显著。

瓜蒌红花汤

【药物组成】 瓜蒌 100 g，红花、甘草各 10 g。

【适用病症】 带状疱疹。

【用药方法】 每天 1 剂，水煎 2 次，共取药液 300 ~ 400 mL，分 2 ~ 3 次服。

【临床疗效】 此方治疗带状疱疹 48 例，全部治愈。总有效率 100%。

【验方来源】 尹显丰，宗文福. 瓜蒌红花汤治疗带状疱疹[J]. 吉林中医药，1999，19（2）：44.

按：中医学认为，带状疱疹是肝火、湿热为病，治以清泻肝火为主。瓜蒌红花汤中以大剂量瓜蒌为主药，降火、涤痰结、消痈肿疮毒，并可祛湿热，清肝火；配红花活血润燥，止痛消肿；甘草缓急止痛，并能泻火解毒。诸药合用，共奏清热解毒、泻火消肿之功效，用于治疗带状疱疹有较好的疗效。

清肝镇痛饮

【药物组成】 龙胆草、柴胡、栀子、黄芩、乳香、没药、牡丹皮各 10 g，川楝子 15 g，板蓝根 30 g，车前子（布包）20 g。

加减：头部为甚者，加菊花、川芎；腰以下者，加牛膝、黄柏；疼痛甚者，加延胡索；阴血虚者，加当归、生地黄；湿热甚者，加木通、泽泻。

【适用病症】 带状疱疹。

【用药方法】 每天 1 剂，水煎服。外用季德胜蛇药醋调敷患处。

【临床疗效】 此方加减治疗带状疱疹64例，全部治愈。

【验方来源】 肖洪俊. 清肝镇痛饮治疗带状疱疹64例[J]. 吉林中医药，2002，22（6）：37.

按：中医学认为，带状疱疹乃由肝气郁结化火妄动，脾经湿热内蕴，外溢皮肤而致。治以清肝泻火、除湿化瘀止痛为主。清肝镇痛饮中的龙胆草大苦大寒，泻肝胆之火，清下焦湿热；黄芩清肝肺之火，栀子泻三焦之火，二药苦寒清热，共助龙胆草泻肝胆实火，利肝胆湿热；车前子利水渗湿，使湿热从小便而出；柴胡疏畅肝胆之气，并能引诸药归于肝经；板蓝根解毒凉血，增强清肝泻火作用；牡丹皮清热凉血，活血化瘀，与栀子合用治肝郁化火之证；乳香、没药镇痛效果明显，与牡丹皮合用可化瘀止痛；川楝子苦寒入肝，行气解郁止痛。诸药合用，共奏清肝胆实火、除湿化瘀止痛之功效，用于治疗带状疱疹疗效显著。

清热解毒汤

【药物组成】 牡丹皮15 g，金银花、连翘、黄芩、当归尾、赤芍各12 g，川芎、苦参各10 g，板蓝根30 g。

加减：若发于头面者，加牛蒡子、蝉蜕、菊花；发于两胁者，加川楝子、郁金；年老体虚毒陷者，加黄芪、当归。

【适用病症】 带状疱疹。

【用药方法】 每天1剂，水煎，分早、晚服。另将药渣再煎取药液适量，待温度适宜后浸透纱布湿敷患处。连续治疗5～7天。服药期间忌食辛辣发物及鱼虾海鲜，忌烟、酒、茶，饮食宜清淡，怡情养性勿急躁。

【临床疗效】 此方加减治疗带状疱疹37例，痊愈（疱疹消退，临床体征消失，疼痛消失）35例，好转（疱疹消退约

50%，疼痛明显减轻）2 例。总有效率 100%。

【病案举例】 陈某，男，52 岁。近 2 天来，胸、胁部皮肤灼热疼痛，穿衣摩擦更觉刺痛火燎。诊见：胁部呈横行串状红赤，水疱样疱疹密布，口干且苦，大便秘结，小便红赤，舌红、苔黄，脉弦数。治拟清热解毒，凉血消疹。方选清热解毒汤去黄芩，加紫草、郁金各 10 g。服敷法同上。治疗 2 天后，疼痛消失；连治 5 天后，疱疹脱痂，诸症状消失。随访 2 个月无后遗神经痛。

【验方来源】 王孝庆，马海兵．清热解毒汤治疗带状疱疹 37 例［J］．江苏中医，2001（12）：33.

按：中医学认为，带状疱疹由外感邪毒、湿热内蕴或肝郁化火而诱发。邪毒湿热相搏，阻滞经络，壅于肌肤，故见肌肤灼热刺痛而起水疱。治以清热解毒、凉血消疹为主。清热解毒汤中的金银花、连翘、板蓝根清热解毒；牡丹皮、苦参、黄芩既能清热解毒，又能杀虫止痒，可使渗出的水疱吸收；川芎、赤芍、当归尾、紫草活血通络，化瘀止痛，抑制毛细血管通透性的增高及渗出，改善了皮肤血行，并减轻炎性病变程度，促进炎症吸收。诸药配伍，共奏清解病毒、止痛消肿之功。如老年人或疾病后期，机体气阴为邪毒所伤，表现为无力鼓邪外出，且病势缠绵难愈者，属于本虚标实，治疗时当重视扶正以祛邪，黄芪可重用至 30 g。

清肝解毒汤

【药物组成】 龙胆草、黄芩、栀子、柴胡各 15 g，茵陈蒿 50 g，苦参、川芎、大黄各 10 g，板蓝根 30 g，当归 20 g。

【适用病症】 带状疱疹。

【用药方法】 每天 1 剂，水煎服。同时外用疱疹膏（由雄黄、冰片、滑石、大黄等制成），每天外涂 3 次，直至疱疹消失。

【临床疗效】 此方治疗带状疱疹 32 例，均在 10 天内治愈。

【病案举例】 隋某，女，54 岁。5 天前因感冒后，出现左侧胸背部皮肤有大小不等的红斑伴灼热感，衣服摩擦时自觉灼热刺痛，甚至阵阵灼痛如刀割。诊见：左侧胸背部可见粟粒状水疱如黄豆大小，成带状排列，伴见口干口苦，大便秘结，舌红、苔黄，脉弦。西医诊断为带状疱疹。中医辨证属肝胆湿热内蕴，外感邪毒诱发。治以清肝泻火，理气止痛。方用清肝解毒汤内服，外用疱疹膏。治疗 3 天后，疱疹大部分结痂；继续治疗，病愈。

【验方来源】 包洪，高慧儒. 内消外敷并举治疗带状疱疹 32 例［J］. 吉林中医药，2000，20（5）：37.

按：带状疱疹属于中医学蛇串疮范畴。多因外感邪毒、湿热内蕴，或肝气郁结、气郁化火、肝胆火盛而诱发。毒邪与肝火、湿热相搏，阻滞经络，导致气血凝滞，经络阻滞不通，壅于肌肤。毒邪蕴于血分，则发红斑；湿热凝聚肌肤不能宣泄，则起水疱。治宜清肝泻火、化湿消肿为主。清肝解毒汤的龙胆草、茵陈蒿、苦参清热燥湿，使湿热之邪从小便而出，同时又能杀虫止痒，使渗出的水疱吸收；黄芩、栀子、板蓝根、大黄能清热解毒；川芎、柴胡、当归活血通络、化瘀止痛。诸药合用，既能抗病毒消炎，又有改善皮肤血液循环的作用，并能促进炎症吸收。同时外用疱疹膏具有泻火解毒、消肿止痛之功效。因此，内外合治，共奏消火毒、止疼痛、消疱疹的目的。

白花丹芎青莲汤

【药物组成】 白花蛇舌草、半枝莲各 30 g，猫爪草 20 g，板蓝根、徐长卿、牡丹皮、赤芍、白芍各 12 g，大青叶、虎杖各 15 g，黄连 7 g，甘草 10 g。

加减：病变在眼睑部和颈部者，加防风、升麻、荆芥；在胸背部者，加柴胡、丹参、葛根；在腰部以下者，加龙胆草、川牛膝、生地黄；病程较长且疼痛较甚者，加蜈蚣、僵蚕。

【适用病症】 带状疱疹。

【用药方法】 每天 1 剂，水煎，分 2 次服。外用青黛散（青黛 3 g，冰片 2 g，共研细末）加少量红花油调匀，涂搽患处。5 天为 1 个疗程，一般治疗 1 ~ 3 个疗程。治疗期间忌酒、辛、辣等食物。

【临床疗效】 此方加减治疗带状疱疹 66 例，治愈（疱疹结痂脱落消失，皮肤恢复正常，疼痛消失）65 例，显效（皮损基本消失，疼痛减轻）1 例。总有效率 100% 。

【病案举例】 厉某，男，53 岁。左侧背部出现片状水疱疹、红肿、灼热、刺痛难忍，曾服用西药 7 天无效，疱疹逐渐扩大。诊见：左背部下侧有密集大小不等疱疹团、呈带状分布，沿颈项方向蔓延，有小量脓性分泌物，心烦急躁，口苦，大便干结，纳差，舌红、苔腻，脉弦。西医诊断为带状疱疹。中医辨证属肝胆火盛、热毒蕴结阻络。治以清肝泻火、解毒凉血祛瘀。方用白花丹芍青莲汤去徐长卿，加柴胡、龙胆草、荆芥各 10 g。外用青黛散涂患处。治疗 5 天后，局部皮肤疼痛明显缓解；续治 5 天，皮肤疼痛消失，疱疹全部结痂，精神、胃纳恢复正常。

【验方来源】 李林根. 中药内外合治带状疱疹 66 例［J］. 湖北中医杂志，2002，24（7）：43.

按：带状疱疹是由病毒感染引起的急性炎症性皮肤病，属中医学缠腰火丹、串腰龙等范畴。本病因肝胆湿热，火毒郁滞肌肤，或外感毒邪以致湿热内滞，蕴积肌肤而成。治宜清肝泻火解毒，清热化湿，凉血活血。白花丹芍青莲汤中的白花蛇舌草、半枝莲、板蓝根、柴胡、大青叶清热解毒，透邪外出；猫爪草、黄连、丹参、牡丹皮、虎杖、徐长卿清热利湿、活血凉血止痛，消瘀斑；甘草调和诸药。外用青黛散中的青黛、冰片味寒凉入肝经，能清肝胆之火盛，散肝经之郁火，并用红花油调匀外涂，能使药物深入肌肤达病所，增强解毒活血、凉血止痛之功效。内外用药配伍得当，疗效显著。

复方解毒汤

【药物组成】 马齿苋、大青叶、败酱草各 30 g，紫草、龙胆草、柴胡、川楝子、车前子、茯苓皮各 15 g，蝉蜕 12 g，甘草 6 g。

加减：皮损焮红，有数片红丘疹集簇者，加牡丹皮、生地黄各 15 g；若皮损深红，有大量血疱疹成数群成串小疱堆积者，加延胡索 10 g；若后遗疼痛者，加全蝎末（冲服），每次 3 g，每天 2 次；若患处色素沉着而痛者，加桃仁 15 g，红花、赤芍各 12 g。

【适用病症】 带状疱疹。

【用药方法】 每天 1 剂，水煎服。外用中药泥膏（五倍子、黄柏、伸筋草、生半夏、面粉各等份，食用醋适量。先将五倍子与面粉炒至熟放冷，然后与其他药共研细末，过筛，用时以醋调成糊状），外敷病变部位，再用纱布固定，每天换药 1 次。

【临床疗效】 此方加减治疗带状疱疹 58 例，治愈（痂皮脱落，疼痛停止，皮损及症状消失）42 例，显效（痂皮脱落，仍遗有疼痛）10 例，好转（痛痒消失，部分疱疹结痂）4 例，无效（临床症状未见改善）2 例。

【病案举例】 王某，男，60 岁。5 天前自觉腰肋部刺痛，伴有灼热感，继而出现呈带状的红色丘疹。诊见：左侧腰肋部见绿豆大红色疱疹，密集成簇，腹股沟淋巴结压痛（+），伴见口苦咽干，小便黄赤，大便干燥，舌红、苔黄，脉弦滑。西医诊断为带状疱疹。内服复方解毒汤加延胡索 10 g，6 剂；外用中药泥膏敷患处。治疗 6 天后，痒痛消失，部分疱疹结痂；继续治疗 4 天后，疱疹全部结痂并有部分脱落；又治疗 2 天后，结痂全部脱落。

【验方来源】 薛月梅. 内外合治带状疱疹 58 例［J］. 现代中医药，2002（2）：23.

按：带状疱疹是水疱性、疼痛性皮肤病，多发于腰肋部、胸部、颜面、大腿内侧。中医学认为，本病多因湿热内蕴，感受毒邪，湿热毒邪搏结，壅滞肌肤所致。复方解毒汤中的马齿苋、大青叶、败酱草均为清热解毒之品；紫草具有清热凉血之性；蝉蜕透疹；龙胆草清肝胆湿热；柴胡、川楝子行气止痛，疏散肝胆郁热；车前子、茯苓皮健脾利湿解毒；甘草调和诸药。诸药合用，共奏凉血清热、解毒利湿、行气止痛之功效，并加外用药共同治疗带状疱疹，可获得较好的疗效。

龙胆泻肝汤加减方

【药物组成】 龙胆草、木通、生地黄各 15 g，黄芩、柴胡、赤芍各 12 g，当归 10 g。

加减：肝经风火型，证见疱疹周围红晕明显、红斑色鲜红、灼热刺痛较甚，并伴见口干口苦、烦躁易怒、小便黄赤、大便秘结、舌红、苔黄或腻、脉弦数者，加栀子、牡丹皮各 10 g；脾经湿热型，证见疱疹糜烂渗液较明显且疼痛、倦怠、渴不欲饮、胸闷腹胀、纳呆、便溏、舌红体胖、苔白厚腻、脉沉缓滑者，加车前草、泽泻各 10 g；气血瘀滞型，证见疱疹色暗红、刺痛或隐痛、口干不欲饮、舌质暗红有瘀点、苔薄、脉涩者，加延胡索、川芎各 10 g。

【适用病症】　带状疱疹。

【用药方法】　每天 1 剂，水煎服。并用新癀片加醋调涂敷疱疹局部，每天 1 次。

【临床疗效】　此方加减治疗带状疱疹 12 例，其中 11 例治疗 2～3 周病愈；1 例老年患者因疼痛持续 6 个月，故疗程较长。

【病案举例】　龚某，女，60 岁。右腰肋疼痛如针刺样，继之发为红色丘疹，丘疹周围很快发展为黄豆般小水疱。西医诊断为带状疱疹。经肌内注射聚肌胞、维生素 B_1、维生素 B_{12} 针剂，效不佳。诊见：右腰肋部皮肤布满黄豆般小水疱、呈集簇状，疱疹壁紧张，内容透明，周围有红晕，疼痛如针刺，伴有口干口苦，小便黄，舌苔厚腻，脉弦数。中医辨证属肝经风火型。治宜清利肝经湿热，泻火解毒，活血止痛。用龙胆泻肝汤加减方去生地黄、当归，加延胡索 15 g，板蓝根、七叶一枝花各 20 g，栀子 12 g。并用新癀片醋调外敷。治疗 5 天后，水疱大部分结痂，疼痛减轻；继续治疗 10 天，诸症状消失，病愈。

【验方来源】　夏雅红. 内外合治法治疗带状疱疹 12 例[J]. 新疆中医药，2001，19（3）：39.

按：带状疱疹好发于春秋两季，中医称之为缠腰火丹、缠腰蛇等。本病多急性发作，多因肝气郁滞，久而化火妄动，流窜肌肤，灼热重而发病；或因脾虚湿滞，湿热内蕴，外溢皮肤，水聚肌腠而出水疱；或因气血瘀滞，阻滞经脉，经络之气不宣而刺痛或隐痛。龙胆泻肝汤加减方以大苦大寒之龙胆草为主药，上清肝胆实火，下泻肝胆湿热，泻火除湿；黄芩、赤芍泻火解毒，燥湿清热；木通导湿热下行；生地黄养阴；当归补血；柴胡疏畅肝胆，并能引诸药归于肝胆之经。诸药合用，共奏清泄肝胆湿热、渗脾经之湿、凉血通络之功效，用于治疗带状疱疹颇有良效。

疱疹消合剂

【药物组成】　龙胆草、乳香、没药、黄连各 10 g，炒黄芩、金银花、车前子、炒柴胡、川楝子各 15 g，贯众、板蓝根、丹参各 30 g。

【适用病症】　带状疱疹。

【用药方法】　上药配制成袋装浓缩合剂。每次服 100 mL，每天 2 次。10 天为 1 个疗程。

【临床疗效】　此方治疗带状疱疹 36 例，获得较好的疗效。

【验方来源】　孙虹. 疱疹消合剂治疗带状疱疹 36 例［J］. 中医杂志，2001，42（2）：121.

按：中医学认为，带状疱疹的病因病机是湿热蕴结肝胆，肝胆失于疏泄，气滞血瘀郁于肌肤所致。治宜清肝利胆、泻火解毒、活血化瘀、行气止痛为主。疱疹消合剂中的龙胆草清利肝胆湿热；黄芩、黄连、车前子助龙胆草加强清肝利湿之功；金银花、贯众、板蓝根清热解毒；柴胡、川楝子疏肝理气，使肝气条达，且助清热药清泻内郁之火，并减少余热伏恋之弊；丹参、乳香、没药活血化瘀，与行气药合用使通则不痛。诸药合用，共奏清湿热、利肝胆、行气活血之功效，用于治疗带状疱疹有较好的疗效。

冰龙糖浆

【药物组成】　鲜活地龙 50 g，白糖 30 g，冰片 5 g。

【适用病症】　带状疱疹。临床表现为皮肤有簇带状水疱性皮疹，沿神经排列成带状，伴有神经痛样疼痛。

【用药方法】　将鲜活地龙置于水中，使其吐净腹中残物，然后放于清洁容器内，加入白糖后静置，待地龙体萎缩液化后，用玻璃棒搅成浆，加入冰片拌匀，装瓶备用。先用生理盐水清洗患处，再用棉签蘸冰龙糖浆均匀涂抹，每天 2 ~ 3 次，7 天为 1 个疗程。治疗期间避免搔抓，饮食宜清淡，忌食辛辣刺激性食物。

【临床疗效】 此方外用治疗带状疱疹 28 例，治愈（7 天内疼痛、疱疹消失，皮肤干涸结痂）26 例，显效（7 天内疼痛减轻，疱疹消失大于 50%）2 例。总有效率 100%。

【验方来源】 于风波，王永林，姜忠玲．冰龙糖浆治疗带状疱疹 28 例［J］．新中医，2002，34（5）：54.

按：带状疱疹属中医学缠腰火丹范畴。本病多因心肝二经风火所致。冰龙糖浆中的地龙大寒，能祛热邪，除大热，泻肝火，解火郁；冰片味大辛，气芳香，辛温发散，能引火热之邪从外而出。三药合用，共奏散郁火、除邪热之功效，并有促进局部新陈代谢、减少渗液、缓解疼痛、加速结痂、缩短疗程等作用，用于治疗带状疱疹，疗效显著。

四黄擦剂

【药物组成】 黄芩、黄柏、黄连、大黄各 10 g。

【适用病症】 带状疱疹。临床表现为起病急，皮肤刺痛、灼热不适，一般多先有发热，皮疹发于身体一侧，常见于腰胁部，其次为面部、肩部、腹部、大腿、外阴黏膜处，一般成带状分布，可有附近淋巴结肿痛。

【用药方法】 上药加 95% 酒精（或用高浓度白酒）500 mL，浸泡 2 ~ 3 天，尔后用蒸馏水（亦可用凉开水）按 1∶1 比例稀释后备用。用时蘸药液涂擦患处，随干随擦，每天涂擦不少于 6 次。

【临床疗效】 此方外用治疗带状疱疹17例，均获痊愈，治愈率100%。一般涂擦患处后疼痛可止，2～3天症状明显减轻，4～6天可获痊愈。

【病案举例】 龚某，女，24岁。眉中至右眼起带状粟粒大小密集的水疱，火燎样疼痛，伴发热（体温38℃），头痛，视力减退，舌质红、苔黄。曾用多种抗生素治疗无效。用四黄擦剂治疗，并口服盐酸吗啉胍片。用药2天后疼痛减缓，6天后病愈。

【验方来源】 陈洁，刘中明. 四黄擦剂治疗带状疱疹［J］. 湖北中医杂志，2002，24（12）：41.

按：带状疱疹是由带状疱疹病毒所致，中医学称之为缠腰火丹、串腰疮、火带疮，多与肝火郁结、脾湿内蕴有关。初生于腰部，紫赤红疹，或起水疱，常伴有发热、头痛、舌质红、苔黄、脉滑数等症状。四黄擦剂中的黄连性寒味苦，能泻心、脾之火，解一切疮疖火毒；但黄连能治湿生之热，不能治热生之湿，故用黄芩协黄连治热生之湿；黄柏性寒润泽、清火邪、解头痛、消痈肿、生新肉、出腐蚀、收水湿；大黄清热解毒、消肿散结，治火热结毒而发的疔痈疮痛。诸药合用，共奏清热解毒、利湿散结之功效，用于治疗带状疱疹疗效较好。

三黄二白酊

【药物组成】 雄黄、白矾各30 g，黄连、冰片各10 g，黄柏12 g。

【适用病症】 带状疱疹。

【用药方法】 将上药放入容器中，加75%酒精200 mL（或加入白酒亦可）浸泡1 h即可应用。用时取浸泡液外涂患处，每天2～3次。

【临床疗效】　此方外用治疗带状疱疹 150 例，均获治愈。总有效率 100%。一般外用后即能止痛，1～2 天疱疹萎缩干枯结痂，痂脱痛止。

【验方来源】　崔京茂，于文玫．中药酊治疗带状疱疹［J］．吉林中医药，1999，19（1）：27.

按：中医学认为，带状疱疹属中医学蛇串疮、火带疮、缠腰火丹等范畴。本病多因情志不遂，肝郁气滞，郁而化热，肝胆火盛，或因饮食不节，脾失健运，湿热搏结，兼感毒邪而发病。治以清热泻火、解毒利湿为主。三黄二白酊中的黄连、黄柏、雄黄具有泻火解毒、燥湿杀虫之功效；冰片具有消肿止痛的作用；白矾有燥湿收敛的作用。诸药合用，共奏消炎止痛、抗病毒之功效，用于治疗带状疱疹疗效颇佳。

六神丸成方

【药物组成】　六神丸 900 粒，食醋 50 mL。

【适用病症】　带状疱疹。

【用药方法】　将六神丸研成细末，加入食醋，充分混匀后备用。每次取适量涂抹于患处，每天 7～8 次。

【临床疗效】　此方治疗带状疱疹 32 例，全部治愈。治愈时间最短 3 天，最长 18 天。

【验方来源】　王纪云，谢敏，甄艳，等．六神丸外敷治疗带状疱疹 32 例［J］．山西中医，1999，15（3）：15.

按：带状疱疹属中医学缠腰火丹、蛇串疮等范畴。其病机乃由心肝二经火邪湿毒凝结而成。治以清热解毒利湿为主。六神丸具有清热解毒、消肿止痛的作用；食醋具有活血透肌作用，可增强药物渗透性。两药合用，可提高治疗效果。

加味儿茶五倍散

【药物组成】 儿茶、五倍子、马钱子、炉甘石、独角连各 6 g，黄连、冰片各 1 g。

【适用病症】 带状疱疹。

【用药方法】 上药共研细末，用白醋调成糊状，外敷患处，每天换药 1 次。如疱疹已溃烂即停药，改用消炎膏，使其结痂，待痂自行脱落。

【临床疗效】 此方治疗带状疱疹 50 例，痊愈（疱疹全部消失或全部结痂，痂脱落，疼痛完全消失）41 例，有效（疱疹基本消失，疼痛明显减轻）4 例，无效（换药 3 天疼痛无变化）5 例。总有效率 90%。

【病案举例】 梅某，男，52 岁。初起右侧腰胁部皮肤发红、有痒感，第 2 天出现密集成簇的绿豆大疱疹，疼痛加剧，彻夜不眠，经西药治疗 1 周不愈。改用加味儿茶五倍散外敷 1 天，疱疹大部分溃烂，疼痛明显减轻；第 2 天未完全溃烂的疱疹继续敷药，溃烂的则外敷消炎膏；3 天后疱疹全部结痂，痛感完全消失而愈。随访多年未见复发。

【验方来源】 姚敬生. 加味儿茶五倍散治疗带状疱疹 50 例［J］. 陕西中医，2001（12）：728.

按：带状疱疹乃病毒感染所致，常在机体功能低下时发病。本病属中医学缠腰火丹、蛇串疮等范畴，乃“火腰带毒，受在心肝二经，热毒伤心，壅在皮肤”，多为湿热火毒引起。治以清热解毒，拔毒散结，使毒除痛止。加味儿茶五倍散中的儿茶清热收湿；五倍子散热毒，消痛止痒；独角连拔毒散结；马钱子清热散结，通络止痛；黄连清血热，除湿火解毒消肿；冰片散郁热火毒，透肉通经。本方使用方便，疗效快，对早期带状疱疹治疗

1～2次即愈；已形成水疱者敷药后水疱干涸收敛，尚可防止继发感染。

雄蝎搽剂

【药物组成】 雄黄、明矾、琥珀末、蜈蚣（焙干）、全蝎（焙干）。（原方无药量）

【适用病症】 带状疱疹。

【用药方法】 上药共研成细末，用凉开水调和如稀糊状，用棉签（或新毛笔）蘸之搽患处，随干随搽，每天多次。

【临床疗效】 此方外用治疗带状疱疹36例，治愈（1天疼痛止，2～3天皮损消失）26例，显效（1天疼痛止，3～5天皮损基本消失）8例，有效（1周后皮损逐渐消失）2例。总有效率100%。

【病案举例】 程某，男，50岁。5天前自觉畏寒发热，继见右腰肋周围及胸背起带状红晕，火烧灼痛，并渐起干性疱疹，痛痒加剧，影响食欲，夜不能眠，口干，便秘，小便黄赤，舌红、苔黄腻，脉弦数。证属肝经实火，湿热蕴结。治以清热解毒，祛湿止痛。用雄蝎搽剂外搽，半天疼痛消失，疹见萎缩，红晕渐消；3天后皮损消失，病痛解除。

【验方来源】 袁明泽．雄蝎搽剂治疗带状疱疹36例［J］．江西中医药，2001，32（4）：61.

按：带状疱疹由病毒所致。好发于腰肋部，中医学称之为缠腰火丹、蛇丹或蛇缠腰，亦可见于头面部及其他部位。其病因不外乎肝经实火，肝火妄动，温热蕴结。证见皮肤起红粟成簇带状，痛如蜂螫、如刀刺，舌红、苔黄，脉弦数；或脾经湿热，湿热毒滞，证见纳呆、腹胀，皮肤起淡红斑或小水疱成簇带状，火烧样灼痛，舌苔白腻，脉滑数。治宜清解邪毒，祛湿止痛。雄蝎搽剂具有清解邪毒、祛湿止痛之功效，反复外用可使药力直捣病所，疗效更显著。

冰　血　散

【药物组成】　血余炭5份，冰片1份，芝麻油适量。

【适用病症】　带状疱疹。

【用药方法】　取头发（以天然粗黑者为佳）点燃，使之充分燃烧，与冰片共研细末，密封贮于有色瓶中备用。用时加入芝麻油调为糊状，外涂患处，每天1~2次，无需包扎。

【临床疗效】　此方治疗带状疱疹156例，治愈（1周内疱疹全部结痂，红肿消失，疼痛消失）150例，显效（1周内疱疹大部分结痂，红肿、疼痛明显减轻）5例，无效（1周内疱疹、红肿、疼痛均无改善或用药3天后，仍有新皮疹）1例。

【病案举例】　李某，男，51岁。2天前右胁肋部出现不同程度的刺痛、灼热、瘙痒，继而出现成片红斑，红斑上有密集成群的针头至绿豆大之丘疹，很快变成小疱，疱液透明，疱壁紧张，严重者疱大如黄豆，或呈血性，灼痛难忍，触之尤甚，伴见低热，恶寒，乏力，食欲下降，舌质红、苔黄腻，脉弦数。西医诊断为带状疱疹。中医辨证属肝胆湿热，外感邪毒。予冰血散10 g，用芝麻油调涂之，每天2次。当天痛止，次日结痂，3天病愈。

【验方来源】　马卫华．冰血散治疗带状疱疹156例［J］．江西中医药，2001（3）：30.

按：带状疱疹是由水痘—带状疱疹病毒引起的急性疱疹性皮肤病。本病属中医学蛇串疮、缠腰火丹等范畴。冰血散治疗本病，可缩短病程而加速其痊愈，疗效肯定。

胆 矾 散

【药物组成】 猪胆汁、明矾、雄黄、龙胆草、冰片，按100∶80∶20∶20∶3比例配制。

【适用病症】 带状疱疹。

【用药方法】 隆冬季节先将明矾和猪胆汁混合，再装入猪胆内悬挂于阴凉通风处阴干，研细后再依次配以其他药物，研成极细末，经特殊处理后装瓶密封备用。用时先将患处用清洁水洗后挑破水泡，用消毒干棉花球拭干水液，再用淡茶叶水洗一下，取适量药粉撒于患处，根据季节在患处部位适当包扎，隔天1次。治疗期间忌食腥辣之物。

【临床疗效】 此方治疗带状疱疹58例，均治愈。一般2～3次即愈，治疗最多5次，最少1次，均无继发感染现象。

【验方来源】 孙震. 自制胆矾散治疗带状疱疹［J］. 安徽中医临床杂志，1998，10（6）：415.

按：带状疱疹属中医学蛇串疮、缠腰火丹等范畴，多由肝气郁结，久而化火妄动，湿热内蕴，外溢皮肤而生；或感受毒邪，湿热火毒蕴积肌肤而成；年老体弱者常因血虚肝旺，湿热毒盛，气血凝滞而发病。胆矾散中的猪胆汁清热泻火；龙胆草清热燥湿，泻肝胆火；冰片通诸窍，散郁火；雄黄解毒燥湿；明矾解毒收湿。诸药合用，共奏清热散郁、泻火解毒之功，用于治疗带状疱疹能减轻患者痛苦，并能缩短疗程，疗效显著。

疱 疹 散

【药物组成】 大黄、五倍子、黄柏、冰片、青黛各等份。

【适用病症】 带状疱疹。

【用药方法】 将大黄、五倍子、黄柏分别研为细末，冰片单独研细末，再将青黛与以上药物混匀，过100目筛，瓶装高压灭菌后备用。初期水疱未溃者，用生理盐水、碘伏常规消毒后，再将疱疹散用鸡蛋清（或醋）调匀后涂于患处；水疱溃破或渗出较多者，局部消毒后直接将药末撒布于患处；渗出减少或水疱已干者，用芝麻油调涂，每天1~2次。

【临床疗效】 此方治疗带状疱疹40例，痊愈（疱疹灼痛消失并吸收干燥，结痂脱落，局部无红肿）23例，显效（疱疹局部灼痛减轻并吸收结痂脱落，皮疹干燥，但患处仍遗留疼痛）14例，有效（疱疹局部疼痛减轻，而且红晕皮疹减轻）3例。总有效率100%。

【验方来源】 陈玉芹，王民，田智敏，等. 疱疹散治疗带状疱疹40例［J］. 吉林中医药，2002，22（1）：39.

按：带状疱疹是由带状疱疹病毒引起的群集疱疹及神经痛为主要特征的病毒性皮肤病。中医学认为，本病的病机为肝胆火盛，湿热内蕴而成。治以清泻肝胆之火、解毒祛湿为主。疱疹散中以大黄、黄柏清热利湿止痒；五倍子、冰片、青黛清热解毒，收湿敛疮。诸药合用，共奏清热利湿之功效，用于治疗带状疱疹有较好的疗效。

妙神散

【药物组成】 荞麦面、小麦面、硫黄各等份。

【适用病症】 带状疱疹（缠腰火丹）。

【用药方法】 上药研为细末，用浓茶叶水调和涂抹患处，每天4次。

【临床疗效】 此方治疗带状疱疹（缠腰火丹）34例，痊愈32例，好转2例。

【病案举例】 范某，女，48 岁。患者 5 天前感觉疲倦不适，继而右胁发红、热痛，出现丘疹，就诊前 1 天变成水疱、热痛较甚。诊见：右胁部有绿豆大的丘疱疹及小水疱，簇集成群，群疱之间间隔正常皮肤；从右胁间后发展到近脊处，有 5～6 处，痛如火燎，舌红，脉弦数。西医诊断为带状疱疹。中医诊断为缠腰火丹。用妙神散抹患处，即感热痛减轻，连续治疗 5 天，痊愈。

【验方来源】 李金芳. 妙神散治疗缠腰火丹 34 例［J］. 天津中医学院学报，2001，20（3）：43.

按：带状疱疹（缠腰火丹）多因肝胆火盛，或脾湿郁久，湿热内蕴，外受毒邪而发。妙神散中的小麦面甘凉，消一切痈肿；荞麦面甘平寒，消热肿风痛；硫黄解毒燥湿；而茶叶苦寒，最能降火解热毒。诸药合用，使湿祛，热衰，火降，毒解，痛止，故收效甚佳。

雄黄单方

【药物组成】 雄黄适量。

【适用病症】 带状疱疹。

【用药方法】 将雄黄研成细末，以醋调成糊状，外敷皮损处，每天 3～4 次。

【临床疗效】 此方治疗带状疱疹 50 例，均治愈。其中皮损为丘疹、无水疱或水疱干燥结痂，5 天内疼痛消失者 33 例；皮损为水疱，7 天内干燥结痂，疼痛消失者 11 例；皮损为水疱，干燥结痂超过 7 天，但遗留神经痛，10 天之内疼痛消失者 6 例。总有效率 100%。

【病案举例】 吴某，女，41 岁。2 天前腰肋部皮肤微痒，起红色丘疹，次日皮肤出现成簇水疱，排列成带状，疱液透明，并伴显著疼痛、呈灼热刺痛，且心烦，睡眠不安，经用醋调雄黄外敷患处，3 天后疼痛消失，疱疹干燥结痂；继续治疗 2 天而病愈。

【验方来源】 潘风芝. 单味雄黄外敷治疗带状疱疹 50 例［J］. 吉林中医药，2002，22（6）：34.

按：带状疱疹是皮肤上出现成簇水疱且痛如火燎的急性疱疹性皮肤病。中医学又称之为蛇串疮、缠腰火丹，多因肝气郁结，郁久化火，加之脾经湿热内蕴，肝胆火热与脾经湿热蕴结，外溢肌肤而成。用单味雄黄外敷患处，具有杀虫止痒、清热解毒之功效，且药物直接作用于皮肤，使皮疹迅速吸收干燥，可缩短疗程，消除和减轻疼痛。

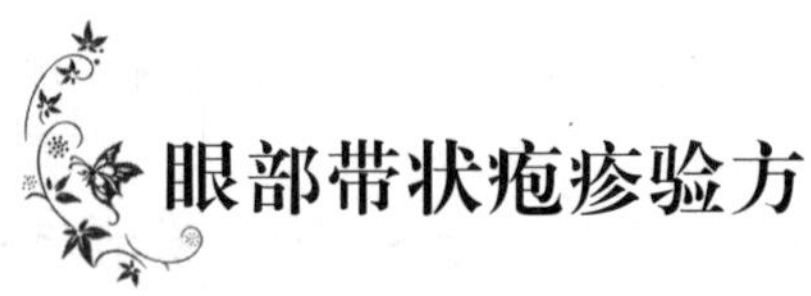

眼部带状疱疹验方

蛇药片合仙人掌外敷方

【药物组成】 季德蛇药片（市售）20 片，仙人掌适量。

【适用病症】 眼部带状疱疹。

【用药方法】 先将蛇药片研成粉末，仙人掌去刺捣成泥状。将二药调成糊状，外敷患处（勿入眼内），每天换药 1 次，连续外敷直至愈合。并发角膜炎、睫状体炎时，用西药环丙沙星滴眼液与阿昔洛韦滴眼液交替滴眼，每天 6 次；口服蛇药片，每次 10 片，每天 3 次；1% 阿托品滴眼液滴眼，每天 1 次。如无并发症仅外敷即可。

【临床疗效】 此方外敷治疗眼部带状疱疹 15 例，全部治愈。

【病案举例】 闻某，男，60 岁。左侧上眼睑皮肤灼痛难忍 4 天，视矇 1 天。诊见：左侧额部及上眼睑皮肤散在性皮肤潮红，有片状透明小疱疹，疱疹破溃流水，疱群之间皮肤正常。检查：左眼结膜混合性充血（+ +），角膜知觉减退，角膜呈轻度雾状，角膜染色呈散在性浸润性病灶。西医诊断为左眼睑带状疱疹并角膜炎、虹睫炎。即用蛇药片合仙人掌外敷方治疗，同时点滴阿昔洛韦滴眼液，每天 6 次；睡前点金霉素眼膏 1 次；用阿托品滴眼液滴眼，每天 1 次；内服蛇药片，每次 10 片，每天 3 次。治疗 4 天后，左侧上眼睑皮肤灼痛明显缓解，少数疱疹结痂，有皮损处见淡红色，眼部症状好转；继续治疗 5 天，诸症状消除。

【验方来源】 方定先，钱进平. 蛇药片合仙人掌外敷眼部带状疱疹［J］. 湖北中医杂志，2003，25（4）：40.

按：带状疱疹病毒在眼部主要侵犯三叉神经半月神经节第一支，在眉弓、上眼睑皮肤部位，不越鼻中线，以单个散在或成簇状疱疹为特征。中医学认为，本病多因风热上犯，或湿热蕴毒上侵眼部所致。仙人掌味甘性平，有清热解毒、健胃滋养之功；蛇药片可清热解毒、消炎止痛。两药合用，可增加解毒功效，而且仙人掌还有保湿并渗透黏膜皮下组织，易于吸收，故用于治疗眼部带状疱疹效果较好。

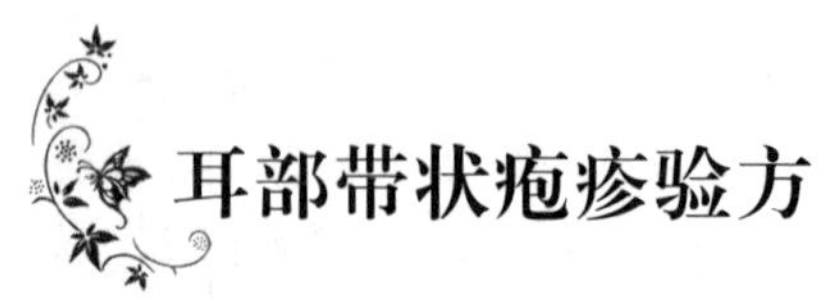

耳部带状疱疹验方

柴胡清肝汤

【药物组成】 柴胡、当归、川芎、浙贝母、赤芍、生地黄、牛蒡子、连翘、黄芩各 10 g，蒲公英、板蓝根各 30 g，甘草 6 g。

【适用病症】 耳部带状疱疹。

【用药方法】 每天 1 剂，水煎 2 次，分早、晚服。并用清开灵注射液 40 mL 加 5% 葡萄糖 500 mL 静脉滴注，每天 1 次。有面瘫者可配合针灸治疗。2 周为 1 个疗程，一般治疗 1～2 个疗程。

【临床疗效】 此方治疗耳部带状疱疹，有较好的疗效。

【病案举例】 李某，男，37 岁。10 天前无明显诱因出现左耳疼痛，伴头晕耳鸣，恶心呕吐，4 天后左耳痛加剧，伴左侧面瘫。诊见：左耳郭耳甲腔皮肤充血肿胀，表面有大小不等的水疱，疱液透明；面无表情，左眼不能闭拢，口角向右侧歪斜，左鼻唇沟变浅，舌质红、苔黄，脉弦数。西医诊断为左耳带状疱疹合并左面神经麻痹。中医辨证属肝经火盛。治宜清肝泻火，消肿止痛。方用柴胡清肝汤去川芎，加牡丹皮 10 g，防风 6 g。并用清开灵注射液静脉滴注。治疗 4 天后，加针灸治疗。2 周后，左耳疼痛明显减轻，耳部疱疹逐渐结痂，面瘫症状减轻；治疗1 个月后，耳痛、疱疹消失，面瘫恢复正常。

【验方来源】 杨晶辉，谭志敏．清肝泻火法治疗耳带状疱疹［J］. 吉林中医药，2002，22（3）：25.

按：中医学认为，耳部带状疱疹多因情志内伤，肝郁化火，肝经火毒上攻于耳所致。柴胡清肝汤配合清开灵注射液具有清热解毒、化瘀通络、醒神开窍之功效，对于耳部带状疱疹、面瘫、眩晕、耳鸣等有较好的治疗作用。

带状疱疹后遗神经痛验方

芍药甘草汤加味方

【药物组成】　赤芍、白芍、甘草、延胡索、郁金、当归、五灵脂、大青叶、板蓝根、黄芪、柴胡。(原方无药量)

加减：口干口苦、大便干者，加黄芩、栀子、金银花；脾胃虚弱者，加砂仁、厚朴；发于头面者，加凌霄花、白芷、藁本；发于下肢者，加川牛膝；发于胸部者，加薤白、瓜蒌；局部皮损溃疡日久不愈者，加党参。

【适用病症】　带状疱疹后遗神经痛。临床表现为皮疹消退后，或结痂未脱，或疮破糜烂后日久，仍疼痛不止。

【用药方法】　每天 1 剂，水煎 2 次，分早、中、晚饭前温服。10 天为 1 个疗程，共治疗 2 个疗程。

【临床疗效】　此方加减治疗带状疱疹后遗神经痛 138 例，痊愈（疼痛完全消失，有些局部偶有麻木或蚁行感）123 例，显效（局部疼痛明显减轻，但未完全消失）13 例，无效（局部疼痛无改善或无明显减轻）2 例。总有效率 98%。

【病案举例】　张某，男，76 岁。左下肢患带状疱疹 1 个月，经治疗后疱疹消退，但遗留疼痛，彻夜难眠，左下肢活动障碍，不能抬起行走。服止痛片、安眠药仅可暂时止痛。诊见：左下肢大腿内侧至膝下见点片状色素沉着斑，舌质暗红、苔薄，脉沉细。用芍药甘草汤加味方：赤芍、白芍、甘草、延胡索各 30 g，郁金、五灵脂、大青叶、板蓝根各 15 g，黄芪 20 g，柴胡

12 g，砂仁、川牛膝各 10 g。服药 3 剂后，疼痛缓解，腿能抬起；续服 2 剂，疼痛消失，余症状消失，走路基本恢复正常。

【验方来源】　丁华. 芍药甘草汤加味治疗带状疱疹后遗神经痛 138 例［J］. 新疆中医药，2001，19（1）：23.

按：带状疱疹是由水痘—带状疱疹病毒引起神经节发炎而产生神经痛，病毒可沿周围神经纤维移至皮肤而发生节段性水疱疹。本病属于中医学蛇串疮、缠腰火丹等范畴，多为肝火郁结，脾湿内蕴，加之外受毒邪，毒邪化火与肝火、脾湿阻于经络，气血不通，不通则痛。若带状疱疹早期治疗用药不规则，可于皮疹消退后遗留难以忍受的神经疼痛，即带状疱疹后遗神经痛。芍药甘草汤加味方以白芍、赤芍、甘草酸甘化阴柔肝，缓急止痛；加用延胡索、郁金、当归、五灵脂、柴胡活血祛瘀，行气止痛；板蓝根、大青叶清热解毒凉血，清除余毒；黄芪补中益气，扶正祛邪，托毒外出。现代药理研究表明，白芍、甘草、赤芍、延胡索、柴胡均有解痉、止疼、镇静、抗菌、抗炎的作用。诸药合用，共奏缓急止痛、活血化瘀之功效，使血脉畅通，余毒消除，正气恢复，则疼痛缓解消失。

黄　芪　汤

【药物组成】　黄芪 30～60 g，当归、川芎、赤芍、桃仁、红花、熟地黄、山茱萸各 15 g，丹参 30 g，地龙 10 g。

加减：疼痛较甚者，加全蝎 6 g，蜈蚣 2 条；余毒未净者，加板蓝根、紫草根各 30 g；心烦易怒者，加龙骨、牡蛎（先煎）各 30 g；阴虚火旺者，加阿胶（烊化）、淡竹叶、鸡内金各 10 g。

【适用病症】　带状疱疹后遗神经痛。

【用药方法】　每天 1 剂，水煎，分 2 次服。外用自制止痛散（生川乌、生草乌、冰片各 50 g，雄黄、生南星各 100 g，乳香、没药各 30 g，共研细末，盛入广口瓶备用）以醋调成糊状，按疼痛面积大小，将药膏摊于纱布上约 0.2 cm 厚，敷于患处，用胶布或绷带固定，每天换药 1 次。

【临床疗效】　此方加减治疗带状疱疹后遗神经痛 40 例，治愈（疼痛完全消失，其他伴随症状消失）23 例，好转（偶有痛感，但较治疗前明显减轻）12 例，无效（治疗 1 周后疼痛发作无缓解）5 例。总有效率 87.5%。

【病案举例】　夏某，女，55 岁。2 个月前因左胸背部起红斑水泡伴疼痛，西医诊断为带状疱疹，经中西药治疗后，皮疹消退，但局部麻木疼痛不止，夜不能寐。诊见：左胸、背部有暗红色色素沉着斑，呈带状分布，局部疼痛拒按，舌质暗红、苔白，脉弦。西医诊断为带状疱疹后遗神经痛。中医辨证属气阴两虚，血脉瘀滞，余毒未尽。治宜益气养阴，通络止痛，清解余毒。方用黄芪汤加减：黄芪、丹参、板蓝根、紫草根各 30 g，当归、川芎、桃仁、红花、熟地黄、山茱萸各 15 g，地龙 10 g，全蝎 6 g，蜈蚣 2 条。另用止痛散外敷。治疗 4 天后，疼痛减轻，睡眠好转；继续治疗 4 天后，疼痛完全消失，病愈。

【验方来源】　张达才. 中药内外合治带状疱疹后遗神经痛[J]. 湖北中医杂志，2002，24（5）：30.

按：中医学认为，带状疱疹为热毒之邪引起的病症，伤阴耗气，损津灼液。在疱疹消退的同时，可出现气阴两虚之证。气阴耗损日久，血脉不充，以致血液运行不畅而瘀滞，脉络瘀阻，筋脉失养，故出现疼痛症状。瘀阻日久，导致气阴化生不足，从而加重血瘀，故在病情后期遗留剧痛。因此，本病的病机为气阴两虚，因虚致瘀。治以益气养阴、活血化瘀止痛为主。内服黄芪汤中重用黄芪气阴双补，补而不腻，唯元气充足才能生津布液，祛瘀而不伤正；熟地黄、山茱萸补肝肾之阴；川芎、赤芍、桃仁、红花、丹参活血化瘀，开通经脉瘀阻；当归既能补血助熟地黄养血填精，又能活血以畅行气血；地龙通经活络。诸药合用，共奏益气养阴、活血化瘀止痛之功效。止痛散外敷可使药力直接持久地作用于患处，其中生川乌、生草乌、生南星均有麻醉止痛作用，乳香、没药活血止痛，雄黄清解余毒，冰片引诸药渗透并起收敛作用。因此，内外合治，用于治疗带状疱疹后遗神经痛疗效较佳。

化痰祛瘀止痛汤

【药物组成】 茯苓、延胡索、郁金、赤芍、川芎、香附各15 g，地龙、法半夏、王不留行各10 g，白芥子6 g。

加减：夜寐不安者，加夜交藤、牡蛎；疼痛较重者，加全蝎、蜈蚣；口干、便秘者，加火麻仁、瓜蒌仁。

【适用病症】 带状疱疹后遗神经痛。

【用药方法】 每天1剂，水煎，分2次温服。

【临床疗效】 此方加减治疗带状疱疹后遗神经痛32例，痊愈（疼痛完全消除）19例，好转（疼痛明显减轻）10例，无效（症状无明显变化）3例。总有效率91%。

【病案举例】 方某，女，68岁。1个月前右侧胸胁部出现带状疱疹，经治疗后，皮疹已消除，但患侧仍如针刺样疼痛。诊见：夜寐不安，伴胸闷，口干，不欲饮食，舌质淡红、苔白腻，脉弦滑。辨证属痰浊阻滞，气滞血瘀。治以化痰祛浊、行气活血为主。方用化痰祛瘀止痛汤加全蝎3 g。服3剂药后，疼痛减轻，但睡眠欠佳；上方加夜交藤15 g，继续治疗。共服药12剂，疼痛消除，无其他不适。

【验方来源】 张立军，康秀钢. 化痰祛瘀法治疗老年带状疱疹后遗神经痛32例体会［J］. 云南中医中药杂志，2003，24

(2)：16.

按： 带状疱疹是由水痘—带状疱疹病毒侵犯人体皮肤感觉神经末梢而引起疼痛。由于老年患者脾肾不足，脾虚则运化水湿不利，湿聚成痰；加之肾阳不足，命门火衰，温煦失司，不能蒸化水湿，聚而成痰。痰湿阻滞，留而不去，影响气血的正常运行，造成气滞血瘀。而且因年老体弱，正气不足，祛邪不利，痰湿瘀血与未尽之余毒互结，阻塞脉络，“不通则痛”。因此，在老年患者中，经治疗后虽皮损消退，但常可遗留顽固性神经痛，可持续数月甚至半年以上。化痰祛瘀止痛汤中的茯苓、法半夏化痰祛湿，白芥子祛痰通络；延胡索、赤芍、川芎、王不留行、地龙、香附、郁金行气活血化瘀、通经活络；全蝎通络止痛。诸药合用，共奏化痰祛瘀通络止痛之功，用于治疗带状疱疹后遗神经痛，可获得较好的疗效。

理气活血止痛方

【药物组成】　当归、延胡索各 12 g，白芍、合欢皮、酸枣仁各 15 g，柴胡、郁金、全蝎、制乳香、制没药、甘草各 10 g，细辛 3 g。

加减：发生于面部者，加蔓荆子；发于眼眶部者，加青葙子；发于胸胁部者，加川楝子、夏枯草。

【适用病症】　带状疱疹后遗神经痛。

【用药方法】　每天 1 剂，水煎服。可配合针刺疗法治疗，每天 1 次。并根据病情选用镇痛药及神经营养药。还可用氦氖激光或周林频谱仪照射治疗。2 周为 1 个疗程。

【临床疗效】　此方加减治疗带状疱疹后遗神经痛 37 例，治愈（疼痛完全消失）26 例，有效（疼痛明显减轻，偶有轻微疼痛）10 例，无效（疼痛无明显减轻）1 例。总有效率 97.3%。

【验方来源】 刘觉芳，李慧. 中西医结合治疗带状疱疹后遗神经痛 37 例［J］. 山西中医，1999，15（3）：23.

按：带状疱疹皮疹消退后往往遗留神经痛常持续不止，严重者可使患者日夜不宁，给患者造成很大痛苦。理气活血止痛方中以柴胡、郁金疏肝理气；当归、白芍、乳香、没药养血活血止痛；细辛、延胡索、全蝎通络止痛；酸枣仁、合欢皮、甘草酸甘化阴，安神定痛。合用镇痛药及神经营养药等西药，可加强止痛作用，辅以针刺、理疗治疗，共奏理气活血止痛之功效。因此综合疗法治疗带状疱疹后遗神经痛疗效显著。

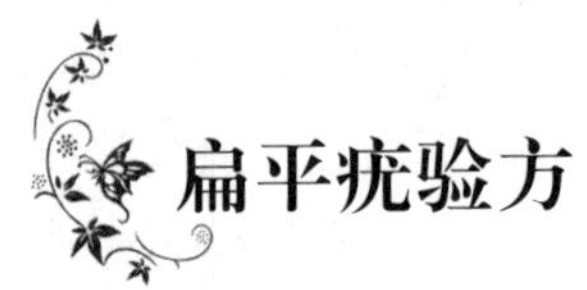

扁平疣验方

消　疣　汤

【药物组成】　桑叶、红花各 9 g，板蓝根、牡蛎（先煎）、磁石（先煎）各 30 g，马齿苋、薏苡仁各 60 g，金银花 15 g，赤芍、紫草、刺蒺藜各 10 g，木贼、香附各 12 g。

【适用病症】　扁平疣。临床表现见皮损为米粒大小或黄豆大小扁平隆起的丘疹，表面光滑、质硬，浅褐色或正常皮色，圆形，或椭圆形，或多角形，数目较多，多数密集，偶尔可沿抓痕分布排列成条状，一般无自觉症状或偶有微痒。

【用药方法】　每天 1 剂，水煎 3 次。第 1、2 煎分早、晚服，第 3 煎待药液温度适宜时擦洗患处，擦至皮肤略呈淡红色为度，每天 3 ~4 次，每次 15 min。1 个月为 1 个疗程。

【临床疗效】　此方治疗扁平疣 120 例，痊愈（皮损消退，无新出皮疹）87 例，显效（皮疹消退 70% 以上）12 例，有效（皮疹消退 50% ~70%）8 例，无效（皮疹消退不足 50%）13 例。总有效率 82.5%。

【病案举例】　王某，女，25 岁。2 个月前于颧、腮部出现米粒大之圆形扁平丘疹，未予治疗。1 个月后发展至整个面部及双手背，边界清楚，略高出皮面，呈淡褐色，表面光滑，无自觉症状。西医诊断为扁平疣。用消疣汤口服及外洗。治疗 10 天后，皮疹全部消退；坚持治疗 1 个疗程后痊愈。随访 1 年未复发。

【验方来源】　江超．消疣汤治疗扁平疣 120 例临床观察

[J]．湖北中医杂志，2001，23（4）：36.

按：扁平疣是人乳头瘤病毒感染引起的常见皮肤病，多见于青少年，好发于颜面及手背。中医学认为，本病多由气血不和，腠理失养，风热毒邪郁于少阳胆经，肝失疏泄，湿热郁蒸，搏于肌肤而成。治以散风、清热、解毒、理气、活血为主。消疣汤中的桑叶既能疏解肺卫风热，又能清泻肝胆气分之火；板蓝根、马齿苋、紫草、金银花清热解毒；薏苡仁健脾利湿；赤芍、红花、香附理气活血；木贼祛风止痒；刺蒺藜疏肝祛风、行气活血；牡蛎益阴潜阳、软坚散结；磁石镇肝潜阳。诸药合用，共奏疏肝祛风、清热解毒、理气活血之功。现代药理研究证实，紫草、板蓝根、薏苡仁、马齿苋、赤芍均有抗病毒作用，赤芍、香附有改善血液循环、提高机体免疫功能的作用。因此用消疣汤治疗扁平疣，取得了较满意的疗效。

红黄马地三草汤

【药物组成】　马齿苋 30 g，地肤子、木贼各 15 g，板蓝根、鱼腥草各 20 g，红花、大黄、甘草各 8 g。

【适用病症】　扁平疣。临床表现为颜面、手背和前臂等部位出现针头到扁豆大扁平状隆起的丘疹，表面光滑，正常肤色或浅褐色，散在或密集分布，可互相融合，亦可因搔抓而呈线状排列。

【用药方法】　每天 1 剂，水煎 3 次。第 1、2 煎加适量清水浸泡 30 min 后，用武火煎至沸腾，再改用文火煎 15 min。将第 1、2 煎药液混合，分早、晚 2 次服。第 3 煎加水 500 mL，用武火煎至沸腾，取药液趁热熏蒸疣体，时间不少于 15 min。继以木贼一根，蘸药液刮拭疣体，以皮损发红、溃破或局部灼痛为度，每天 2 次。30 天为 1 个疗程，一般治疗 1～2 个疗程。熏蒸时应注意控制温度避免灼伤皮肤。

【临床疗效】 此方内服配合外治扁平疣53例，治愈（皮损消退，无新出皮疹）40例，有效（皮疹较前变平，消退30%以上或有个别新疹出现）11例，无效（皮损无变化或消退不足30%）2例。总有效率96%。

【验方来源】 万青. 中药内服外治法治疗扁平疣53例[J]. 江西中医药，2003，34（4）：15.

按：扁平疣是人乳头瘤病毒感染所引起的慢性良性疾病。中医学称之为扁瘊。其发病机制为肝旺血燥，风热毒邪搏于肌肤而赘生。红黄马地三草汤中重用马齿苋清热解毒，杀虫去疣为主药；板蓝根、鱼腥草清热解毒，并有抗病毒作用；地肤子、木贼祛毒清热；红花、大黄活血化瘀，大黄还能泻热毒；甘草调和诸药。本方以性寒入肝经药物为主，具有清热解毒、平肝活血之功。内服与外治并用，可使药效直达病所，故疗效满意。

银花薏苡解毒汤

【药物组成】 板蓝根、金银花各30 g，荆芥、薏苡仁、红花各20 g，甘草、桑叶各15 g，蝉蜕9 g。

【适用病症】 扁平疣。临床表现有不同程度的皮疹增多，外观无明显变化或瘙痒。

【用药方法】 每天1剂，水煎服，连服10剂。另用鱼腥草注射液每次4 mL，肌内注射，每天2次，连用4天；口服左旋咪唑片每次50 mg，每天3次，连服4天。此为1个疗程，间隔1周继续下1个疗程。

【临床疗效】 此方治疗扁平疣38例，痊愈（皮疹全部消退）35例，显效（皮疹消退75%且无瘙痒）2例，无效（皮疹消退25%且有瘙痒或皮疹无变化）1例。总有效率97.4%。其中1个疗程痊愈27例，2个疗程痊愈8例。

【验方来源】 郑毅强. 中药治疗扁平疣38例临床分析[J]. 江西中医药，2003，34（4）：16.

按：中医学认为，扁平疣多因外感风热湿毒，内动肝火，湿热凝滞于肌肤，致气血不畅而成，因此肝郁脾虚为主要原因。银花薏苡解毒汤中的板蓝根、金银花清热凉血、解毒散热；荆芥祛风解表；红花活血散瘀；薏苡仁健脾祛湿；桑叶疏风散热、清肺润燥、清肝明目；蝉蜕疏散风热、透疹止痒；甘草清热解毒、调和诸药。而鱼腥草注射液有清肺热、解痈毒的作用，西药左旋咪唑可调节免疫反应，增强抵抗力。综合疗法治疗本病疗程短、显效快，安全可靠。

消 疣 方

【药物组成】 黄芪50 g，马齿苋、薏苡仁各30 g，败酱草15 g，大青叶、紫草、浙贝母、赤芍、昆布、夏枯草各10 g。

加减：瘙痒者，加白鲜皮、豨莶草各10 g；皮疹色褐黑者，加桃仁、丹参各10 g；因情绪波动加剧者，加珍珠母20 g，柴胡10 g。

【适用病症】 扁平疣。临床表现为皮损呈米粒大小扁平丘疹，表面光滑、孤立散在、淡黄褐色或正常肤色或微痒，多发于暴露部位，如面部、手背，有自家接种的特点，可见同形反应。

【用药方法】 每天1剂，水煎2次，分早、晚服。10天为1个疗程，一般治疗3个疗程。并取适量七叶一枝花研极细末后撒于患处。

【临床疗效】 此方加减治疗扁平疣31例，痊愈（皮损消退，无新皮疹出现）26例，好转（皮疹较治疗前变平，消退30%以上或有个别新疹出现）4例，未愈（皮疹无变化或消退不足30%）1例。总有效率96.77%。

【验方来源】 姜英，林光斌. 消疣方治疗扁平疣31例疗效观察［J］. 浙江中医杂志，2002（2）：61.

按：扁平疣是临床常见病、多发病。中医学认为，本病的病因多为湿热郁结肌肤，兼感邪毒或内毒久留，郁久化热，气血凝滞而致；或因肝火妄动，气血不和，阻于腠理而发。此外，正气不足，无力抗邪外出，也是一个不可忽略的因素。消疣方中重用黄芪以扶正固本；加败酱草、马齿苋、大青叶清热解毒；紫草、赤芍清热凉血活血；浙贝母、昆布、夏枯草软坚化结；薏苡仁健脾利湿。诸药合用，具有扶正固本、清热解毒、活血软坚之功，用于治疗扁平疣疗效明显，且无副作用。

麻杏苡甘汤加味方

【药物组成】 麻黄3～9 g，杏仁3～12 g，薏苡仁20～40 g，甘草3～6 g，大青叶、马齿苋各10～20 g。

加减：偏肝气郁结者，加香附、木贼各12 g；偏热者，大青叶、马齿苋均用至30 g；发病时间较长且坚硬者，加牡蛎10～20 g。

【适用病症】 扁平疣。临床表现为皮损处呈米粒至高粱粒大小扁平丘疹，表面光滑，孤立散在，呈淡黄褐色、淡红色、暗红色或正常肤色，或微痒，多发于颜面、手背等暴露部位，有自家接种的特点。

【用药方法】 每天1剂，水煎2次。先用冷水浸泡60 min，煎沸后用文火煎20 min，将2次药液混匀，分3次温服。14天为1个疗程。

【临床疗效】 此方加减治疗扁平疣72例，治愈（皮疹消退，无新出皮疹）51例，好转（皮疹较前变平，消退30%以上，或有个别新疹出现）12 例，未愈（皮疹无变化或消退不足30%）9 例。总有效率 87.5%。

【验方来源】 杨希森，王成果．麻杏苡甘汤加味治疗扁平疣 72 例［J］．广西中医药，2001，24（6）：47.

按：中医学认为，扁平疣是由于湿毒内蕴，复感外邪，凝聚肌肤而成。治以清热除湿解毒为主，辅以解表法。麻杏苡甘汤加味方中的麻黄、杏仁清热解毒，疏风解表；薏苡仁清热利湿；大青叶、马齿苋清热解毒，兼以利湿；甘草调和诸药。诸药合用，共奏清热、除湿、解毒之功，药证合拍，故收良效。

牡蛎马露青草汤

【药物组成】 牡蛎 30 g，马齿苋 100 g，露蜂房、薏苡仁各 25 g，紫草、大青叶各 15 g，红花 10 g。

加减：湿热型为主者，去牡蛎、红花；内结型者，去马齿苋、红花；血瘀型为主者，去牡蛎、马齿苋。

【适用病症】 扁平疣。临床表现皮损好发于颜面、手背及前臂部位，可见针尖到绿豆大小坚实性扁平丘疹，表面光滑，呈正常肤色或褐色，多数密集，偶尔呈串珠样排列。

【用药方法】 每天 1 剂，水煎 2 次，分早、晚饭后 1 h 服。5 天为 1 个疗程，连用 15 ~ 30 天。

【临床疗效】 此方加减治疗扁平疣 85 例，均获痊愈。

【验方来源】 李建华，赵传莲．7 味中药加减治疗扁平疣 85 例［J］．吉林中医药，1999，19（6）：35.

按：中医学认为，扁平疣多由湿热内结、瘀血所致。治以清热利湿、活血祛瘀为主。牡蛎马露青草汤中以大剂量的马齿苋清利湿热，清热解毒；薏苡仁健脾渗湿；并配合攻毒散结、治疗皮肤瘾疹的露蜂房，凉血活血、解毒透疹的紫草，清热解毒、凉血消斑的大青叶；牡蛎软坚散结。诸药合用，共奏滋阴润燥、软坚活血之功效，用于治疗扁平疣，可获得较好的疗效。

疏风清热解毒汤

【药物组成】 荆芥、防风、羌活、木贼各 15 g，连翘、黄芩、虎杖、贯众、苦参各 20 g，大青叶、香附各 30 g，薏苡仁 100 g。

【适用病症】 扁平疣。

【用药方法】 每天 1 剂，水煎 2 次，分 4 次服。1 周为 1 个疗程，一般治疗 1 ~ 3 个疗程。外用板蓝根、金银花、香附各 30 g，木贼、虎杖、贯众、地肤子各 20 g，蝉蜕 15 g，煎水浸洗患处，边洗边轻搓患处，以使药力浸入疣体，每次 15 ~ 20 min，每天 3 次。

【临床疗效】 此方治疗扁平疣 38 例，治愈（疣体全部消失）32 例，好转（疣体大部分消失）4 例，无效（经治疗 3 个疗程以上疣体无变化）2 例。

【病案举例】 李某，女，22 岁。2 年前左面颊部出现少许淡黄色如米粒大小斑状点，有痒感，此后逐渐波及整个面部，斑点也随之扩大，曾口服乌洛托品、维生素 C，肌内注射聚肌胞、利巴韦林等治疗 2 个多月未效。诊见：整个面部有大小不均匀之淡黄色斑点块 100 多粒，有微痒感，舌红、苔黄略厚。西医诊断为扁平疣。中医辨证属风热毒邪侵犯肌表所致。治以疏风清热解毒。选用疏风清热解毒汤内服，并配合外用方洗患处。治疗 7 天后，疣体颜色转为淡红，痒感消失；再治疗 7 天后，面部疣体全部消尽，未留痕迹。随访多年未复发。

【验方来源】 刘治安. 自拟疏风清热解毒汤治疗扁平疣 38 例 [J]. 四川中医，2001，19（3）：68.

按：扁平疣好发于青少年及儿童，因为青少年正处于青春发育旺盛、阳气升腾阶段，外感风邪与体内阳气易于相搏于肌表，酿成风热毒邪侵害皮肤。方选疏风清热解毒汤治疗本病，恰中病机，可收到满意的效果。本病虽是热毒所致，但不宜过用苦寒之品，以免耗伤正气，稽滞血行，导致风与热邪蕴积难散，影响疗效。

平疣汤

【药物组成】　防风 12 g，木贼、大青叶各 20 g，薏苡仁 30 g，莪术、当归各 9 g，白芷、甘草各 6 g。

加减：皮疹色淡属脾虚者，加黄芪 30 g；湿重者，加苍术、白术各 15 g；疣色暗紫、病程久者，加红花、郁金各 12 g；月经不调者，加益母草 30 g。

【适用病症】　扁平疣。

【用药方法】　每天 1 剂，水煎服。10 天为 1 个疗程，一般治疗 3 个疗程。

【临床疗效】　此方加减治疗扁平疣 36 例，治愈（皮损全部消退）24 例，显效（皮损消退 70% 以上）6 例，有效（皮损消退 30% 以上）5 例，无效 1 例。

【验方来源】　熊明弟，朱金土，钱晓莺．自拟平疣汤治疗扁平疣 36 例［J］．浙江中医杂志，2002（4）：176.

按：中医学认为，扁平疣为气血失和，风毒之邪阻于经络，搏于肌腠所致。治以清热解毒，祛风活血。平疣汤中的防风、白芷、木贼、薏苡仁祛风、透表、除疣；大青叶清热解毒；莪术活血化瘀；甘草既能泻火解毒，又可调和诸药。并根据病情不同，作适当加减，则效果更为理想。

化瘀消疣汤

【药物组成】 桂枝、桃仁、红花各 9 g，金银花、连翘各 20 g，桑白皮 3 g，甘草 12 g。

【适用病症】 扁平疣。

【用药方法】 每天 1 剂，水煎 2 次，分早、晚服。再将药渣加水约 500 mL，煎 30 min，取药液，用毛巾、敷料块或口罩等物在药液中浸透后外敷患处，每天 1～2 次，每次 20 min。先用 CO_2 激光治疗较大的疣体，然后再用消疣汤治疗。1 周为 1 个疗程，治疗 1～3 个疗程。

【临床疗效】 此方治疗扁平疣数百例，效果满意。

【病案举例】 张某，女，30 岁。颜面及手背部患扁平疣 1 年多，稍痒。诊见：颜面及手背可见米粒至黄豆大小的扁平褐色丘疹。西医诊断为扁平疣。先用 CO_2 激光治疗，再用消疣汤内服外洗。治疗 5 天后，皮疹缩小，但面部稍有肿胀；继续用化瘀消疣汤 5 剂后，皮疹全部消退；再用 5 剂以巩固疗效。随访 10 年未见复发。

【验方来源】 王淑琴. 中药配合激光治疗扁平疣临床体会［J］. 陕西中医学院学报，2001，24（4）：20.

按：扁平疣是病毒感染所致。中医学认为，本病发病的机制是由于气滞血瘀，热毒炽盛凝聚而成。治以清热解毒、活血化瘀为主。化瘀消疣汤中以桂枝、桃仁、红花活血化瘀为主药；金银花、连翘清热解毒为辅药；桑白皮宣肺为佐药；甘草调和诸药为使药，并增强金银花、连翘解毒之功。诸药合用，共奏活血化瘀消疣、清热解毒之功效，对病程长、疣体大、数量多的顽固性扁平疣治疗更有效。

紫 草 汤

【药物组成】 紫草、板蓝根、大青叶、红花各 15 g，薏苡仁 30 g，厚朴 10 g。

【适用病症】 扁平疣。

【用药方法】 每天 1 剂，水煎，分早、晚服。另取少许药渣外敷皮损处，待干燥后用清水洗净。7 天为 1 个疗程。

【临床疗效】 此方治疗扁平疣 30 例，痊愈（皮疹全部消失，无新出皮疹）24 例，显效（皮疹消退 70% 以上）3 例，有效（皮疹消退 50% ~70%）2 例，无效（皮疹消退不足 50%）1 例。

【病案举例】 徐某，1 年前无明显诱因脸面及手背出现数粒米粒大小椭圆形扁平丘疹，边界清楚，高出皮肤，淡褐色，表面光滑，时有微痒，曾外用西药酞丁胺软膏无效，随后皮疹增多且有增大趋势，后又用薏苡仁每天煎水代茶饮，继而以液氮冷冻治疗，丘疹消失但色素沉着。1 年后又出现米粒大小扁平丘疹。诊见：下颌、脸颊处有密集细小正常肤色丘疹，两手背近虎口处也见数粒大小丘疹。西医诊断为扁平疣。给予紫草汤加生姜 3 片、大枣 5 个，水煎服。另取药渣少许涂搽皮疹处。治疗 7 天后，丘疹全部消退。

【验方来源】 谢泳泳. 中药内服外用治疗扁平疣 30 例［J］. 四川中医，2001（6）：54.

按：中医学认为，扁平疣大多是外感湿热之邪，或饮食不节，影响脾胃功能，湿热阻滞，搏于肌肤，阻滞经络而成。治宜清热解毒，利湿化浊，活血化瘀。紫草汤中的紫草、大青叶、板蓝根清热解毒；薏苡仁、厚朴健脾祛湿；红花、紫草活血化瘀。其中紫草、板蓝根、大青叶、薏苡仁均有抗病毒作用，而红花有改善血流动力学和微循环，提高机体免疫功能作用。诸药合用，共奏清热利湿、活血化瘀之功效，用于治疗扁平疣，疗效显著。

除湿消疣汤

【药物组成】　马齿苋、薏苡仁、板蓝根、牡蛎（先煎）各30 g，败酱草、大青叶、制香附、紫草、白花蛇舌草各15 g，红花10 g。

【适用病症】　扁平疣。

【用药方法】　每天1剂，水煎服。药渣趁热熏擦患处。另用聚肌胞4 mg，肌内注射，隔天1次。2周为1个疗程，治疗4个疗程。月经、妊娠期停服。

【临床疗效】　此方治疗扁平疣58例，治愈（皮损全部消退，无新皮疹出现）48例，显效（皮损消退70%以上，偶有新疹出现）3例，有效（皮损消退50%以上，仍然有新皮疹出现）4例，无效（皮损消退30%以下或增多）3例。总有效率82.76%。

【验方来源】　韦士才. 中西医结合治疗扁平疣58例临床观察［J］. 江西中医药，2003，34（4）：14.

按：扁平疣是人乳头瘤病毒引起的一种病毒性赘生物，多见青年人，好发于颜面、手背部。中医称之为扁瘊，多因湿热郁积肌肤，兼感邪毒，日久成瘀所致。治以清热除湿、活血解毒为主。除湿消疣汤具清热解毒、活血化湿之功，而方中的板蓝根、白花蛇舌草、大青叶、红花、紫草等有明显的抑制表皮细胞增殖的作用。因此，除湿消疣汤内外并治，结合聚肌胞肌内注射方法，治疗扁平疣有显著的疗效。

祛疣汤

【药物组成】 木贼、板蓝根、薏苡仁、龙骨（先煎）、牡蛎（先煎）各 30 g，连翘 15 g。

【适用病症】 扁平疣。

【用药方法】 每天 1 剂，水煎 2 次，共取药液 500 mL，分早、晚饭后温服，每次 200 mL。余 100 mL 用于外洗。外洗时用棉签蘸取药液涂搽患处，稍用力以自觉有痛感为度，次数不限。连续治疗 4 周。

【临床疗效】 此方治疗扁平疣，可获得较好的疗效。

【病案举例】 王某，女，25 岁。面部患扁平丘疹半年，无痛痒感。诊见：额部、双侧面颊见密集米粒大小的扁平隆起的丘疹，表面光滑，质硬，浅褐色。西医诊断为扁平疣。予祛疣汤内服外洗治疗。1 周后，皮损完全消退，无任何色素沉着；续用祛疣汤内服 1 周，以巩固疗效。随访 1 年未见复发。

【验方来源】 张小可，铁梅．祛疣汤治疗扁平疣 58 例［J］．新疆中医药，2002，20（6）：27.

按：中医学认为，扁平疣多由肝火妄动，气血不和，外感风热毒邪搏于肌肤而成。治以清热泻火为主。祛疣汤中以木贼、板蓝根、连翘清热解毒，且有抗病毒作用；龙骨、牡蛎软坚散结；薏苡仁健脾益胃，补肺清热，祛风胜湿，破毒肿；香附为行气药，可增强他药之功效。诸药合用，共奏清泻肝火、解毒清热、散结之功，用于治疗扁平疣有较好的疗效。

加减当归拈痛汤

【药物组成】 当归、羌活、泽泻、升麻、知母、猪苓、茵陈蒿、防风各 15 g，党参 30 g，白芷、蝉蜕、僵蚕各 12 g，苍术、葛根、甘草各 6 g。

【适用病症】　扁平疣。

【用药方法】　每天 1 剂，水煎，分早、晚服。服药前以药液蒸气熏蒸皮损部位 5 ~ 10 min。35 天为 1 个疗程。

【临床疗效】　此方治疗扁平疣 212 例，痊愈（皮损全部消退）178 例，显效（皮损消退 70% 以上）10 例，好转（皮损消退30% ~70%）16 例，无效（皮损消退小于 30%）8 例。总有效率 96. 23% 。

【验方来源】　盛巧辉. 加减当归拈痛汤治疗扁平疣 212 例临床观察［J］. 湖南中医学院学报，2001，(1)：45.

按：中医学认为，扁平疣是由风湿热瘀所致，治以散风祛湿、清热化瘀为主。加减当归拈痛汤中的羌活、防风、升麻、葛根、白芷、僵蚕、蝉蜕散风；苍术健脾燥湿；猪苓、泽泻、茵陈蒿利尿除湿；知母清热；当归养血活血化瘀；甘草调和诸药。而且猪苓、泽泻、当归、党参均具有促进免疫功能的作用，茵陈蒿、知母等具有抗病毒的功效。故用加味当归拈痛汤治疗扁平疣疗效较好。

清热祛瘀滋阴方

【药物组成】　代赭石（先煎）、磁石（先煎）、牡蛎（先煎）、大青叶、板蓝根、薏苡仁各 30 g，桑叶、白芍各 12 g，金银花 20 g，甘草 6 g。

【适用病症】　扁平疣。

【用药方法】　每天 1 剂，水煎服。10 天为 1 个疗程，连用 3 个疗程。

【临床疗效】　此方治疗扁平疣 81 例，治愈（皮损全部消失，停药2周未见复发）65例，好转（皮损消失50%以上，其余皮疹减轻）8例，无效（皮损无变化或消退不足20%）8例。总有效率90.1%。

【验方来源】 李雪松，孙薇．中药治疗扁平疣［J］．吉林中医药，1999，19（5）：34.

按：中医学认为，扁平疣多由气血失和，风毒之邪阻于经络，肝热搏于肌腠所发。清热祛瘀滋阴方中的板蓝根、大青叶清热解毒，并有消炎解毒、杀菌抗病毒作用；金银花活血祛瘀；桑叶、白芍滋阴；磁石、代赭石、牡蛎潜阳；甘草泻火解毒，有类似激素样作用，能增强机体免疫功能。诸药合用，共奏清热解毒、祛瘀散结、滋阴潜阳之功，用于治疗扁平疣，效果满意。

平肝解毒汤

【药物组成】 桑叶、菊花、黄芩、紫草、珍珠母、黄芪各15 g，金银花、板蓝根各20 g，牡蛎、代赭石各25 g，薏苡仁30 g，甘草6 g。

【适用病症】 扁平疣。

【用药方法】 每天1剂，水煎3次。第1、2煎取药液分早、晚服。第3煎取药液熏洗面部、手背、前臂等皮损处。10剂为1个疗程，共治疗3个疗程。

【临床疗效】 此方治疗扁平疣45例，痊愈（皮损完全消失）28例，显效（皮损消退70%）8例，好转（皮损消退30%～70%）4例，无效（皮损消退少于30%）5例。总有效率88.9%。

【验方来源】 潘玉珍．中西医结合治疗扁平疣45例［J］．吉林中医药，2002，22（5）：41.

按：中医学将扁平疣称之为“千日疮”。本病的病机多因外感风热之毒和内动肝火所致。平肝解毒汤中的桑叶、紫草、菊花、黄芩散风平肝，清热解毒凉血，以解外感风热之毒，清泻肝火；配合珍珠母、牡蛎、代赭石平潜肝阳，软坚散结，促进皮疹消退；辅以黄芪、板蓝根、薏苡仁加强药力，兼有抗病毒作用；防风祛风止痒，改善微循环，提高机体免疫功能。诸药合用，共奏散风平肝、清热解毒之功效，用于治疗扁平疣疗效显著。

中药外洗方

【药物组成】 地肤子 30 g，蛇床子、白鲜皮各 15 g，白矾 10 g。

【适用病症】 扁平疣。临床表现为皮肤出现米粒至黄豆大小扁平隆起的丘疹，表面光滑，浅褐色或正常肤色，无自觉症状，或轻微瘙痒。

【用药方法】 上药加水煎浓缩至 100 mL，用纱布蘸药液擦洗患部，以皮肤灼热感为度，每天 2 次，每次 10 min。每剂药用 2 ~ 3 天。

【临床疗效】 此方治疗扁平疣 36 例，全部治愈。

【验方来源】 杜小朋，刘福堂. 中药外洗治疗扁平疣 36 例［J］. 吉林中医药，2002，22（1）：36.

按：扁平疣为病毒性皮肤病。中医学认为，本病多为毒聚湿阻所致。中药外洗方中的地肤子、蛇床子、白矾、白鲜皮均有解毒杀菌止痒、清热利湿之功效，通过外洗患处，可使皮肤充分吸收药物，使药物直接作用于皮肤而获良效。

去疣洗剂

【药物组成】 大青叶、马齿苋、板蓝根各 20 g，桃仁、红花、莪术、白术、苍术各 15 g，薏苡仁 40 g，甘草 3 g。

【适用病症】 扁平疣。临床表现皮损为米粒至黄豆大扁平隆起的丘疹，圆形、椭圆形或多角形，表面光滑、质硬，呈正常皮肤或浅褐色，散在或密集，好发于颜面、手背等处，无自觉症状或有轻微瘙痒，具有自身传染性。

【用药方法】 每天 1 剂，将上药用纱布包好，水煎，取药液 500 mL，先用药包烫擦皮损处，以略用力稍擦破疣体表皮一点为度，待药液温度适宜时外洗患处，每天 3 次，每次 15 min。3 剂为 1 个疗程，连用 3 个疗程。

【临床疗效】 此方治疗扁平疣 46 例，痊愈（皮疹完全消退，皮肤恢复正常，停药后无复发）37 例，显效（皮疹消退 70% 以上，偶有色素沉着）4 例，有效（皮疹消退 30% 以上，或有个别新疹出现）3 例，无效（皮损无明显消退）2 例。总有效率 95. 65% 。

【病案举例】 崔某，男，23 岁。1 年半前发现面部有散在米粒大小、浅褐色扁平丘疹，表面光滑，轻度瘙痒，数目逐渐增多。曾服中药治疗效果不佳。西医诊断为扁平疣。方用去疣洗剂外洗治疗。用药 1 剂后，皮疹消退近半；用药 2 剂后，疣体全部消退，无疤痕及色素沉着。随访半年未再复发。

【验方来源】 李彦，范泽林. 去疣洗剂治疗扁平疣临床观察［J］. 天津中医，1999，16（3）：34.

按：扁平疣是由人乳头瘤病毒引起的以细胞增生反应为主的良性皮肤赘生物。本病属中医学扁瘊范畴。病机多为风邪搏于肌肤，湿热之邪侵袭人体，以致腠理闭塞，气血运行不畅，湿热与风邪互结所致。以活血化瘀、清热散风、利湿解毒为治疗方法。去疣洗剂中的桃仁、红花、莪术活血化瘀、软坚散结；大青叶、马齿苋、板蓝根清热解毒、祛风除湿；薏苡仁、白术、苍术健脾祛湿、化痰散结；甘草补脾益气调味。诸药合用，共奏清热解毒、活血化瘀、化痰散结之功效。现代药理研究认为，板蓝根、大青叶、薏苡仁等具有提高机体细胞免疫功能及抗病毒的作用。因此，去疣洗剂外洗可使药物透过皮肤屏障，直达病所，起到充分的治疗作用，故获效满意。

复方木贼洗剂

【药物组成】 木贼、香附各 30 g，鸦胆子 15 g，紫草、柴胡各 12 g，板蓝根 20 g。

【适用病症】 扁平疣。

【用药方法】 每天 1 剂，加水 2 000 mL，先用武火后用文火煮沸 20 min，取药液，用棉棒蘸药外涂皮损处，每天4 ~6 次。3 周为 1 个疗程。

【临床疗效】 此方治疗扁平疣 46 例，痊愈（用药 1 个疗程，皮损全部消退，不留痕迹）32 例，有效（皮损部分消退达 1/5 以上）10 例，无效（皮损消退不足 1/5 或未见好转或增多）4 例。

【病案举例】 方某，女，21 岁。3 个月前先额部出现数个扁平丘疹，随后颊、下颌部及双手背陆续出现数十个针头至米粒大小圆形或椭圆形皮色扁平丘疹，无自觉症状。西医诊断为扁平疣。以复方木贼洗剂外涂治疗 1 周后，皮损消退近半，皮损处微红；继续以上方治疗周余告愈。

【验方来源】 王东海，陈君霞．复方木贼洗剂治疗扁平疣［J］．新中医，1995（4）：43.

按：中医学认为，扁平疣的发病乃因气血不和，腠理不密，风热病毒乘虚而入，搏于肌肤凝聚而成。治以散风清热解毒、理气活血为主。复方木贼洗剂中除香附外，皆有散风、清热、解毒之效，其中香附、柴胡理气，紫草、板蓝根活血凉血，木贼的止血作用可防活血太过。现代药理研究认为，柴胡、板蓝根具有抗多种病毒作用；鸦胆子所含鸦胆子油对赘疣细胞有毒性作用，能使细胞破坏，细胞核固缩，最后坏死脱落。因此用本方外洗治疗扁平疣，确有疗效。在治疗中，若出现局部潮红、发痒，可停药或减少外用次数，1～2 天后症状自行消失或减轻，不需特殊处理。用药 2 个疗程后效果不明显者，可加生薏苡仁 60 g水煎内服，每天 1 次，往往能提高疗效。

复方消疣洗剂

【药物组成】　板蓝根 40 g，红花 30 g，鸦胆子 15 g，苦参、白矾各 35 g，细辛 10 g，花椒 9 g。

【适用病症】　扁平疣。

【用药方法】　上药加水 1 500 mL，先用武火后用文火煮沸 30～40 min，浓缩为 500 mL 左右，趁热用棉棒蘸药水反复涂擦患处，以略用力不擦破表皮为度，每天外搽 4～6 次。尽量不要涂到正常皮肤。若面部患疣者，涂擦药水后20～30 min 方可清洗面部。1 剂药可用 5～6 天，再次用时将药液加热。治疗期间避免日光暴晒。以 10 天为 1 个疗程，一般治疗 1～3 个疗程。

【临床疗效】　此方治疗扁平疣 56 例，痊愈（皮疹完全消退，皮肤恢复正常，自觉症状消失，随访 6 个月未复发）40 例，好转（皮疹减少 40% 以上或皮疹变平缩小）13 例，无效（治疗 3 个疗程后皮疹无改变或治疗 2 个疗程后仍有新皮疹出现）3 例。总有效率 94.6%。

【病案举例】　王某，男，22 岁。6 个月前额部出现少数扁平丘疹，伴微痒，随后颊、下额部及双手背陆续出现数十个粟粒至米粒大小的圆形或椭圆形淡红色扁平丘疹，瘙痒明显。曾服中药治疗无效。西医诊断为扁平疣。方用复方消疣洗剂外擦治疗

7 天后，皮疹消退近半；治疗 10 天后，皮疹全部消退，瘙痒消失。

【验方来源】 苑贵华，魏玲，李盛华. 复方消疣洗剂治疗扁平疣临床观察［J］. 新中医，1996（4）：44.

按：扁平疣是由人乳头瘤病毒引起的一种慢性皮肤病，与机体细胞免疫力降低有关。中医学认为，本病的发病为气血不和，腠理不密，风热毒邪乘虚而入，阻滞经络，搏于肌肤凝聚而成。治疗上当以散风清热解毒、活血祛瘀为主。复方消疣洗剂中的苦参、鸦胆子清热燥湿，祛风杀虫；红花活血祛瘀，清热解毒；细辛散风止痒；白矾有解毒收敛止痒的作用；花椒止痒止痛解毒；板蓝根清热解毒，祛风除湿。现代药理研究认为，板蓝根有抗多种病毒的作用；鸦胆子含鸦胆子油对赘疣细胞有毒性作用，能使细胞破坏，细胞核固缩，最后坏死脱落。在治疗过程中若出现局部轻微发痒、潮红和刺痛，多在停药或减少用药次数 1 ~2 天后消失或减轻。部分患者痊愈后可留下暂时性色素沉着。对病期短、初治有痒感者疗效较好。用药后皮疹发红有痒感者皮疹消退较快，无明显反应者皮疹消退较慢。

香木二根汤

【药物组成】 香附、木贼、板蓝根、山豆根各 30 g。

【适用病症】 扁平疣。

【用药方法】 每天 1 剂，水煎，待药液适温后擦洗患处，早、晚各 1 次，每次 10 ~20 min。5 天为 1 个疗程。

【临床疗效】 此方治疗扁平疣 40 例，治愈（用药 2 ~5 天后，皮疹全部消退）23 例，显效（用药 10 天后，皮疹消退一半）8 例，有效（用药 10 天后有效）7 例，无效（治疗 15 天后症状无明显改善）2 例。总有效率 95%。

【病案举例】 梁某，男，15 岁。面部出现皮损 1 个月。诊见：面部及双手背有接近正常肤色小米粒大小、较密集分布的扁平丘疹，表面光滑、质硬，偶有瘙痒感。西医诊断为扁平疣。方用香木二根汤治疗 1 个疗程后，皮疹全部消退。随访 1 年无复发。

【验方来源】 赵秀萍，牛荣意. 中药外洗治疗扁平疣 40 例［J］. 山西中医，2000，16（6）：35.

按：中医学认为，扁平疣是因肝火妄动，气血不和，外感风热之毒郁于肌肤所致。香木二根汤中的板蓝根、山豆根均为抗病毒之要药，可清肝胆之火，凉血化瘀；木贼疏风热，散郁火，解表邪；香附理气解郁。诸药合用，具有清肝泻火、凉血化瘀、疏风清热之功效，用于治疗扁平疣有较好的疗效。

清热消疣汤

【药物组成】 薏苡仁 30 g，茯苓、蒲公英、葎草、马齿苋、黄芪、地龙各 20 g，龙胆草、桉树叶、蛇蜕、红花、赤芍各 15 g。

【适用病症】 扁平疣。

【用药方法】 3 天 1 剂，加水 1 000 mL 煎沸后再用文火煎 15 min，取药液约 600 mL。每次取 100 mL 趁热轻轻擦洗患处，以皮肤微红为度，每次 15 min，每天 2 次。6 天为 1 个疗程，一般治疗 1～3 个疗程。洗脸毛巾每天烫洗 1 次。忌烟酒、燥辣之品。

【临床疗效】 此方治疗扁平疣 120 例，痊愈（皮疹全部消退，观察 2 个月无复发）109 例，显效（皮疹全部消退后，在 2 个月内复发或皮疹消退 75% 以上）7 例，有效（皮疹消退 30%～75%）3 例，无效（皮疹无变化或消退＜30%）1 例。部分面部有色素沉着及黄褐斑者，治疗后均有不同程度减退。

【病案举例】 某男，42 岁。面部及手背患扁平疣 3 年，曾口服阿昔洛韦、肌内注射干扰素、外用 5-氟尿嘧啶软膏及冷冻治疗等多种方法，效果甚微。经外用消疣汤治疗 2 个疗程后，扁平疣全部消退。随访半年无复发。

【验方来源】 李毅，曾文莉. 外用消疣汤治疗扁平疣 120 例［J］. 四川中医，2001（6）：59.

按：扁平疣是人乳头瘤病毒引起的皮肤病，能自身接种扩散。本病属中医学扁瘊范畴。本病的发生多因肝火妄动，气血不和，腠理不密，加之外感风热之毒，阻于肌肤、经络所致。清热消疣汤中的龙胆草清肝泻火；蛇蜕、地龙平肝熄风止痒；蒲公英、桉树叶、葎草、龙胆草、马齿苋清热解毒；红花、赤芍、地龙活血通络；黄芪益卫固表，托毒生肌。而且黄芪、茯苓、红花均有增强调节免疫的功效；龙胆草、桉树叶、黄芪、赤芍对病毒亦有一定的抑制作用；尤其薏苡仁、蒲公英对扁平疣有较好的治疗作用。诸药合用，具有改善微循环、调节免疫力、抗病毒等多种作用。

鲜败酱草单方

【药物组成】 鲜败酱草适量。

【适用病症】 扁平疣。

【用药方法】 取鲜败酱草（春、夏、秋叶为佳）洗净，捣烂外敷患处或取药液涂擦患处，也可将叶中的乳白汁涂患处，每天 2 次。

【临床疗效】 此方治疗扁平疣，一般用药 1 ~ 2 周，疣体完全消退。

【病案举例】 边某，女，33 岁。患扁平疣 4 年多，微痒。

诊见：颜面及手背部疣体大小不等，密集广泛。用鲜败酱草捣烂成糊状，或取败酱草叶中的乳白汁涂患处。用药3天后，疣体减半；7天后疣体全消。随访1年未见复发。

【验方来源】 张臣，李彩凤. 鲜败酱草治疗扁平疣［J］. 新中医，1999（9）：42.

按：中医学认为，扁平疣乃风热病毒入侵肌肤凝聚而成。治以清热解毒、抗病毒为主。败酱草功能清热解毒，消痈排脓，祛瘀止痛，是常用的抗病毒中草药，用于治疗扁平疣，疗效颇佳。

绿豆单方

【药物组成】 绿豆50 g。

【适用病症】 扁平疣。

【用药方法】 将绿豆熬汤，加糖或食盐调味，每天1次，睡前顿服。

【临床疗效】 此方治疗扁平疣有较好的疗效。

【病案举例】 桂某，女，18岁。半年前面部出现粟粒大扁平状丘疹，淡褐色。先后用盐酸吗啉胍、薏苡仁、板蓝根合剂等中西药内服外治无效，丘疹数日渐增多。西医诊断为扁平疣。每天用绿豆汤，临睡前1次内服。30天后面部丘疹全部消失，皮肤如常。随访3个月余无复发。

【验方来源】 黄桂茂. 单味绿豆治扁平疣［J］. 新中医，1993（8）：35.

按：中医学认为，扁平疣乃风、湿、热病邪所致之皮肤病。由于风热束肺，湿热内蕴脾胃，风热与湿热胶结于肺胃，熏蒸于肌表。绿豆味甘，性寒，功能清热解毒，用于治疗扁平疣效佳。

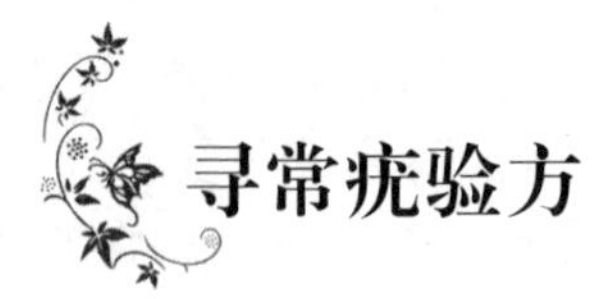

寻常疣验方

软坚除疣汤

【药物组成】　黄芪 40 g，当归、红花、山豆根各 9 g，三棱、莪术、昆布、海藻、山慈姑、香附各 15 g，木贼 10 g，七叶一枝花、炮穿山甲（代）各 20 g，牡蛎 30 g。

【适用病症】　寻常疣、跖疣。寻常疣常见于手指、甲下、足缘，突出于皮面，粗糙、坚硬，呈乳头瘤样；跖疣多见于足底、趾间受压及出汗多处，呈灰黄色斑块，质地坚硬，边界清楚。

【用药方法】　每天 1 剂，加水浸泡 30 min，文火煎煮 40 min，取药液分早、晚服。再将药渣煎煮 40 min，置于容器中，待适温后浸泡患处，边浸边用药渣擦洗疣体，疣体浸软后，用钝刀或竹板刮除表面粗糙厚皮，继续浸泡，每次 1 h，每天 2 次。共治疗 30 天。

【临床疗效】　此方治疗寻常疣、跖疣 68 例，痊愈 39 例，显效 14 例，有效 7 例，无效 8 例。总有效率 88.2%。

【验方来源】　李凤仙，赵韶星，郭金桃．软坚除疣汤治疗寻常疣 68 例疗效观察［J］．山西中医，1999，15（1）：16.

按：寻常疣、跖疣皆由人乳头瘤病毒引起，由于病毒的侵袭部位与机体的反应性不同，临床症状也不同。中医学认为，本病乃禀赋不足，劳欲内伤，复感外邪，气血痰湿凝滞结成所致。软坚除疣汤中的黄芪、当归益气养血固其本，具有增强机体细胞免疫功能的作用；七叶一枝花、山豆根、木贼、山慈姑疏风散邪，清热解毒，具有抗病毒作用；红花、三棱、莪术、香附活血散瘀，理气行血；昆布、海藻、牡蛎、炮穿山甲（代）软坚散结，祛痰行积，具有抑制角化过度作用。诸药合用，共奏清热解毒、益气养血、软坚散结之功效，内服外洗治疗寻常疣、跖疣有较好的疗效。

补骨脂酊

【药物组成】　补骨脂 30 g。

【适用病症】　寻常疣、跖疣。

【用药方法】　将补骨脂研碎，放入 100 mL 乙醇内浸泡 1 周，过滤后待用。用时取火柴梗蘸少许补骨脂酊滴在疣体表面，每天数次，至痊愈（有的连用 3 个月方痊愈）。

【临床疗效】　此方治疗寻常疣、跖疣 42 例，痊愈（皮损完全消退）39 例，好转（皮损消退 50% 以上）3 例。总有效率 100% 。

【验方来源】　厉慧，王玉华. 补骨脂酊治疗寻常疣、跖疣 42 例［J］. 吉林中医药，1999，19（5）：35.

按：寻常疣、跖疣为临床常见的皮肤病。补骨脂具有收敛生肌之功效，可促进疣体的溃破，皮损的消退，故用于治疗寻常疣、跖疣，可获得满意的疗效。

三七单方

【药物组成】　三七 15 ~ 20 g。

【适用病症】　寻常疣。

【用药方法】　将三七研细末备用。每次取 1.5 ~ 2 g用开水冲服，每天 2 次。7 天为 1 个疗程，间隔 1 周，开始第 2 个疗程，共治疗 2 ~ 3 个疗程。

【临床疗效】 此方治疗寻常疣20例，全部痊愈（2～3个疗程后，寻常疣全部脱落，患处皮肤光滑，随访无复发）。总有效率100%。

【验方来源】 樊玉峰. 三七治疗寻常疣20例［J］. 山西中医，1999，15（3）：12.

按：寻常疣是常见的皮肤病。本病属于中医学疣目范畴。其病机多为血虚，皮肤失之濡养，加之情志不畅，郁闷或恼怒，致气滞血瘀。三七入肝经，止血散瘀。现代药理研究认为，三七具有抗病毒的作用，故用治疗寻常疣有较好的疗效。

旱莲草验方

【药物组成】 鲜旱莲草花适量。

【适用病症】 寻常疣。

【用药方法】 将鲜旱莲草花放在较大的疣体上，用手指在其上反复揉擦，至有灼热感或微痛感即可，每天2～3次。擦前洗净患处，擦后不要用水洗患处。

【临床疗效】 此方外用治疗寻常疣，一般1周即可治愈。

【病案举例】 陈某，女，12岁。5个月前发现右手背出现1个油菜籽大小的赘生物，逐渐增大，无瘙痒疼痛，无红肿。此后在右手背及食指上出现多个大小不等的扁平丘疹，边界清，颜色较周围肤色略灰白，表面粗糙，状如花蕊，触之较硬。西医诊断为寻常疣。经用旱莲草验方治疗1周，疣体全部消失。

【验方来源】 金立华. 鲜旱莲草外治寻常疣［J］. 中医杂志，2004，45（2）：92.

按：旱莲草味甘酸，性寒，有补肝肾之阴、凉血止血之功，临床常用于治疗肝肾阴虚之头晕目眩等症，而外用于治疗寻常疣，亦有较好的疗效。

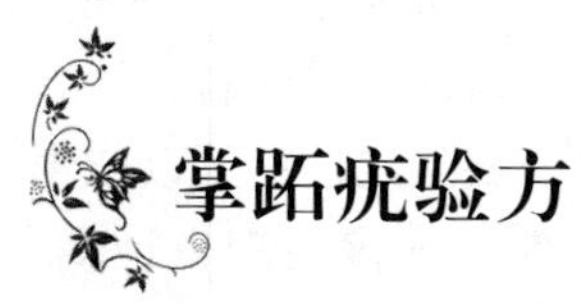

掌跖疣验方

祛疣方

【药物组成】 马齿苋、牡蛎、磁石、珍珠母、大青叶各30 g，露蜂房、香附、紫草各12 g，僵蚕9 g，薏苡仁、木贼、三棱、莪术各15 g。

【适用病症】 多发性跖疣。

【用药方法】 每天1剂，水煎，分2次服。药渣再加水1 000 mL左右，煎汤以不烫伤为度趁热外浸，每次20 min，每天1次。连用2个月为1个疗程。同时，每周肌内注射斯奇康注射液（市售）3次，每次1 mL，连用6周。

【临床疗效】 此方治疗多发性跖疣36例，痊愈（跖疣完全消退，恢复正常皮纹，无自觉症状）11例，有效（跖疣消退50%以上，疼痛消失或明显减轻）19例，无效（跖疣消退50%以下）6例。

【验方来源】 冯国强. 祛疣方为主治疗多发性跖疣36例[J]. 浙江中医杂志，2001（2）：63.

按：跖疣是感染人乳头瘤病毒2、4、7型所引起，致使皮肤表皮角化不全，棘层肥厚和乳头瘤样增生。其发生与消退，与人体的免疫功能尤其是细胞免疫功能有关。多发性跖疣为发生于足底的数目较多的寻常疣，由于足底部角质层厚，故病变部位深。中医学认为，本病是因素体肝火内盛，复感风邪外毒，风毒肝火郁结，气血凝滞而成。治拟清热解毒，活血化瘀，重镇平肝。祛疣方中的马齿苋、紫草、大青叶、露蜂房、僵蚕清热解毒祛风；三棱、莪术活血化瘀；珍珠母、磁石、牡蛎重镇平肝柔肝；木贼清肝胆，疏风热，又兼收敛之性；薏苡仁化湿；香附为血中之气药，也有疏肝解郁之效。现代药理也证明马齿苋、紫草、大青叶、薏苡仁等药有抗病毒的作用，而活血化瘀之品可增加血液循环，提高机体免疫力，帮助祛除病毒。另外，跖疣过度增厚的角质层也需长时间药液浸泡，以发挥其治疗作用。因此内外兼治，相济为功。

狼毒方

【药物组成】　狼毒、鹤虱、花椒各 15 g，马齿苋、大青叶、板蓝根各 30 g。

加减：手足有霉菌感染或湿重者，加苦参、白鲜皮、徐长卿。

【适用病症】　多发性掌跖疣。

【用药方法】　每天 1 剂，加水 1 000 mL 浸泡 30 min，煮沸 20 min，趁热熏洗患处，稍冷却后浸泡，并用药渣擦洗患处，尤其用力磨擦疣体，每次 30 min，每天 1 ~ 2 次。2 个月为 1 个疗程。

【临床疗效】　此方治疗多发性掌跖疣 31 例，痊愈（疣体全部消退）18 例，显效（疣体消退或缩小 70% 以上）6 例，有效（疣体消退或缩小 20% ~ 69%）4 例，无效（疣体消退 20% 以下）3 例。

【验方来源】　曾秋妹，潘祥龙．中药狼毒方外洗治疗多发性掌跖疣［J］．上海中医药杂志，2001（10）：40.

按： 多发性掌跖疣是人乳头瘤病毒引起，治疗方法有多种，如局部麻醉后做冷冻、电灼、激光或手术切除等，但治疗后局部均有创面和疼痛，如术后处理不当，容易发生继发感染，影响预后和遗留疤痕，而且多发性损害时则不宜选用。本病属中医学千日疮、瘊子等范畴。其发病由风邪热毒搏于肌肤，结聚经脉，局部气血瘀阻所致。狼毒方中的主药狼毒性苦、有毒、杀虫，可治疗各种肿瘤和皮肤病毒性疣；鹤虱、花椒有杀虫辛散祛风作用，直接外用可以毒攻毒达到祛邪的目的；配以大青叶、板蓝根、马齿苋清热解毒，可增强抗病毒的作用。虽然狼毒方外洗治疗多发性掌跖疣的疗程较长，但无明显的副作用，安全可靠，易被患者接受。

消　疣　方

【药物组成】　木贼、牡蛎、龙骨、板蓝根、皂角刺、苦参各 30 g，莪术 20 g。

【适用病症】　跖疣。临床表现为足底局部灰褐、灰黄或污灰色圆形角质丘疹，表面粗糙不平，边界清楚，周围绕以稍高增厚的角质环，去除表面角质可见中央露出疏松的角质软芯。

【用药方法】　先去除疣体，至基面光滑平整，再用消疣方外洗。上药加水煎取药液 500 mL，趁热外浸（以不烫伤为度），每天 1 次，每次浸泡 30 min。每剂药液可连用 3 天，第 2 天使用时加温即可。4 周为 1 个疗程。

【临床疗效】　此方外洗治疗跖疣 70 例，痊愈（跖疣完全消退，恢复正常皮纹，无自觉症状，3 个月内患处原位及邻近皮肤未见疣体生长）64 例，复发（鸡眼散外敷去除疣体后，3 个月内在皮损原位及邻近皮肤再次出现疣体生长）6 例。总有效率 91.43%。

【病案举例】　陈某，女，63 岁。左足前跖、拇趾、中趾可见成簇密集分布的点状疣，大小为 4 cm × 3.5 cm、4.5 cm ×

3.5 cm、1 cm×1 cm，行走时疼痛明显。曾多次用鸡眼散外敷至疣体基本消失、基面光滑，但2周后患处原位见疣体重新生长。诊见：舌略紫、苔白腻，脉弦。西医诊断为跖疣。中医辨证属气血瘀滞，肝旺血燥。治以活血化瘀、清热解毒为主。用鸡眼散外敷去除疣体后，再以消疣方外洗，每天1次，连用1个疗程。随访3个月未见疣体复发。

【验方来源】 陶茂灿，曹毅．消疣方外洗预防跖疣复发的疗效观察［J］．浙江中医杂志，2003（4）：110.

按：跖疣是由人乳头瘤病毒感染引起的足跖部表皮良性赘生物，好发于足跟、跖骨头等受压处，受压时可引起不同程度的疼痛，严重者可影响行走，一般病程较长，尤易复发。本病类似中医学之千日疮、枯筋箭，病机是肝旺血燥，筋气不荣，风热毒搏于肌肤，气血凝滞。消疣方中的板蓝根、苦参清热解毒，莪术活血化瘀，木贼疏散风热，龙骨、牡蛎软坚散结，皂角刺消肿止痛。诸药合用，共奏活血化瘀、清热解毒之功，用于预防跖疣复发有较好的疗效。

二枝红白浸泡剂

【药物组成】 桂枝、苍术、白芷、川芎各10 g，桑枝30 g，孩儿茶、牡蛎、海桐皮各20 g，红花、三棱、莪术各15 g，食醋（后入）100 mL。

【适用病症】 手足赘疣。

【用药方法】 每天1剂，加水2 000 mL，煎煮40 min后倒入食醋。待药液温度适中时浸泡手足，以完全浸没为宜，并保持一定温度，每天2次，每次30 min。10～15天为1个疗程，一般治疗1～2个疗程。若疣体表皮粗糙增厚者，可用消毒无菌钝器挫去表皮。

【临床疗效】　此方浸泡治疗手足赘疣25例，痊愈（病灶完全消失）22例，有效（病灶减少60%以上）2例，无效（病灶减少20%以下）1例。总有效率96%。

【验方来源】　江畔. 中药浸泡治疗手足赘疣25例临床观察［J］. 湖北中医杂志，2003，25（4）：41.

按：皮肤赘疣是由人乳头瘤病毒引起，可自体接种，是顽固性、易复发并具有一定传染性的皮肤病。中医学认为，本病是因风邪搏于肌肤，风热血燥，气滞血瘀，风热燥湿之邪客于肌表，凝聚于皮肤而致。二枝红白浸泡剂中的桂枝、桑枝、孩儿茶、海桐皮解肌祛风；红花、川芎、三棱、莪术、牡蛎活血化瘀，软坚散结；苍术、白芷燥湿杀虫；食醋能溶解角质层，有杀菌、止痒的效果。诸药合用，具有祛风清热、燥湿解毒之功，用于治疗手足赘疣疗效满意。

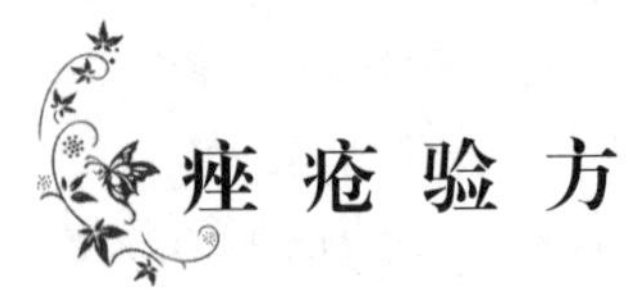

痤疮验方

清肺消痘汤

【药物组成】　枇杷叶 12 g，黄芩、桑白皮、赤芍、地骨皮、天花粉、连翘各 10 g，牡丹皮、甘草各 6 g。

加减：疹色红甚者，加生地黄、玄参各 10 g；疹色紫暗者，重用赤芍 20 g，加丹参 10 g；伴感染见脓疱者，加黄连 6 g，金银花 10 g；大便干结者，加大黄 3～6 g，芒硝 10 g；小便短赤者，加车前草 15 g，泽泻 10 g；情绪不安者，加夜交藤 15 g，合欢花 10 g；女性月经不调，加当归、制香附各 10 g。

【适用病症】　面部痤疮。临床表现为面颊部相继出现红色丘疹，分布在两颊，严重者额部、颞部也有分布，缓慢分批出现。丘疹间皮色正常，丘疹可自行缓慢消退，未完全消退的丘疹显示褐色或紫暗色。伴感染者丘疹增大，毛囊发炎，丘疹顶部成脓性，形成脓疱或破溃，且反复出现或久久不愈，多伴有面颊橘皮样变，皮肤粗糙。服用辛辣或刺激性食品后症状加重，丘疹增多、色泽加深；焦虑或情绪激动、睡眠不佳时，面部痤疮也可加剧，并常伴有皮脂腺分泌旺盛。

【用药方法】　每天 1 剂，水煎服。1 个月为 1 个疗程，一般可治疗 1～3 个疗程。

【临床疗效】　此方加减治疗面部痤疮 36 例，显效（面部丘疹颜色明显变淡，脓疱消退，初起者无色素沉着，不再出现新的丘疹）15 例，有效（丘疹减少，不再出现新的丘疹，脓疱消失或明显改善）18 例，无效（丘疹、脓疱无明显改善，新疹继续出现）3 例。总有效率 91.7%。

【验方来源】 王建国．清肺消痘汤治疗面部痤疮 36 例［J］．江苏中医药，2002，23（6）：18.

按：面部痤疮与内分泌系统功能紊乱、面部皮脂腺对激素敏感性增高、皮脂腺分泌旺盛、螨虫感染、细菌感染、情绪障碍、微量元素缺乏等因素有关。中医学称之为肺风粉刺，轻者影响美观，重者合并感染损伤皮肤，影响容貌，病程较长。本病的病机为肺胃蕴热，郁蒸肌肤。治以清肺胃热为主，辅以解毒凉血。清肺消痘汤以枇杷叶、黄芩、桑白皮清热宣肺；天花粉、地骨皮清热生津养阴；牡丹皮、赤芍清热凉血；连翘清热解毒、透络发散；甘草清热且调和诸药。诸药合用，以清热为主，其中又以清肺热为重，兼以凉血活血、解毒散结。面部痤疮病程较长，一般需服药半个月以上。治疗过程中，还必须保持情绪乐观，睡眠良好，大便通畅，忌食韭、蒜、辣椒等辛辣刺激食物，切勿过度兴奋。脓疱明显或丘疹根脚红大扩散，可短暂使用抗生素，亦可采用药渣外洗，或用炉甘石洗剂外洗。

痤愈汤

【药物组成】 枇杷叶、侧柏叶、赤芍、金银花、黄芩、土茯苓各 30 g，僵蚕、桃仁、连翘、栀子、白蔹各 10 g，牡丹皮 20 g。

加减：皮损呈囊肿及瘢痕疙瘩样者，加红花、三棱各 10 g（女性月经期不用）；色素沉着者，加用茯苓 40 g，白蔹用量增至 30 g；便秘者，加大黄 10 g。

【适用病症】 痤疮。临床表现痤疮以面部为主，偶见延及颈背、前胸。

【用药方法】 每天1剂，水煎2次，取药液共600 mL，分早、中、晚服，每次200 mL。4周为1个疗程，一般治疗4～12周。

【临床疗效】 此方加减治疗痤疮700例，临床治愈（皮损及临床症状消失）644例，有效（皮损及临床症状明显减轻）42例，无效（治疗后临床症状无明显变化）14例。

【验方来源】 于云. 自拟痤愈汤治疗痤疮700例［J］. 浙江中医杂志，2004，39（4）：169.

按： 痤疮，中医称之为肺风粉刺，治疗以清肺经风热为主。痤愈汤中的枇杷叶、侧柏叶清肺热而凉血，可抑制皮脂腺分泌；金银花、连翘、黄芩、栀子清热解毒；桃仁、赤芍、牡丹皮活血凉血；土茯苓祛脾湿，消疮痈；僵蚕治皮肤风疮，消瘢痕；白蔹清热解毒，散结生肌。诸药合用，共奏疏风清热、解毒活血生肌之功效，用于治疗痤疮疗效满意。

五味消毒饮加味方

【药物组成】 金银花、紫花地丁、天花粉、野菊花、青天葵各15 g，蒲公英30 g，白芷10 g，赤芍12 g。

加减：若舌苔厚者，加桔梗、浙贝母、厚朴；有脓点者，加连翘、皂角刺。

【适用病症】 面部痤疮。

【用药方法】 每天1剂，水煎服。10天为1个疗程，一般治疗1～2个疗程。

【临床疗效】 此方加减治疗面部痤疮37例，治愈（皮疹消退、残留色素沉着或疤痕）31例，好转（皮疹大部分消退，偶有新皮疹出现）6例。

【病案举例】 黄某，女，25岁。面部痤疮4个多月，曾用过多种中西药治疗未能奏效。诊见：面部有新皮疹，伴口干口苦，舌尖红、苔薄黄腻。方用五味消毒饮加白芷、桔梗、天花粉、赤芍。服药5剂后，皮疹明显减少，未见新皮疹出现；再服5剂后，皮疹全部消退，仅有色素沉着。随访未见复发。

【验方来源】 陈志强. 五味消毒饮加味治疗面部痤疮37例［J］. 新中医，1994（4）：46.

按：痤疮好发于颜面、胸背等处的炎症性丘疹，多因皮脂分泌过多或排出不畅，继发细菌感染而致。本病属中医学粉刺范畴。其病机多为肺经风热或脾胃蕴湿积热，外犯肌肤而成，与“热毒”有关。五味消毒饮中的金银花、蒲公英清热解毒、消散痈肿为主药；辅以紫花地丁、青天葵、野菊花等加强清热解毒之功；再加白芷、赤芍以行气活血、疏风散结；天花粉清热排脓生津。诸药合用，共奏清热解毒、活血散结之功效，用于痤疮表现为正盛邪实者，获效良好。但若见便溏、神疲或舌淡、苔白、脉细弱者，则以辨证用药为宜。

复方疏风清肺汤

【药物组成】 白花蛇舌草、鱼腥草各50 g，桑白皮、枇杷叶（去毛）各30 g，黄柏20 g，太子参、赤芍各15 g，黄连、知母、黄芩、牡丹皮各10 g，甘草6 g。

【适用病症】 痤疮，中医辨证属肺经风热型粉刺。临床表现皮疹好发于颜面、上胸和肩、背等皮脂发达的部位。发于颜面部者，肤色潮红，初见针头大小位于毛囊口的炎症丘疹，有的为黑头丘疹，可挤出乳白色粉质物，继续发展，则出现脓疱、结节、囊肿，甚至瘢痕，皮疹可散在分布，也可呈密集分布，舌尖红，苔薄黄，脉数。

【用药方法】 每天1剂，水煎2次，分3次服。15天为

1 个疗程，一般治疗 1～2 个疗程。治疗期间适当用热水肥皂洗脸，以减少油腻；少食脂肪、糖类；忌食辛辣食物和饮酒；多吃瓜果蔬菜，保持消化良好，防止便秘；避免用手挤压局部丘疹。

【临床疗效】　此方治疗中医辨证属肺经风热型痤疮 107 例，治愈（临床症状、体征消失，皮损恢复正常，1 年以上未复发）76 例，好转（临床症状、体征消失，皮损恢复正常，半年内又复发）19 例，有效（临床症状、体征减轻，皮损部好转）10 例，无效（临床症状、体征无变化）2 例。总有效率 98.13%。

【病案举例】　于某，女，19 岁。2 个月前开始出现颜面肤色潮红，并见散在丘疹，1 周后出现黑头丘疹，并挤出乳白色粉质物，有扩散倾向，曾治疗 1 个月余无效，甚至出现脓疱。诊见：颜面肤色潮红，有散在丘疹或脓疱，舌尖红、苔薄黄，脉数。西医诊断为痤疮。中医辨证属肺经风热之痤疮。治宜疏风清肺。方用复方疏风清肺汤治疗 1 个疗程后，诸症状已消除，皮损恢复正常；继续治疗 1 个疗程以巩固疗效。随访 1 年未见复发。

【验方来源】　汪宗发．复方疏风清肺汤治疗肺经风热型粉刺 107 例［J］．四川中医，2001，19（7）：60.

按：痤疮是颜面、胸背等处发生的炎症性丘疹，挤之有米粒碎样白色粉质而得名，又名肺风粉刺，好发于青年男女。中医学认为，肺经风热的发生是由于肺经风热熏蒸于肌肤或过食油腻辛辣之品而发病。治以疏风清肺为主。复方疏风清肺汤中的太子参、枇杷叶、甘草、黄连、桑白皮、黄柏以疏风清肺为主；辅以白花蛇舌草、知母、黄芩清热解毒；更用牡丹皮、赤芍以活血。诸药合用，共奏疏风清肺、清热解毒、活血之功效，是治疗肺经风热型痤疮的良方。

清肝消痤饮

【药物组成】 龙胆草 6 g，车前子、泽泻、柴胡、浙贝母各 10 g，栀子、海藻各 15 g，甘草 5 g。

【适用病症】 痤疮，中医辨证属肝火痰湿证。临床表现在颜面、胸背等皮脂腺发达的部位有红色丘疹，可挤出白色脂栓，头面油亮，心烦性急，胁肋或少腹胀痛，口苦咽干，大便秘结，小便色黄，舌红、苔黄腻，脉弦滑或弦数。

【用药方法】 每天 1 剂，水煎，分 2 次服。30 天为 1 个疗程。治疗期间禁用蒸气熏面及其他面部化妆品。

【临床疗效】 此方治疗痤疮证属肝火痰湿证 108 例，治愈（皮疹全部消退或消退 90% 以上）88 例，显效（皮疹消退 30% 以上）16 例，无效（皮疹消退 <30%）4 例。总有效率 96. 3%。

【验方来源】 刘乐斌，胡孝贞. 清肝消痤饮治疗痤疮的临床观察［J］. 广西中医药，2002，25（3）：44.

按：痤疮是毛囊皮脂腺的慢性炎症，其发病与雄性激素水平增高、雌雄激素比例失调、痤疮杆菌感染、毛囊口角化过度及局部皮脂溢出率增高等因素有关。中医学认为，由于肝气郁结、肝火易炽，肝火夹痰湿上蒸于头面，郁阻于毛窍，致气血运行不畅而发病。清肝消痤饮中的龙胆草、栀子清肝泻火、清热燥湿，为主药；车前子、泽泻利水渗湿，导热从小便而出，浙贝母、海藻化痰散结，共为辅药；生地黄滋阴凉血养肝之体，为佐药；柴胡疏肝解郁，引药达肝经为使。诸药合用，共奏清肝利湿、化痰散结之功效，使肝热得清，痰湿得化，皮损自会消退，疗效甚佳。

枇杷清肺饮

【药物组成】　枇杷叶、桑白皮、法半夏、陈皮、猫爪草、三棱、莪术、桃仁、金银花、胆南星、山楂、昆布、野菊花各 10 g。

加减：感染重者，加蒲公英 15 g；大便干结者，加大黄、枳实各 10 g；皮肤油腻者，加神曲、麦芽、槟榔各 10 g；女性加香附、益母草、凌霄花各 10 g。

【适用病症】　痤疮。临床表现为皮损以胸、面、背部炎性结节、囊肿为主，或有脓疱，伴有凹凸不平疤痕或色素沉着，口干心烦，大便干结，舌红或暗红、苔黄，脉滑数或弦滑。

【用药方法】　每天 1 剂，水煎 2 次，分早、晚服，10 天为 1 个疗程，一般治疗 1 ~3 个疗程。

【临床疗效】　此方加减治疗痤疮 48 例，治愈（结节、囊肿或脓疱全部消失，无复发）32 例，好转（结节、囊肿或脓疱大多数消失，少有复发）15 例，无效（治疗 3 个疗程无任何变化）1 例。总有效率 97.9%。

【病案举例】　张某，女，21 岁。颜面部初见丘疹、脓疱，后为囊肿、小结节，略痛，瘙痒，口干，大便秘结，经期症状加重，伴有痛经，舌质暗红、苔黄腻，脉滑数。西医诊断为痤疮。中医辨证属痰热瘀互结。治以清热祛痰，消瘀散结。方用枇杷清肺饮加香附、益母草、大黄各 10 g。服用 10 剂后，未再发新疹，症状明显好转；再服 10 剂，囊肿、结节趋于平坦，面部显平滑；续服 10 剂，以资巩固。随访多年未见复发。

【验方来源】　刘赦根. 祛瘀化痰法治疗痤疮 48 例［J］. 中医药研究，2001，17（6）：19.

按：中医学认为，痤疮主要由肺热和肠胃积热所致，多见于青年人阳盛之体，加之进食发物或精神紧张等，则易出现热邪袭于上部发为痤疮。在本病发生过程中，热毒贯穿始终，痰热瘀结而致囊肿、结节。治以化痰清热，活血化瘀。但热易清而痰难祛，且痰阻日久，加之过用苦寒更易伤及脾胃，胶着顽痰，故用药应重在化痰开瘀通络。枇杷清肺饮中以法半夏、陈皮、胆南星、昆布软坚化痰；三棱、莪术、桃仁、益母草通络逐瘀；黄芩、桑白皮、枇杷叶、金银花清泻肺胃之热。诸药合用，标本兼治，切中病机，故疗效佳。

仙方活命饮加减方

【药物组成】　金银花、浙贝母、炙穿山甲（代）、天花粉各 15 g，当归尾、白芷、防风各 12 g，赤芍、乳香、没药、皂角刺各 10 g，陈皮、甘草各 6 g。

加减：初起者，加生地黄、茵陈蒿各 30 g，蒲公英 15 g；有脓疱、黑头粉刺者，去陈皮、防风、当归尾，加藏红花 1.5 g，黄芩 15 g；结节、囊肿色暗红者，加桃仁、红花各 10 g。

【适用病症】　痤疮。临床表现以面、胸、背部等处的痤疮、丘疹、脓疱等皮损为主要症状。

【用药方法】　每天 1 剂，水煎服。另取少量热药液浸湿毛巾或纱布，先将面部用清水洗净后，热敷于脸上约 20 min，每天 2 次。7 天为 1 个疗程，一般治疗 1 ~ 3 个疗程。治疗期间少食刺激性食品，以清淡饮食为宜。

【临床疗效】　此方加减治疗痤疮 53 例，治愈（粉刺、丘疹、脓疱等皮损均消失，不再复发）21 例，好转（粉刺、丘疹、脓疱等皮损大部分消失，少有复发）28 例，无效（治疗 3 个疗程后未见好转）4 例。

【病案举例】 张某，女，23岁。患痤疮反复发作7年，经多方治疗疗效不佳。诊见：面部、上胸部多处有粉刺、结节，并有散在脓疮，色暗红间或带黑，皮肤油腻光亮，经前加重并出现疼痛，伴月经不调，少腹痛，月经有血块、色暗红，舌质暗红有瘀点、苔黄腻，脉弦数带涩。西医诊断为痤疮。中医辨证属瘀血阻滞。治以活血止痛，软坚散结。方用仙方活命饮加减方加桃仁、红花各10 g，生地黄、益母草各30 g，并取药液少量热敷脸上。治疗3天后，粉刺及脓点明显减少，无疼痛，部分已结痂。上方中去陈皮、白芷，加牡丹皮10 g，继续治疗4天后，面部痤疮消失，存在色素沉着及结痂块，经期腹痛消失、无血块。继续治疗1个疗程，症状消失。随访3个月无复发。

【验方来源】 杜嫦燕．内服及外敷仙方活命饮治疗痤疮53例［J］．新中医，1995（增刊）：82.

按：痤疮是毛囊与皮脂腺的慢性炎症性皮肤病，与内分泌失调、雄性激素分泌增多及细菌感染等有关，严重时可引起疤痕及秃发。中医学认为，本病多由脾胃蕴热，上熏颜面，血热郁滞，或饮食不节，或冲任不调，经血不畅，气血郁滞外发于肌肤而致。治以清热解毒、活血止痛、软坚散结为主。仙方活命饮加减方中以金银花为主药，清热解毒，消散疮肿；辅以天花粉、浙贝母、甘草清热解毒，排脓散结；乳香、没药、当归尾、赤芍活血祛瘀，消肿止痛；防风、白芷畅行营卫，疏风消肿；炙穿山甲（代）、皂角刺解毒透络，散结软坚。本方适用于痤疮，尤其适用于久病不愈者。

消 痤 饮 Ⅰ

【药物组成】 荆芥、牡丹皮、黄芩、赤芍、桔梗各12 g，当归、连翘、防风各9 g，黄连、白芷、薄荷、甘草各6 g，大黄 4 g（便溏者不用）。

【适用病症】　痤疮。临床表现为皮损好发于面部，或波及胸背部，伴有瘙痒，口干，大便秘结，女性患者常伴有月经不调。

【用药方法】　每天 1 剂，水煎 3 次，共取药液约 400 mL，分早、中、晚温服。对脓疱和结节、囊肿等较严重者，对症加用西药治疗。7 天为 1 个疗程，共治疗 3 个疗程。

【临床疗效】　此方治疗痤疮 60 例，治愈（痤疮炎症消失，皮损消退，或仅留轻微色素沉着，半年内无复发）41 例，显效（痤疮皮损消退 70% 以上，或 6 个月内有新皮损出现）10 例，有效（痤疮皮损消退 30% ~70% ，停药后 3 个月内有新皮损出现）5 例，无效（痤疮皮损变化不大或皮损消退在 30% 以内，仍有新皮损出现）4 例。总有效率 93. 3% 。

【验方来源】　陈磊，罗熙财. 中西医结合治疗痤疮 60 例疗效观察［J］. 贵阳中医学院学报，2002，24（2）：20.

按：痤疮是毛囊皮脂腺的慢性炎症疾病。中医学认为，本病多因过食肥甘厚味，肺胃郁热内蕴，上蒸肌肤所致。治以轻清宣透之品为主，配以凉血泻火药物。消痤饮中的黄芩、黄连、大黄、连翘、荆芥、防风清热解毒泻火，并有抗菌、抗病毒作用；牡丹皮、赤芍、白芷凉血泻火，并有扩张血管，降低血脂，促进血液循环的作用；薄荷、桔梗疏风宣肺；甘草调和诸药。诸药合用，共奏清热解毒、凉血活血、散结消肿之功效，用于治疗痤疮疗效满意。

丹栀逍遥散加减方

【药物组成】　柴胡、郁金、牡丹皮、栀子、白术、当归各 10 g，香附、白芍各 12 g，大黄 6 g。

加减：月经前，加红花 6 g，益母草、凌霄花、丹参各 15 g；月经稀少者，加生地黄、熟地黄、炙龟板、鹿角胶各 15 g，川芎 6 g。

【适用病症】 痤疮。临床表现为皮损程度轻重不一。轻者仅面部丘疹此起彼伏，丘疹略高于皮肤，无脓头；重者则满脸疙瘩，有脓头。女性患者往往伴有月经不调，或月经稀少，或经前皮损加剧。

【用药方法】 每天 1 剂，水煎服。1 个月为 1 个疗程。

【临床疗效】 此方加减治疗痤疮 36 例，痊愈（面部痤疮逐渐消退，仅留少许红斑，隐约可见，月经按时来潮）8 例，显效（皮疹消退 80%，月经基本正常）18 例，有效（皮疹消退 50% ~79%，或面部痤疮消失，时有反复，月经仍不能如期来潮）6 例，无效（服药 1 个疗程后面部痤疮仍不隐退，或加重）4 例。总有效率 89%。

【验方来源】 朱宜德．丹栀逍遥散加减治疗痤疮 36 例［J］．湖南中医杂志，2000，16（6）：42.

按：痤疮属于中医学粉刺范畴。本病多由于肺经风热，熏蒸于肌肤，或过食油腻辛辣食物，脾胃蕴湿积热，外犯肌肤而成。此外，冲任不调，亦可导致肌肤疏泄功能失畅，气血郁滞，蕴阻肌肤而发病。治以清热解毒、泻肺利湿为大法。丹栀逍遥散加减方中的柴胡、郁金疏肝解郁；牡丹皮、栀子清肝泻火；白术健脾养胃，抑肝气之横逆；当归、白芍滋阴以柔肝；香附行气化滞；大黄清肠通便，逐瘀通经。再按月经前期、后期的不同症状加减变化治疗，可取得满意疗效。

龙胆泻肝汤加减方

【药物组成】 龙胆草 12 g，白花蛇舌草、金银花各 30 g，黄芩、栀子、泽泻各 10 g，连翘、生地黄各 15 g，丹参 20 g，木通 6 g。

加减：炎症丘疹型，加桑白皮 15 g，地骨皮 10 g；脓疱型，加芦根 30 g，薏苡仁 10 g；囊肿型，加土茯苓 15 g，制大黄 10 g；结节型，加莪术 10 g，益母草 30 g；属肝气郁结，冲任失调者，加柴胡、香附各 9 g；肺经血热者，加菊花、赤芍、槐花各 10 g；胃肠腑实证，加大黄 10 g，山楂 15 g；痰湿结聚者，加夏枯草、陈皮、法半夏各 10 g；热瘀互结者，加紫花地丁 15 g，当归尾 10 g；气滞血瘀者，加桃仁、红花各 6 g；阴虚火旺者，加牡丹皮、玄参各 10 g。

【适用病症】 痤疮。

【用药方法】 每天 1 剂，水煎 2 次共取药液 200 mL，分早、晚服。7 天为 1 个疗程，连续治疗 2～3 个疗程。

【临床疗效】 此方加减治疗痤疮 73 例，基本痊愈（自觉症状及皮损消失 90% 以上，无新疹出现，或留有色素沉着）28 例，显效（皮损减少 60%～90%，偶有新疹出现）25 例，有效（皮损减少 30%～50%，有新疹出现）17 例，无效（皮损减退不足 30% 或无改善）3 例。总有效率 95.9%。

【病案举例】 魏某，女，24 岁。颜面黑头粉刺，能挤出黄色半透明碎米样粉质，有多个脓疱，局部油腻不适，轻微瘙痒、疼痛，伴情绪急躁，失眠梦多，大便干结，小便黄赤，舌红、苔黄腻，脉滑数。西医诊断为痤疮。治以清肝泄热，通腑消积，利湿解毒。选用龙胆泻肝汤加减方加芦根 20 g，薏苡仁、大黄各 10 g。共治疗 2 个疗程，基本痊愈。

【验方来源】 吴瑞明，饶新华．龙胆泻肝汤加减治疗寻常型痤疮 73 例［J］．成都中医药大学学报，2002，25（4）：21.

按：痤疮是常见的皮脂腺分泌引起的皮肤病，皮损以颜面为主。中医学认为，本病常因情志波动，肝气郁结化热致火炎上，或过食油腻鱼腥，嗜食烟酒茶，导致脾胃运化失职，助湿化热，日久湿热互结或蕴积，热毒熏蒸颜面，或外邪入侵以及肺经风热，邪毒凝滞，阻塞毛窍，致气血壅滞，均可导致痤疮的发生。龙胆泻肝汤加减方具有平肝、宣肺、清胃、通腑等功能，用于治疗痤疮，可以改善脏腑功能，从而达到调节内分泌的效果，因而疗效较明显。

清肝达郁汤

【药物组成】　陈皮 6 g，菊花、牡丹皮、栀子、柴胡各 10 g，当归、白芍、白术、茯苓各 12 g，甘草 5 g，生姜、薄荷各 3 g。

【适用病症】　妇女面部痤疮。

【用药方法】　每天 1 剂，水煎 2 次，分早、晚服。14 天为 1 个疗程，一般治疗 1 ~2 个疗程。

【临床疗效】　此方治疗妇女面部痤疮 30 例，治愈 25 例，有效 4 例，无效 1 例。总有效率 96. 8% 。

【病案举例】　徐某，女，36 岁。面部起红色小丘疹脓疱 2 个多月。曾内服中西药及外用肤炎宁治疗，无明显疗效，皮疹仍此起彼伏。平素月经量少、色紫，夹有少量血块，饮食无特殊嗜好。西医诊断为痤疮。方用清肝达郁汤，服 1 个疗程后，面部皮疹基本消退，继用 1 个疗程以巩固疗效。随访 2 个月未见复发。

【验方来源】　张沛格. 清肝达郁汤治疗妇女面部痤疮 30 例［J］. 新中医，1998，30（3）：45.

按：痤疮，又称暗疮、粉刺、青春痘，好发于颜面、胸背，是青年人常见的皮肤病。但中年妇女大多因工作繁忙，精神压力大，导致内分泌发生变化，出现月经不调及情绪易变等症状，日久易肝气郁结，气郁化火，上冲颜面，溢于肌肤而生痤疮，或外用化妆品不当，浸淫颜面而生痤疮。清肝达郁汤有疏肝理气、清热泻火之功，方中所用药物有镇静安神的作用，并具有一定雌激素样活性，因此，用于治疗妇女面部痤疮有较好的疗效。

活血清热方

【药物组成】　当归、薏苡仁各 30 g，丹参、瓜蒌皮、山楂各 15 g，白花蛇舌草 20 g，茯苓、夏枯草各 10 g，莪术 9 g。

加减：肺胃热盛型，加石膏、栀子各 12 g；热毒型，加金银花 15 g，连翘 12 g；血瘀痰涎型，加桃仁 12 g，郁金 10 g。

【适用病症】　痤疮。

【用药方法】　每天 1 剂，水煎 2 次，分早、晚服。12 天为 1 个疗程。

【临床疗效】　此方加减治疗痤疮 50 例，痊愈（皮肤损害消退，无新的皮疹出现）20 例，好转（皮肤损害消退 70% 以上，偶有新的皮疹出现，自觉症状明显减轻）26 例，无效（皮损及症状未见好转）4 例。总有效率 92%。

【病案举例】　谢某，女，25 岁。面部痤疮 6 年，丘疹大，色红，尤以额及面颊部为著，曾服中、西药及外用药治疗无效。诊见：大便干，数天 1 次，尿黄，月经 2 个月 1 次，经色鲜红，夹少许暗红色血块，睡眠多梦，舌暗红，脉弦数。中医辨证属肺胃热盛型。给予活血清热方加石膏（先煎）、栀子各 12 g，连服 1 个疗程后痤疮基本消退。继续治疗 1 个疗程后痊愈，月经亦恢复正常。

【验方来源】　修小坤，林永春．活血清热法治疗痤疮 50 例［J］．吉林中医药，1999，19（1）：27.

按：痤疮病因不外乎风、热、瘀三个方面，而外感毒邪、风邪犯肺、肺胃湿热、血络瘀阻是主要病机。治宜活血化瘀、清热解毒、排脓利湿、软坚散结为主。活血清热方中的当归、丹参活血化瘀，达到“血行风自灭”的目的；莪术、山楂、夏枯草活血破气，软坚散结；瓜蒌皮、白花蛇舌草清热解毒，消肿治痈，利气宽胸；配合排脓利湿的茯苓、薏苡仁，可使痤疮脓去肿消。现代药理研究认为，丹参、白花蛇舌草可抑制雄性激素的分泌。诸药配伍严谨，药性平和，攻邪不伤正，故用于治疗痤疮有较好的疗效。

滋阴清肺通下汤

【药物组成】 人参芦、生地黄、石膏、丹参各 30 g，金银花、牡丹皮、赤芍、枇杷叶、大黄、桑白皮各 10 g，甘草 6 g。

加减：急性发病者，加土茯苓、连翘、野菊花各 15 g，蒲公英 30 g；表现为囊肿损害有疤痕增生者，加桃仁、红花、三棱、莪术各 10 g；经前或经期加重者，加当归、川芎各 10 g，益母草、旱莲草各 15 g；兼有腹胀便秘者，加芒硝、郁李仁、枳壳、槟榔各 10 g。

【适用病症】 痤疮。

【用药方法】 每天 1 剂，加水 500 mL，煎取药液 300 mL，分 2 次服，每次 100 mL，余下 100 mL 夜晚保留灌肠。可同时口服四环素或红霉素对症处理。20 天为 1 个疗程，治疗 1 ~ 3 个疗程。

【临床疗效】 此方加减治疗痤疮 31 例，显效（痤疮消失，3 个月内未复发）23 例，好转（痤疮发生减少，或痤疮消失后 1 个月内又有复发）7 例，无效（痤疮无改善）1 例。

【验方来源】 彭燕，丁木，王洪剑，等. 中药内服配合保留灌肠治疗痤疮临床观察［J］. 湖北中医杂志，2002，24（10）：46.

按：痤疮的主要病因是雌激素产生过量或对雌激素的反应性增强，导致皮脂腺分泌过盛，皮脂溢出增加，皮脂腺导管角化增生及局部微生物感染。本病属于中医学肺风粉刺范畴。中医学认为，本病主要是由于久食肥甘或偏嗜鱼腥，大肠积热不能下达，上蒸肺胃，致肺胃血热或脾胃湿热，此病在内发于外，治疗应内外合治，标本兼顾，故以通泻大肠而达到清泻肺（脾）胃湿热之目的，外病内治，上病下治。滋阴清肺通下汤中的人参芦具有活血化瘀、镇痛止血、补虚之功，并可调节免疫及内分泌功能；牡丹皮、丹参、赤芍活血化瘀；金银花、连翘、蒲公英清热解毒，可预防感染；大黄清热泻下，利于肠道排出毒物。本方口服配合灌肠，既有药物的治疗功效，又有灌肠的物理作用，并通过灌肠清除肠道内有害物质，减少了细菌的繁殖，改善肠道正常的蠕动状况，增强对营养的吸收，使肠道内毒素得到清除，可促使本病向愈。

凉膈散加味方

【药物组成】　大黄、芒硝、栀子、黄芩、甘草、薄荷各10 g，竹叶 15 g，连翘 20 g。

加减：气血亏虚，月经不调，经前期加重者，合四物汤（川芎、当归、熟地黄、赤芍）加茺蔚子；颜面潮红、痤疮灼热疼痛，舌红、苔薄黄，脉细数者，加枇杷叶、桑白皮；皮疹红肿疼痛、有脓疱，大便秘结、小便赤者，加金银花、天花粉、石膏；皮疹色红不鲜，形成结节囊肿者，加薏苡仁、皂角刺、僵蚕、威灵仙。

【适用病症】　痤疮。

【用药方法】　每天 1 剂，水煎 2 次，分早、晚服。3 周为 1 个疗程。

【临床疗效】　此方加减治疗痤疮65例，治愈（皮疹及周围红晕消失，脓疱干痂或脱落，3周内无新皮疹出现）40例，好转（皮疹及周围红晕基本消失，脓疱干痂，3周内仍有3～5粒皮疹或脓疱出现）22例，无效（3周内皮疹、脓疱虽有减退，新疹或脓疱又不断出现）3例。总有效率95.38%。

【病案举例】　王某，女，15岁。近一年来面部、额部时多时少出现大小不等的丘疹，可挤出白色碎米样粉刺，经前期加重。诊见：颜面潮红，痤疮灼热、上有脓疱，舌质红、苔薄黄，脉细数。西医诊断为痤疮。中医辨证属肺经风热，冲任失调。方用凉膈散加味方合四物汤加枇杷叶、桑白皮、茺蔚子。服药6剂后，面部、额部丘疹减退，脓疱萎缩；继续服6剂后，丘疹消失，脓疱脱落而愈。

【验方来源】　吕丽红．凉膈散加味治疗痤疮［J］．吉林中医药，2001，21（6）：32.

按：中医学认为，痤疮为青少年常见的皮肤病症，多因阳热偏盛，营血偏热，肺胃积热，上壅于胸面而致。治以清热解毒、泻火通便为主。凉膈散加味方中重用连翘，取其清热解毒之力；黄芩清胸膈郁热；栀子通泻三焦，引火下行；大黄、芒硝泻火通便；薄荷、竹叶轻清疏散，以解热于上；甘草缓和硝、黄峻泻之力，又能存胃津。诸药合用，清上泄下并用，共奏泻火通便之功效，使热毒从下而去，则诸症状自愈。

三才封髓丹

【药物组成】　天冬、黄柏、人参各10 g，熟地黄15 g，砂仁、甘草各6 g。

加减：心火盛者，加生地黄、竹叶，去人参，或改为党参、太子参；兼腰痛、腰酸、遗精等肾虚症状者，加山茱萸、五味子；舌苔黄腻有湿热者，加薏苡仁、黄连、熟大黄；有脓疱及囊肿者，加蒲公英、连翘、紫花地丁等；痒甚者，酌加蝉蜕、蛇蜕、地肤子；后期瘀血症状明显者，酌加赤芍、丹参等。

【适用病症】 痤疮。

【用药方法】 每天 1 剂，水煎服。10 天为 1 个疗程。治疗期间宜清淡饮食，忌烟酒及辛辣食物。

【临床疗效】 此方加减治疗痤疮 53 例，痊愈（粉刺及脓疱囊肿消失，仅遗留少许瘢痕）26 例，显效（粉刺及脓疮大部分消失，囊肿减少）24 例，无效（服药 10 天，病情无明显改善）3 例。总有效率 94.3%。

【病案举例】 某男，22 岁。诊见：颜面油滑光亮，面部两侧（双颊部尤甚）满布黑头粉刺、脓疱，并间杂囊肿及结节，轻轻按压可挤出黄白色脂栓，伴有轻度瘙痒、麻木、疼痛感，大便偏干，舌边红、苔黄稍腻，脉滑。治以滋肾养阴，清心降火。方用三才封髓丹去人参，熟地黄改为生地黄，加知母、蝉蜕、竹叶、熟大黄各 10 g，连翘 15 g，蛇蜕 3 g。服 5 剂后，症状减轻，粉刺减少，未再有新皮疹出现，舌尖仍红，黄腻苔已退，大便略稀；上方去知母，加熟地黄 15 g，党参、牡丹皮各 10 g，熟大黄减为 6 g。继续服 2 剂后，痤疮基本痊愈，面部仅遗留少许不明显的瘢痕。后予知柏地黄丸每次 1 丸，每天服 2 次，治疗半个月以后病愈。随访 1 年无复发。

【验方来源】 宋红. 三才封髓丹治疗痤疮 53 例［J］. 吉林中医药，2001，21（5）：20.

按：痤疮是常见的慢性毛囊皮脂腺炎症。本病属于中医学肺风粉刺范畴。治宜调理气血阴阳，使之趋于平衡为关键。三才封髓丹中以天冬、熟地黄、党参补益脾胃；黄柏泻火；辅以砂仁、甘草入脾行滞。诸药合用，补泻兼施，用于治疗痤疮疗效满意。

消 痤 汤 Ⅰ

【药物组成】 生地黄、白花蛇舌草、虎杖、丹参各 30 g，玄参、大黄、麦冬、知母、黄柏各 9 g，桑白皮、地骨皮、山楂各 15 g，甘草 3 g。

加减：脓疱型者，加金银花 12 g，野菊花 9 g，蒲公英 30 g；聚合型者，加威灵仙 15 g，莪术 9 g，夏枯草、牡蛎（先煎）各 30 g。

【适用病症】 痤疮。

【用药方法】 每天 1 剂，水煎 3 次。第 1、2 煎取药液混合，分早、晚服；第 3 煎取药液先熏患处，待适温后洗患处，熏洗后擦干，每晚 1 次，每次 20 ~ 30 min。连续治疗 1 ~ 3 个月。

【临床疗效】 此方加减治疗痤疮 100 例，治愈 88 例，好转 10 例，无效 2 例。总有效率 98%。

【验方来源】 吴胜利. 消痤汤治疗痤疮 100 例临床观察［J］. 新疆中医药，1999，17（3）：21.

按：痤疮属中医学粉刺范畴。其病机多为肺胃积热，循经上熏，血随热行，上壅于颜面部而致。消痤汤中的生地黄、白花蛇舌草、虎杖、玄参、丹参、黄柏、知母、大黄清热凉血；麦冬滋阴生津；桑白皮、地骨皮清肺散风；山楂活血凉血；甘草清泻肺热。诸药合用，共奏清热解毒、凉血宣肺之功效，用于治疗痤疮有较好的疗效。

白花蛇舌草三黄汤

【药物组成】 白花蛇舌草、生地黄各 30 g，栀子、白芷、黄柏各 10 g，黄芩、枇杷叶、桑白皮、当归、赤芍、菊花、知母各 15 g，牡蛎 20 g。

【适用病症】　痤疮。

【用药方法】　每天 1 剂，水煎，分 2 次服，每次服 300 mL。小于 16 岁者用量减半。14 天为 1 个疗程，连用 2 个疗程。服药期间禁食油腻、煎炒、腥、甜、辣及多脂类食品，并保持情绪稳定乐观。

【临床疗效】　此方治疗痤疮 186 例，痊愈（皮损消失，无遗留痕迹）142 例，显效（皮损消退 60% 以上）15 例，有效（皮损消退 20% ~60%）21 例，无效（皮损消退 <20%）8 例。总有效率 95.7%。

【验方来源】　陈吉岭．白花蛇舌草三黄汤治疗痤疮 186 例［J］．江苏中医药，2002，23（11）：42.

按：中医学认为，痤疮的病机为外受风邪，内热炽盛，气滞血瘀。治以清热解毒、理气活血、祛风散结为主。白花蛇舌草三黄汤中的白花蛇舌草清热解毒、活血消痈为君药；黄芩、黄柏既助君药清上焦热毒，又可清肺胃血热为臣药；白芷、菊花祛表邪、清风热；当归、赤芍活血通滞，疏通肌肤营血之滞；枇杷叶、桑白皮则入肺经清肺热，兼以直通肺气，润泽肌肤，疏理毛窍；栀子、知母泻火祛烦，清理三焦之热，共为佐使；生地黄特为防热毒耗伤阴血而设；牡蛎软坚散结，平肝疏肝。诸药合用，共奏清热解毒、活血散结之功效，用于治疗痤疮可获良效。

五虎消痤方

【药物组成】　黄芩、夏枯草、地肤子、白鲜皮、苦参各 15 g，僵蚕、地龙、牡丹皮各 12 g，蜈蚣、全蝎各 9 g，蝉蜕、甘草各 6 g。

加减：大便干结者，加大黄、桃仁；经前乳房胀痛者，加香附、郁金；结节囊肿者，加浙贝母、白芷；皮肤油腻者，加车前子、薏苡仁。

【适用病症】 痤疮。

【用药方法】 每天1剂，水煎，分2次服。15天为1个疗程。

【临床疗效】 此方加减治疗痤疮84例，痊愈（痤疮消退，或仅留色素沉着，半年内无复发）24例，显效（痤疮明显减少，皮损消退>60%）36例，有效（痤疮减少，皮损消退20%~60%）15例，无效（痤疮症状无改善，或皮损消退<20%或加重）9例。总有效率89.3%。

【病案举例】 王某，女，24岁。面部痤疮1年余，伴口干，心烦，小便黄，大便干结，平素月经不调。检查：双面颊、额部、下颌部粉刺、脓疱散在，面部显红色丘疹，间有暗红色囊肿硬结，部分连结成块，舌边尖红、苔黄腻，脉弦。西医诊断为痤疮。治以清热解毒、凉血散结。方用五虎消痤方加香附、浙贝母各12 g，大黄6 g。服5剂后，红色丘疹明显减退；续服10剂后，囊肿硬结变小，丘疹基本消退，无新疹出现；上方去大黄、黄芩、白鲜皮、苦参，加玄参、益母草，再服药1个疗程，皮疹完全消退，仅留少许色素沉着。随访半年未复发。

【验方来源】 侯建时. 五虎消痤方治疗痤疮84例[J]. 湖北中医杂志，2003，25（3）：42.

按：痤疮是常见的毛囊皮脂腺慢性炎症性疾病，青春期雄性激素水平增高、皮脂腺分泌亢进、导管角化异常及皮脂腺中的微生物堆积等均可导致本病发生。中医学认为，热、毒、湿、郁为本病的主要病理。阳热偏盛之体，复受外感风毒，日久营血渐热，热毒内蕴上熏于肺，发于肌肤腠理而成本病。五虎消痤方中以虫类药为主，取其行而攻窜之性，通经达络，疏逐搜剔，通闭散结，如蝉蜕性善轻浮，剔透肌肤，可散风热，开肌滑窍，使毒气潜消；僵蚕咸甘平，能祛风清热，化痰通络；蜈蚣有搜剔祛风之力；全蝎为熄风通络要药；地龙抗过敏，与僵蚕配伍既能清热又可涤痰化浊。再配黄芩清肺泻火，夏枯草清肝泻火散结，牡丹皮凉血化瘀，白鲜皮、地肤子、苦参等为皮肤病常用药，共奏清热解毒、祛风除湿、杀虫止痒之功效。甘草调和诸药，可缓和虫类药的峻烈之性。诸药合用，可使热毒得清，湿郁得解，瘀滞得通，痤疮则愈。

三　皮　汤

【药物组成】　桑白皮、地骨皮、丹参、皂角刺、山楂各15 g，牡丹皮、黄芩、连翘各12 g，白花蛇舌草30 g。

加减：若属肺经血热型，加玄参、赤芍、白茅根；肺热痰湿型，加白术、茯苓、浙贝母；肺经风热型，加枇杷叶、菊花、蝉蜕；冲任不调型，可选加黄芪、黄精、熟地黄。

【适用病症】　痤疮。

【用药方法】　每天1剂，水煎服。

【临床疗效】　此方治疗痤疮40例，痊愈（痤疮全部消退，皮肤平坦）28例，有效（痤疮面积缩小，部分消退）11例，无效（治疗后痤疮无变化）1例。总有效率97.9%。

【病案举例】　王某，男。诊见：面部及前额泛发痤疮，有部分感染，结节发红，大如黄豆，小如米粒，舌质淡红、苔白腻，脉弦。西医诊断为痤疮。中医辨证属肺热痰湿。治以清肺除湿散结为主。方用三皮汤去丹参、山楂、连翘，加浙贝母15 g，白术、茯苓各10 g，薏苡仁30 g，玄参、牡蛎各20 g。服6剂后，痤疮全部消退，皮肤恢复正常。

【验方来源】　周继福. 三皮汤治疗痤疮40例疗效分析[J]. 贵阳中医学院学报，2002，24（2）：23.

按：痤疮是常见的毛囊皮脂腺慢性炎症皮肤病，好发于青壮年。中医学认为，本病由于素体阳热偏盛，致营血偏热，血热外壅，蕴阻肌肤；或过食辛辣肥甘之品，损伤脾胃，致痰湿内生，循经外发；或因肺胃积热，循经上蒸，血随热行，痰凝相结，均可发为痤疮。三皮汤中的桑白皮性甘寒，归肺经，泻肺平喘；地骨皮清泻肺热；牡丹皮凉血热，泻伏火，行滞活血。此三药共奏清肺热、凉血之功效。配用丹参活血化瘀，黄芩、白花蛇舌草、连翘、皂角刺清热解毒，山楂活血行滞。诸药合用，共奏清热解毒、泻肺凉血之功效，用于治疗痤疮疗效较好。

茵陈蒿汤加味方

【药物组成】 茵陈蒿 30 g，大黄、栀子、黄芩各 10 g，山楂、丹参各 15 g。

加减：便秘者，大黄后下，加厚朴、莱菔子各 10 g；大便正常，小便色黄，皮损局部炎性浸润明显者，加白花蛇舌草 30 g，虎杖 15 g。

【适用病症】 痤疮。

【用药方法】 每天 1 剂，水煎服。同时配合外用氯柳酊（氯霉素 10 g，水杨酸 20 g，加 75% 酒精至 1 000 mL）涂搽患处，每天 1 次。2 周为 1 个疗程。治疗期间不饮酒、不食糖及油炸辛辣食物，多食蔬菜、水果（荔枝、橘子少食），常以温水、硫黄皂洗皮损局部。

【临床疗效】 此方加减治疗痤疮 116 例，痊愈（皮损全部消退）82 例，显效（皮损消退 70% 以上）11 例，有效（皮损消退 30% 以上）15 例，无效（皮损无明显变化）8 例。总有效率 93.1% 。

【验方来源】 彭武斌. 茵陈蒿汤加味治疗痤疮 116 例

[J]. 新中医，2001（2）：58.

按： 痤疮属中医学粉刺范畴。本病多为肺经血热，肠胃湿热所致。临床常伴见大便秘结，或大便溏薄，热结旁流。茵陈蒿汤为清利湿热之要方，由于肺与大肠相表里，清肠通腑亦有益于肺热的清除，故加黄芩、白花蛇舌草、虎杖清热凉血泄肺，直捣病所。此外，大黄、黄芩、丹参均有抗菌、解毒作用，能抑制皮肤细菌生长，并能改善微循环，减少渗出，调节组织的修复和再生。本方用于治疗痤疮疗效显著，对于炎性浸润明显并伴有大便秘结的丘疹性、脓疱性痤疮尤为适宜。

消 痤 饮 Ⅱ

【药物组成】 金银花 10 ~ 15 g，蒲公英、白茅根各 15 g，紫花地丁、连翘各 10 g，白芷 6 ~ 10 g。

【适用病症】 痤疮。

【用药方法】 每天 1 剂，水煎 3 次。第 1、2 煎分早、晚或上、下午各服 1 次；第 3 煎取药液于睡前熏洗面部 20 min，每晚 1 次。1 周为 1 个疗程，一般治疗 1 ~ 4 个疗程。忌食辛辣、热燥、油腻之品，慎用或停用化妆品，注意情志调理。

【临床疗效】 此方治疗痤疮 92 例，治愈（皮损及自觉症状全部消失，无瘢痕及色素沉着，半年内无复发）42 例，基本治愈（皮损及自觉症状全部消失，但遗留少数瘢痕或色素沉着）31 例，好转（皮损及自觉症状基本消失，停药后因饮食不慎或经期颜面出现新皮疹）15 例，无效（皮损及自觉症状无改变）4 例。总有效率 96%。

【病案举例】 王某，男，22 岁。颜面及额部散在红色丘疹 2 ~ 3 年，时发时止，近 1 年来常发不止且逐渐增多，尤其近 7 ~ 8 个月症状加剧，用中西药物内服外搽，效果不显，又经激光治疗，病情仍未控制。诊见：满面红疹大小不等，部分是暗红色，两颊及额部丘疹融合，大小分别为 3.0 cm×1.0 cm、2.5 cm×0.8 cm，有轻度波动感，同时可见 2 处结节性瘢痕，肤色暗红，大小为（0.8～1.1）cm×（2.0～3.0）cm 不等，按之较硬，面部疼痛瘙痒难忍，舌淡红、尖边稍红、偶见瘀点、苔黄厚腻，脉弦细。西医诊断为聚合型、结节型痤疮。治以清热解毒、健脾化痰、消瘀散结为主，方用消痤饮加味治疗。处方：金银花、紫花地丁、赤芍、牛蒡子、陈皮、法半夏、连翘、淡竹叶各 10 g，蒲公英、白茅根各 15 g，薏苡仁、黄芪各 20 g，白芷、柴胡、甘草各 6 g。连续治疗 7 天后，面部痤疮疼痛大减，颜面丘疹控制，聚合丘疹波动范围缩小，面部瘢痕色转淡；再以原方连用 2 周，颜面丘疹及瘢痕基本消失，聚合范围变小，波动感亦逐日减轻，皮肤基本恢复弹性；再以原方治疗 3 周以巩固疗效。随访 1 年未复发。

【验方来源】　毛智荣. 消痤饮内外合治痤疮 92 例［J］. 江西中医药，2003，34（5）：26.

按： 痤疮是颜面、胸背等处发生的炎症性、丘疹性皮肤病。本病属中医学粉刺范畴。以消痤饮内外合治，共奏清热解毒、健脾化痰、消瘀散结之功效。而且睡前用温热药液熏洗痤疮患处，使药物可直接作用于局部，不仅能使壅滞得以疏通，还能导内盛之热外泄，同时还可温通脉络，达到泄热散结之目的。临证要根据病因病机及脏腑气血的不同辨证加减治疗，才能获得较好的疗效。

开　颜　露

【药物组成】　土大黄、大黄、蛇床子、白及、白芷、硫黄、枯矾各 50 g，冰片 20 g，雄黄 10 g。

【适用病症】　痤疮。

【用药方法】　先将前 7 味药研末，浸入 1 000 mL 75% 酒精中约 3 周（冬春季需 4 周），弃渣取药液，再加入雄黄、冰片搅匀备用。用药前先用温盐水洗净痤疮表面油脂，取棉签蘸上药液搽患处，每天 3 ~4 次。同时停用其他药物及化妆品，配合内服四黄侧柏汤（黄柏、黄芩、栀子、白鲜皮、桑白皮、侧柏叶、生地黄、紫草、枇杷叶、土茯苓、薏苡仁、苦参、枳实各 10 g，山楂 12 g，大黄 8 g），每天 1 剂，水煎服。小于 16 岁者用量减半。14 天为 1 个疗程，间隔 1 周再行第 2 个疗程，在四黄侧柏汤中加党参 10 g。一般治疗 2 ~4 个疗程。治疗期间禁食油腻、煎炒、腥、辣食品。

【临床疗效】　此方外用治疗痤疮 608 例，痊愈（局部炎症全部消失，丘疹消退，不留瘢痕及色素沉着，停药 6 个月无复发）342 例，基本治愈（炎症全部消失，丘疹基本消退，无新疹发生，但仍有部分瘢痕及色素沉着）228 例，好转（炎症基本消失，丘疹大部分消退，瘢痕及色素消退不明显，停药后仍有新丘疹发生）25 例，无效（治疗 2 个疗程后，局部炎症及痤疮丘疹无明显改善）13 例。总有效率 97. 86%。

【病案举例】　陈某，男，19 岁。4 年前开始颜面部出现痤疮，此后逐年加重，渐至整个面部及前胸、后背，部分痤疮感染，红肿热痛，曾用中西药物及耳穴割治、倒面膜等多种方法治疗，效果甚微。诊见：痤疮遍及颜面，呈大小不等的红色丘疹，大部分伴有黑头栓及脓疱，小部分形成炎症结节或囊肿，伴大便干燥，小便黄赤，舌红、苔黄燥，脉数。以开颜露配合内服四黄侧柏汤综合治疗 2 周后，红色丘疹明显消退，脓疱开始结痂，结节及囊肿也萎缩变小；第 2 个疗程后痤疮基本消失，囊肿明显缩小变硬。此后停服中药，单搽开颜露而痊愈。随访 3 年未见复发。

【验方来源】　颜德宽. 开颜露为主治疗痤疮608例［J］. 新中医，1995（5）：46.

按：痤疮好发于男女青春发育期，多因皮脂腺分泌过旺，排出不畅，塞于毛孔，或过食辛辣、煎炒、燥热及油腻食品而内生湿热蕴于肌肤。轻者形成粉刺红色丘疹，重则复受感染造成局部脓疱、炎症结节或囊肿样皮肤损害。中医学认为，本病多属实热证，常见有毒热及湿毒血瘀等类型。根据其热、湿、瘀、毒的病机特征和面部皮肤损害的特点，采用多种中药配制成具有清热燥湿、活血化瘀、解毒消肿、止痒镇痛的开颜露作局部外治，同时配合内服四黄侧柏汤，内外并治，获效较好。

痤疮面膜

【药物组成】　大黄60 g，硫黄、黄柏、白芷各40 g，紫草、水蛭、胆南星各20 g。

【适用病症】　痤疮。

【用药方法】　将上述药物研成极细末，过120目筛，装瓶备用。用时取药末5 g左右，盛于干净容器中，加入蛋清1个，搅匀即成药物面膜液。先用洁面乳洗面后，用干净毛刷蘸面膜液均匀涂于面部，10 min左右，待药膜完全渗入毛孔且干燥后取下，用温水洗脸，每晚1次。6次为1个疗程，一般治疗3～6个疗程。

【临床疗效】　此方治疗痤疮24例，基本痊愈12例，显效6例，有效4例，无效2例。总有效率91.6%。

【病案举例】　李某，女，19岁。面部患痤疮反复发作2年，时轻时重，近半年来加重，面部丘疹红肿热痛，部分丘疹有斑点。西医诊断为痤疮继发感染。给予痤疮面膜治疗3次后，脓点消退，丘疹红肿痛明显减轻。共治疗3个疗程，皮损基本消退，其他症状消失，面部红润、白净、光滑。

【验方来源】 刘文兰，陈燕. 中药面膜治疗痤疮的疗效观察［J］. 吉林中医药，2001，21（3）：30.

按：痤疮属中医学肺风粉刺范畴。中医学认为，本病多因肺经风热，熏蒸肌肤，或脾胃蕴湿积热，外犯肌肤，或因肝郁气滞，冲任失调，导致肌肤气血失畅而发。治疗上多从肺胃、肝经入手。痤疮面膜中的硫黄清热祛风止痒，具有脱脂、杀菌、止痒、溶解角质作用；大黄、黄柏、紫草清热凉血，解毒破瘀，通经消肿；白芷、胆南星燥湿散结，消肿定痛。诸药合用，共奏清热凉血、祛风止痒之功效，可使热清毒解、肿消结散而病愈。

山百合保健面膜

【药物组成】 山百合、防风各 50 g，苦参、七叶一枝花各 30 g，槐花 40 g。

【适用病症】 痤疮急性发作期。临床表现为痤疮红、肿、痒、痛，严重者出现皮肤感染现象。

【用药方法】 将上药研末调成糊状外敷患处，每 2～3 天 1 次。皮损较严重者，可隔天外敷 1 次。

【临床疗效】 此方治疗痤疮 1 629 例，治愈（痤疮红、肿、痒、痛等感染现象消失，无硬肿块，6 个月内无复发）1 626 例，无效 3 例。总有效率 99.82%。

【验方来源】 韩树勤，王树才. 山百合保健面膜治疗痤疮 1 629 例临床观察［J］. 北京中医，2001，20（4）：32.

按：中医学认为，痤疮的病因病机内与湿热、外与风寒有关，而湿热为其主要病机。山百合保健面膜中的山百合又名山丹、红花百合，是植物山丹的鳞茎，具有清热解毒的作用，与苦参、槐花、防风、七叶一枝花合用，共奏清热解毒、化瘀软坚、清凉止痒之功效，使药物直达病所，用于治疗痤疮急性发作期疗效较好。

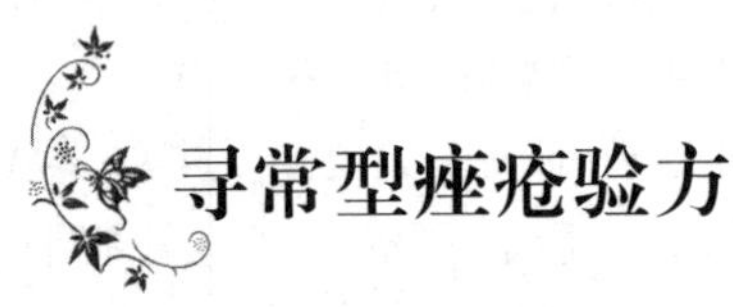

寻常型痤疮验方

祛 痤 方

【药物组成】 鱼腥草、女贞子、旱莲草各 30 g，知母、黄柏、桑白皮、地骨皮、蒲公英、白花蛇舌草、丹参、生地黄各 15 g，大黄、枳实、厚朴、火麻仁各 10 g，甘草 5 g。

【适用病症】 寻常型痤疮。临床表现为面部丘疹或脓疱，颜面潮红或暗红，中有白头或脓点，少数伴有颈项、胸背部等处丘疹或脓疱。

【用药方法】 上药共研细末，过 100 目筛，装 0 号胶囊，每粒重约 0.5 g，每次服 3 粒，每天 2 次。1 个月为 1 个疗程，连服 3 个疗程。

【临床疗效】 此方治疗寻常型痤疮 86 例，痊愈（痤疮皮疹消退 90%，无新出炎性脓疱性皮疹）48 例，显效（痤疮皮疹消退 80%，无新脓疱性皮疹）18 例，有效（痤疮皮疹消退 40% ~70%，残留皮疹少于 6 个）6 例，无效（痤疮皮疹消退不足 30%，仍有新出皮疹，残留皮疹 6 个以上）14 例。总有效率 83.7%。

【病案举例】 某女，30 岁。面部丘疹反复发作 5 年。诊见：颜面暗红，有丘疹、脓疱，中有白头或脓点，平素大便秘结，常 4 ~5 天 1 次，质硬难解，舌红，中有一深纵裂纹，苔薄黄腻，脉弦滑数。西医诊断为寻常型痤疮。中医辨证属肺经血热型。治宜清肺凉血，泻下通腑，佐以养阴。方用祛痤方治疗 1 个月后，面部痤疮减少；连续治疗 3 个疗程后，诸症状消失。随访 1 年未见复发。

【验方来源】 段昭侠．自拟祛痤方治疗寻常型痤疮 86 例［J］．广西中医药，2002，25（2）：44.

按：中医学认为，寻常型痤疮的病机为肺经血热。祛痤方中的鱼腥草、知母、黄柏、桑白皮、地骨皮、蒲公英、白花蛇舌草、生地黄清肺凉血解毒；丹参活血化瘀，可清除局部病理产物；大黄、枳实、厚朴、火麻仁泻下通腑，因肺与大肠相表里，故以泻大肠热、清肺火；女贞子、旱莲草养阴；甘草调和诸药。诸药合用，共奏清肺凉血、解毒消肿之功。因本病的病程较长，常反复发作，久病可致阴津耗损而存在阴虚之变，因此宜注重养阴药物的配用。

清 肺 饮

【药物组成】 黄芩、连翘、桑白皮、知母、生地黄、山楂、五味子、白芷、酸枣仁各 15 g，浙贝母、茵陈蒿、川芎、没药各 10 g。

【适用病症】 寻常型痤疮，中医辨证属湿热蕴结型。临床表现为丘疹红肿疼痛，或有脓疱，口臭，小便色黄，大便秘结，舌红、苔黄腻，脉滑数。

【用药方法】 每天 1 剂，水煎，分 2 次服。

【临床疗效】 此方治疗寻常型痤疮 36 例，治愈（皮肤损害消退，自觉症状消失）30 例，好转（自觉症状明显减轻，皮损消退 30% 以上）6 例。总有效率 100%。

【验方来源】 姜浩，李昌仪．中西医结合治疗寻常型痤疮 36 例［J］．广西中医药，2001，24（4）：31.

按：中医学认为，痤疮多由肺热熏蒸，血热蕴结肌肤，或过食辛辣油腻之物，生湿酿热，结于肠内不能下达，反而上逆，阻于肌肤而成。治宜清热化湿，凉血解毒，祛瘀消肿。清肺饮中的黄芩、连翘、白芷、茵陈蒿清热化湿，解毒消肿；知母、生地黄清热凉血；没药、山楂、川芎活血化瘀；桑白皮泻肺热；浙贝母清热散结；五味子、酸枣仁宁心安神。现代药理研究认为，黄芩具有抗菌作用，对痤疮杆菌有抑制作用；五味子、酸枣仁有调节自主神经的作用。诸药合用，共奏清热泻肺之力，用于治疗痤疮有较好的疗效。

苦硫汤

【药物组成】 黄芪、川芎、皂角刺、三棱、炙甘草各 10 g，当归、苦参、黑豆各 15 g，硫黄（冲服）0.5 g。

加减：肺经风热型，加防风、乌梢蛇等；湿热蕴滞型，加黄连、龙胆草等；热甚者，加石膏、栀子等。

【适用病症】 寻常型痤疮。临床表现为面部、胸背部、肩部等皮脂腺丰富的部位相继出现散在或密集丘疹、黑头粉刺，甚至可继发形成脓疱结节及脓肿。

【用药方法】 每天 1 剂，水煎 3 次，分早、中、晚服。15 天为 1 个疗程。

【临床疗效】 此方加减治疗寻常型痤疮 158 例，痊愈（临床症状、体征消失，局部皮肤正常）125 例，好转（丘疹脓疱未全部消失，或消失后又复发）28 例，无效（临床症状无改善）5 例。总有效率 96.8%。

【验方来源】 陈爱. 苦硫汤治疗寻常型痤疮 158 例 [J]. 山西中医，1999，15（3）：18.

按：寻常型痤疮是毛囊与皮脂腺的慢性炎性皮肤病。中医学认为，风热之邪侵袭，邪郁肌表，或饮食不节，过食辛辣肥甘厚味，伤脾生湿，湿热上蒸头面，或青年之人血热内蕴，抑郁肌表，气血阻遏均可导致本病的发生。苦硫汤中以苦参为主药，更配硫黄以燥湿清热，消肿散结，两药均可明显减轻皮脂分泌，减轻局部的炎性病理改变；当归、川芎、皂角刺、三棱、黄芪、黑豆、炙甘草具有调理气血、破滞祛瘀之功效，对改善皮损局部血液循环、促进新陈代谢、改善角化状况有良好的作用。诸药合用，共奏清热燥湿、行气活血、化瘀通络之功效，用于治疗寻常型痤疮获得较好的疗效。

痤 疮 饮

【药物组成】　金银花、石膏、丹参、茵陈蒿、白花蛇舌草各 21 g，连翘、牡丹皮、姜黄各 15 g，黄芩、栀子、蝉蜕、甘草各 9 g。

加减：便秘者，加大黄 3 ~ 9 g；月经不调者，加益母草 30 g；面部油脂多者，加苍术 15 g，龙胆草 12 g。

【适用病症】　寻常型痤疮，中医辨证属肺胃积热型。临床表现为面部红色丘疹，重者丘疹上有脓头，自觉疼痛或轻微瘙痒，或伴有便秘，或伴有月经不调，或面部油脂多，舌质淡红、苔薄黄或薄白，脉细微数。

【用药方法】　每天 1 剂，水煎服，并配合中药面膜（药用大黄、硫黄各 6 g，黄连、黄芩各 12 g，丹参、牡丹皮各 21 g，白芷、僵蚕各 15 g，石膏粉适量，将全部药物研细过筛，加工成面膜粉）治疗，每周 1 次。1 个月为 1 个疗程。

【临床疗效】　此方加减治疗寻常型痤疮 120 例，痊愈（面部丘疹全部消退，自觉症状消失）62 例，显效（面部丘疹消退 80% 以上，自觉症状消失或减轻）37 例，有效（面部丘疹消退 50% ~80%，自觉症状减轻）21 例。总有效率 100%。

【验方来源】 董雅琴，耿立东．中药面膜与痤疮饮治疗寻常型痤疮120例［J］．吉林中医药，1999，19（1）：22．

按：痤疮好发于青春期的青年人。因青年人血气方刚，素体阳热偏盛，肺胃容易积热，加之外感风热湿邪，极易从阳化为内热，热久生毒，瘀阻于面部经络，从而发为本病。痤疮饮中的金银花、连翘、黄芩、栀子、石膏、白花蛇舌草清热解毒，使毒邪随热邪而去；桑白皮清泻肺热；牡丹皮、茵陈蒿、姜黄活血凉血，解毒祛瘀；蝉蜕轻扬透疹；甘草调和诸药。现代药理研究认为，姜黄具有减少皮脂腺分泌的作用，丹参具有抗雄性激素的作用，并能促进皮损组织的修复和再生。诸药合用，共奏清泻肺胃、解毒祛瘀、祛风利湿之功效，配合面膜治疗更有疏通经络、调节脏腑功能的作用，促进药物的吸收。内外合治，对于病程短、丘疹炎症明显者疗效更为显著。

健脾靓肤汤

【药物组成】 黄芪30 g，山药、白术、薏苡仁各15 g，茯苓、白扁豆各20 g，陈皮、谷芽、麦芽、桔梗、炙甘草各10 g，砂仁6 g。

【适用病症】 寻常型痤疮，中医辨证属脾虚湿蕴型。临床表现为面部散在或密集丘疹，呈毛囊性，淡红色或暗红色，伴见面色萎黄，神疲肢倦，少气懒言，食少纳呆，食后脘腹胀满，大便时溏，唇舌色淡或舌质胖大有齿痕、苔薄白或白腻，脉细无力或濡缓。

【用药方法】 每天1剂，水煎，分2次服。1个月为1个疗程。

【临床疗效】 此方治疗脾虚湿蕴型粉刺40例，治愈（皮肤损害完全消退，自觉症状消失）32例，好转（自觉症状明显减轻，皮损消退30%以上）6例，未愈（皮损及症状无变化或消退不足30%）2例。总有效率95%。

【验方来源】 王建英. 健脾靓肤汤治疗脾虚湿蕴型粉刺40例临床观察［J］. 北京中医，2001，24（1）：32.

按：寻常型痤疮是常见的皮肤病。健脾靓肤汤中的黄芪、山药益气温中健脾；辅以白术、茯苓、白扁豆、薏苡仁渗湿健脾；佐以砂仁、陈皮和中；炙甘草益气和中；更以桔梗载药上行，宣肺利气，借肺之布精而养全身。诸药合用，药性平和，温而不燥，共奏健脾益气、温中化湿之功效，用于治疗寻常型痤疮证属脾虚湿蕴型，疗效颇佳。

外用清肺饮

【药物组成】 生晒参、甘草各2 g，枇杷叶、桑白皮各12 g，黄连、黄柏、鱼腥草各6 g。

【适用病症】 寻常型痤疮。临床表现为面、颈、胸、背等部位有粉刺、丘疹、脓疱等皮损。轻症者仅面部有皮损，重症者面部皮损严重且波及颈、胸、背部。合并感染者，可伴有发热、头痛，或便秘等症状。

【用药方法】 上药加水煎取药液200 mL，去渣沉淀后取清液待用。每次用30 mL加入雾化吸入器内，用自制较大的面罩罩住整个面部进行雾化吸入治疗，每次40 min，每天2次。合并感染者，可选用抗生素对症处理。治疗期间忌食辛辣酸等食物。

【临床疗效】 此方治疗寻常型痤疮35例，治愈（皮肤损害消退，自觉症状消失）29例，好转（自觉症状明显减轻，皮损消退30%以上）6例。总有效率100%。

【病案举例】 王某，男，17岁。面部痤疮2个月，瘙痒、疼痛2天。诊见：面部有粉刺、丘疹、脓疱，颈部、发际有散在的丘疹及脓疱，舌尖红、苔薄白，脉有力。西医诊断为寻常型痤疮。治以清肺泻热。选外用清肺饮治疗4次后，丘疹颜色变淡，脓疱好转；10次后，粉刺基本消失，丘疹颜色与肤色相同，脓疱已结痂，痂脱未留瘢痕；继续治疗6次，病愈。

【验方来源】 石高举，葛国红，李迎华. 中药超声雾化面罩吸入治疗寻常型痤疮35例［J］. 吉林中医药，2002，22（5）：25.

按：寻常型痤疮属中医学粉刺范畴。中医学认为，本病的病因病机是肺经风热熏蒸蕴阻肌肤所致；或因过食辛辣油腻之品，生湿生热，结于肠内不能下达而上逆阻于肌肤；或因脾失健运，运化失调，水湿内停，日久成痰，湿郁化热，湿热夹痰凝滞肌肤等，均可导致肺气不宣，肌肤腠理失于开合，毛窍排泄失畅。外用清肺饮中的生晒参健脾益气；枇杷叶、桑白皮、鱼腥草清泻肺热；黄连、黄柏清热燥湿；甘草清热解毒，调和诸药。诸药合用，旨在肃肺清热，健脾利湿，肺热得清，腠理开合正常，而且能抗菌消炎。使用面罩吸入，可使药物微粒直接作用于面部痤疮，易于渗透入皮肤组织，同时可透达全身，调节机体，使肺气宣肃正常，体内热毒得清，从根本上治疗痤疮。

三草消痤汤

【药物组成】 黄芩、桑白皮、甘草各10 g，栀子、蒲公英、白花蛇舌草、牡丹皮、赤芍、车前草各15 g，丹参、山楂、薏苡仁各30 g。

加减：若舌苔厚腻者，加苍术、白豆蔻；丘疹、结节甚者，加三棱、莪术；大便秘结者，加大黄、瓜蒌。

【适用病症】 寻常型痤疮。

【用药方法】　每天1剂，水煎服。4剂为1个疗程，一般治疗2～12个疗程。若结节、囊肿触压有波动感者，可局部皮肤消毒后，用毛孔清洁器将其内容物吸出即可。嘱患者保持局部皮肤干燥，少食辛辣刺激之品及肥腻之品，禁酒，多食蔬菜、水果，保持大便通畅。禁忌自行挤压皮肤患处。

【临床疗效】　此方加减治疗寻常型痤疮121例，痊愈（皮疹消退90%以上，油脂明显减少，无新发疹）84例，显效（皮疹消退70%以上，油脂减少，基本无新发疹）22例，有效（皮疹消退30%以上，新发疹较少）8例，无效（皮疹消退少于30%，新发疹较多）7例。总有效率94.2%。

【验方来源】　常宏艳．自拟消痤汤治疗痤疮121例疗效观察［J］．云南中医中药杂志，2003，24（1）：45.

按：寻常型痤疮属中医学粉刺范畴。中医学认为，本病多由肺风、胃热或肝郁所致。三草消痤汤中以黄芩、桑白皮清肺热，栀子清胃热兼清三焦实火；蒲公英、白花蛇舌草清热解毒、消痈散结；牡丹皮、赤芍、丹参凉血化瘀，山楂亦可活血散瘀；车前草、薏苡仁清利胃肠湿热；甘草调和诸药兼清热解毒。诸药合用，共奏清泻肺胃、凉血化瘀之功效，用于治疗寻常型痤疮疗效佳。

枳实导滞汤

【药物组成】　大黄、白术各4 g，枳实、黄芩、黄连、防风各6 g，茯苓、连翘、赤芍、川芎各9 g，山楂15 g。

加减：结节暗红坚硬且长期存在者，加三棱、莪术各6 g；囊肿久不消退者，加法半夏9 g，莱菔子、陈皮各6 g；月经不调者，加香附9 g，当归6 g；若舌体胖大，舌淡边有齿痕，苔白腻或微黄腻者，黄芩减量为3 g，黄连为2 g，白术加量为

15 g，另加薏苡仁 12 g，泽泻、陈皮 各6 g。

【适用病症】 寻常型痤疮。

【用药方法】 每天1剂，水煎2次，分早、晚服。10天为1个疗程，一般治疗1～2个疗程。治疗期间多食水果、蔬菜，少食油腻辛辣之品，保证休息、睡眠，保持大便通畅。

【临床疗效】 此方加减治疗寻常型痤疮有较好的疗效。

【病案举例】 李某，男，18岁。自15岁起颜面反复起毛囊性炎性丘疹、脓疱，曾间断服红霉素及外用痤疮酊等治疗，效果不明显。诊见：双颊、颏部、鼻部多处毛囊性炎性红色丘疹，约小米至绿豆大小，有两处绿豆大暗红色结节，质硬，油性皮肤，毛囊口粗大。每因食油腻辛辣或劳累、睡眠不足等原因症状加重。伴口干多饮，口臭，大便干，2～3天1次，舌尖红，苔黄腻，脉滑数。西医诊断为寻常型痤疮。方用枳实导滞汤加莪术、三棱各6 g。治疗1个疗程后，皮脂溢出减少，丘疹大部分消失，暗红色硬结颜色变淡，口干、口臭好转，大便每天1次。上方黄芩改为4 g，黄连2 g，继续治疗10天后，毛囊性丘疹、硬结消失。

【验方来源】 苗建英. 枳实导滞汤治疗寻常型痤疮［J］. 中医药研究，2001，17（1）：32.

按：寻常型痤疮多与青春期雄性激素分泌增多、皮脂腺发育旺盛等有关。枳实导滞汤为消导化积之剂，具有通胃肠、化湿热等功效。方中的连翘、防风、黄芩、黄连清化宣散脾胃积热；茯苓、白术健脾；赤芍、川芎行血散结，使湿瘀互结之丘疹、结节得化；大黄生用不必后下，主要取其清利湿热之功；山楂为消油腻积滞之要药，兼入血分有活血散瘀之功。诸药合用，共奏清利湿热之功效，用于治疗寻常型痤疮常有较好疗效。此外，饮食清淡，多食水果、蔬菜，注意调节胃肠功能，保持大便通畅等，也是治疗寻常型痤疮的一个重要环节。

消痤汤Ⅱ

【药物组成】 桑白皮、虎杖各 15 g，黄芩、连翘、丹参、赤芍各 12 g，知母、栀子、苦参、枳壳、浙贝母、桃仁、红花各 10 g，蝉蜕 6 g，薏苡仁 20 g。

加减：血瘀痰凝、皮损以囊肿结节为主者，加三棱、牡蛎、夏枯草；热毒炽盛，皮损以脓疱为主者，加石膏、蒲公英、紫花地丁；皮脂分泌多者，加山楂；月经前皮损加重者，加益母草；大便秘结者，加大黄。

【适用病症】 寻常型痤疮。

【用药方法】 每天 1 剂，水煎 3 次，分早、中、晚服，15 天为 1 个疗程，一般治疗 3 个疗程。先用洗面奶洁面后，再用 75% 的医用酒精消毒皮损处皮肤 1 次，并将皮损处的丘疹、粉刺、脓疱疮及囊肿、结节内的脓液、脂栓排除，然后将消毒纱布放在配好的西药消痤液（红霉素片 0.25 g、螺内脂片 20 mg、13－顺式维 A 酸片 20 mg、泼尼松片 5 mg、己烯雌酚片 1 mg，共研成细末混合均匀，先用 95% 的酒精 6 mL 溶解 1 次，2 min 后再加蒸馏水 30 mL 稀释溶解 1 次。注意：该消痤液现用现配，配好后尽快 1 次用完，防止放置时间过长抗生素效价降低）内浸湿后取出平敷于患者皮损处，外面再盖上食品保鲜膜保湿，让药液持续作用于皮损处发挥药效。30 min 后剥去保鲜膜及纱布，再用医用石膏粉 300 g 敷面做成面膜，30 min 后剥去，清水洗净即可，每周治疗 2 次，4 次为 1 个疗程。

【临床疗效】 此方加减配合西药及物理疗法治疗寻常型痤疮 50 例，痊愈（皮损基本全部消退，无新疹发生，只遗留色素沉着斑或部分瘢痕）41 例，显效（皮损消退 70% 以上，无新发疹）6 例，有效（皮损消退 30% 以上，时有新发疹）3 例。总有效率100%。

【验方来源】 王元康，余跃平．中西医结合加物理疗法治疗寻常型痤疮50例疗效观察［J］．云南中医中药杂志，2003，24（1）：15.

按：寻常型痤疮是青春期常见的毛囊皮脂腺慢性炎症性疾病，好发于青年男女。皮疹为散在性粉刺、丘疹、脓疱、结节及囊肿等，对称分布于颜面、前胸及背部。中医学认为，痤疮乃由肺经郁热，蕴阻肌肤及胃肠湿热，不能下达，反而上逆，阻于肌肤而成。运用消痤汤内服、外用消痤液并结合物理疗法治疗，可获得满意的疗效。此外，治疗期间常用温水及含有硫黄的肥皂洗去脸上的油脂及灰尘；忌用油脂类化妆品；少食辛辣肥腻之品，多吃蔬菜、水果，保持大便通畅；调节情绪，保持心情愉快。

清热痤疮片

【药物组成】 金银花、野菊花、天葵子、蒲公英、紫花地丁、山楂、香附、葛根、当归、丹参、薏苡仁。（原方无药量）

【适用病症】 寻常型痤疮。

【用药方法】 上药粉碎后制成浸膏，干燥压片，外包糖衣，每片0.3 g。每次服5片，每天3次。30天为1个疗程。

【临床疗效】 此方治疗寻常型痤疮37例，基本痊愈（皮疹消退，无新皮疹出现）25例，显效（皮疹消退50%以上）6例，有效（皮疹消退30%左右）3例，无效（皮疹未消退，时有新疹出现）3例。

【病案举例】 晏某，男，22岁。面部皮疹反复发作8年。诊见：面颊、前额密集分布粟米大小丘疹，部分丘疹上可见脓疱，舌红，脉滑数。西医诊断为寻常型痤疮。中医辨证属肺热血热型。用清热痤疮片治疗2周后，皮疹大部分消退，未见脓疱；

继续服药1个疗程，皮疹完全消退，仅有少许色素沉着。

【验方来源】 周国茂，马新华．清热痤疮片治疗寻常型痤疮［J］．湖北中医杂志，2001（11）：40.

按：寻常型痤疮是发生于颜面、胸、背等处的皮脂腺慢性炎症，与内分泌失调有关。本病属中医学肺风粉刺范畴。中医学认为，本病主要由肺经蕴热、外受风邪，或肠胃湿热上熏头面所致。清热痤疮片是由五味消毒饮加山楂、香附、葛根、薏苡仁、丹参、当归等组成。方中的五味消毒饮（金银花、野菊花、天葵子、蒲公英、紫花地丁）有清热解毒、消肿散热之功；香附、山楂、丹参、当归行气活血散瘀；薏苡仁清热利湿排毒；葛根内可清脾肺之热邪，外能平泄腠理，发三阳之郁火。诸药合用，具有清热解毒、凉血散结之功效。现代药理研究表明，香附、丹参、葛根的提取物有温和的雌激素样活性，能改善患者的内分泌紊乱，丹参的提取物丹参酮还有抗雄性激素和阻断雄性激素对皮脂腺的作用，从而改善痤疮症状。

清血消痤饮

【药物组成】 白花蛇舌草、鱼腥草、丹参各30 g，石膏（先煎）40 g，生地黄15 g，牡丹皮、知母、栀子、槐花各10 g。

加减：肺热者，加桑白皮、枇杷叶、黄芩；胃热者，加大黄、寒水石、冰球子；湿热者，加茵陈蒿、薏苡仁、赤石脂；冲任不调者，加益母草、仙茅、淫羊藿；结节、囊肿者，加三棱、莪术、皂角刺、蜈蚣。

【适用病症】 寻常型痤疮。

【用药方法】 每天1剂，水煎2次，分早、晚服。药渣再加水煎，取药液外洗患处。2周为1个疗程。

【临床疗效】 此方加减治疗寻常型痤疮，可获得较好的疗效。

【病案举例】 陆某，女，18 岁。面部出现皮疹 1 年多，无痒痛，此消彼起，迁延反复。诊见：面部有大量针头大丘疹，色红，有脓疱，伴浅表疤痕，不痒，皮肤油腻明显，大便干结，2 天 1 次，月经先期量略多，舌红、苔薄，脉弦数。西医诊断为寻常型痤疮。中医辨证属肺胃积热。治以清泻肺胃，活血散结。方用清血消痤饮加大黄（后下）6 g，桑白皮 15 g，枇杷叶 10 g。治疗 7 天后，皮疹基本消退；继续治疗半个月，病愈。

【验方来源】 冯健清. 自拟清血消痤饮治疗寻常型痤疮［J］. 吉林中医药，2000，20（6）：38.

按：寻常型痤疮是常见的皮脂腺慢性炎症。本病属于中医学肺风粉刺范畴。中医学认为，本病主要由肺经蕴热，外受风邪，或肠胃湿热，上熏头面所致。清血消痤饮中的白花蛇舌草、鱼腥草、石膏、槐花、栀子清热解毒；生地黄、牡丹皮、丹参活血散瘀；知母清肺泻胃。诸药合用，共奏清热解毒、凉血散结之功效。现代药理研究表明，丹参提取物丹参酮有抗雄性激素和阻断雄性激素对皮脂腺的作用，从而改善痤疮症状。

五味消毒饮加味方

【药物组成】 金银花 20 g，蒲公英、紫花地丁各 15 g，菊花 10 g，甘草 6 g。

加减：痰结型，加陈皮、法半夏各 10 g，香附 9 g，黄芩、橘核、枇杷叶、桃仁、红花各 10 g；血热型，加生地黄 15 g，玄参、赤芍、白芍、夏枯草各 10 g，黄芩、牡丹皮各 9 g；热毒型，加生地黄 15 g，连翘、赤芍、黄芩、牡丹皮、橘核各 10 g，枇杷叶 12 g，桔梗 6 g。

【适用病症】 寻常型痤疮。

【用药方法】　每天 1 剂，水煎，分 2 次温服。连服 6 天，停药 3 天，再服 6 天。

【临床疗效】　此方加减治疗寻常型痤疮 180 例，治愈（皮疹完全消退，症状消失，可留有暂时性色素沉着，无新疹发生）65 例，显效（皮疹消退 70% 以上，症状减轻，新起皮疹少于 5 个）98 例，无效（皮疹消退 30% 以下，或无明显变化）17 例。总有效率 90.56%。

【病案举例】　李某，女，21 岁。诊见：面部轻度潮红，有红色粉刺、丘疹，周围有炎性浸润，灼热刺痒，舌尖红、苔薄黄，脉滑数。西医诊断为寻常型痤疮。中医辨证属血热型。治宜清热解毒，凉血散结。方选五味消毒饮加味方。金银花 20 g，蒲公英、紫花地丁、生地黄各 15 g，玄参、夏枯草、菊花、赤芍、白芍各 10 g，黄芩、牡丹皮各 9 g，甘草 6 g。连服 6 剂后，红色粉刺、丘疹减少，灼热刺痒减轻，未再新起皮疹；上方加桑白皮 10 g，继服 15 剂，皮疹消退 70% 以上，新起皮疹少于 5 个。

【验方来源】　王红. 五味消毒饮为主方治疗寻常型痤疮[J]. 四川中医，2001，19（3）：69.

按：中医学认为，寻常型痤疮乃因肺经积热上蒸，或过食辛辣厚味，以致脾胃生热、生湿熏蒸皮肤而成。治以清热解毒、凉血活血、消肿散结为主。五味消毒饮加味方中的金银花、蒲公英、紫花地丁、菊花具有清热解毒的作用。痰结型加陈皮、法半夏、橘核、枇杷叶化痰散结；血热型加生地黄、玄参、赤芍、白芍、牡丹皮凉血活血；热毒型加连翘、生地黄、橘核、赤芍、黄芩凉血散结。因此在五味消毒饮加味方基础上辨证治疗寻常型痤疮，可获得较满意的疗效。对与月经周期（内分泌）有关的痤疮，还必须在调整月经的基础上进行治疗。

中药熏洗方

【药物组成】 蒲公英、苦参、龙胆草、金银花、牡丹皮、野菊花各 30 g，大青叶、地肤子各 20 g。

【适用病症】 寻常型痤疮。

【用药方法】 每天 1 剂，水煎，取药液，趁热先熏患部，待水温适宜时洗患处，每次 30 min，每天 2 次。15 天为 1 个疗程，治疗 2 个疗程。

【临床疗效】 此方治疗寻常型痤疮 35 例，治愈（皮疹全部消退）9 例，显效（皮疹消退 70%）15 例，有效（皮疹消退 50%）7 例，无效（皮疹消退少于 50%）4 例。总有效率 88.6%。

【验方来源】 王葆琦，郭亚范，彭芳. 中药熏洗法治疗寻常型痤疮 35 例［J］. 吉林中医药，2002，22（1）：35.

按：中医学认为，痤疮多为肺胃湿热，复感毒邪，加之饮食不节，过食肥甘厚味所致。中药熏洗方中多为苦寒性药物，具有清热解毒、泻火祛湿、消肿散结等功效，并通过蒸气的热力与渗透，直接作用于皮肤局部，促使腠理开疏，利于药物渗入，从而使气血流畅，皮脂排泄通畅，痤疮杆菌得以抑制，因此，疗效显著。

颠 倒 散

【药物组成】 大黄、硫黄、芦荟各等量，轻粉 1/10。

【适用病症】 寻常型痤疮。

【用药方法】 先将大黄、硫黄、轻粉研末，过 120 目筛备用。用前以清水洗面后，以适量芦荟水调成糊状外敷皮损处，

1～2 h 后洗去，每天 1～2 次。连续治疗 10 天。

【临床疗效】 此方治疗寻常型痤疮 342 例，痊愈 151 例，显效 93 例，有效 43 例，无效 55 例。总有效率 83.92%。

【验方来源】 杨柳. 颠倒散加味治疗寻常型痤疮 342 例[J]. 中医外治杂志，2001，10（5）：34.

按：寻常型痤疮为青少年时期常见的一种病症，治以清热解毒凉血为主。颠倒散中以大黄、硫黄、轻粉清热解毒，泻下通便，使火热从下焦而去；配合芦荟以清凉解毒。诸药合用，共奏清热解毒泻下之功效，用于火毒热盛之痤疮疗效颇佳。

青少年痤疮验方

仙方活命饮加味方

【药物组成】 金银花 30 g，当归尾 12 g，炮穿山甲（代）、乳香、没药各 3 g，防风、白芷、陈皮各 6 g，赤芍、天花粉、浙贝母、皂角刺、甘草各 9 g。

加减：热毒盛者，加连翘、栀子、黄连；便秘者，加大黄、瓜蒌仁；虚火旺者，加生地黄、牡丹皮。

【适用病症】 青少年痤疮。

【用药方法】 每天 1 剂，水煎 3 次，第 1、2 次煎液分早、晚服，第 3 次煎液外洗或搽患处。20 天为 1 个疗程，一般治疗 1 ~3 个疗程，病情顽固者可继续治疗 1 ~2 个疗程，显效后可每周服用 2 ~3 剂维持。

【临床疗效】 此方加减治疗青少年痤疮 56 例，治愈（面部痤疮消失，3 个月内未复发）25 例，显效（面部痤疮消失，但 3 个月内复发，或痤疮量减少 1/2 以上）11 例，有效（痤疮量减少 1/2 以下）16 例，无效（痤疮无明显减少）4 例。总有效率 92. 8%。

【验方来源】 彭阳平，何浩. 仙方活命饮治疗青少年痤疮 56 例 [J]. 新中医，2001 (2)：26.

按：痤疮属中医学痈证范畴。本病多发于青少年面部，多因内分泌功能不稳定而致。中医学认为，本病多与上焦肺脏、下焦肾脏相关。仙方活命饮加味方具有清热解毒、消肿溃坚、活血止痛之功效，是治疗痈疽疮毒的传统方药。方中以金银花清热解毒为主药，辅以当归尾、赤芍、乳香、没药活血；又配以防风、白芷散风消肿，引药上行；天花粉、浙贝母化痰散结；炮穿山甲(代)、皂角刺消肿溃坚；陈皮理气化滞；甘草调和诸药。诸药合用，共奏清热解毒、活血消肿之功效。本方对金黄色葡萄球菌等有明显的抑制作用，并能显著降低毛细血管的通透性，抑制肉芽组织增生，减少炎性渗出。

清肺解毒活血化痰汤

【药物组成】 牡蛎、山楂、金银花、薏苡仁各 30 g，当归、胆南星、栀子、黄柏、三棱、莪术各 10 g，瓜蒌 20 g，陈皮、法半夏各 15 g，甘草 9 g。

加减：炎症明显者，重用金银花 60 g，加连翘 10 g；便秘者，加大黄 10 g；油脂多者，重用山楂 50 g；热毒炽盛者，重用黄柏 15 g，加黄连、黄芩各 10 g，蒲公英 30 g；有囊肿结节者，加桃仁、红花各 10 g。

【适用病症】 青少年痤疮。

【用药方法】 每天 1 剂，水煎 2 次，分早、晚服。15 天为 1 个疗程，病情顽固者则连续治疗 2 个疗程。治疗期间应保持皮肤清洁，禁挤压，忌食辛辣刺激油腻食品，保持大便通畅。

【临床疗效】 此方加减治疗青少年痤疮 160 例，痊愈（皮肤损害消退，皮肤油腻现象消失，自觉症状消失）135 例，好转（皮损消退 30% 以上，皮肤油腻现象明显改善，自觉症状明显减轻）20 例，未愈（皮损、油腻、自觉症状无明显变化或皮损消退不足 30%）5 例。总有效率 97%。

【验方来源】 于功利．中药治疗青少年痤疮 160 例［J］．新中医，2002，34（5）：55.

按： 痤疮是一种皮囊皮脂腺结构的慢性炎症，多发于青少年，好发于面部。中医学认为，本病乃肺经蕴热，熏蒸头面；或因肠胃热毒炽盛，郁热上逆，壅遏气血，形成痰证，痰瘀热结，阻滞经络，产生囊肿结节；或因脾失健运，水湿不得运化，蕴而生热，酿湿成痰，胶结上蒸颜面。治宜清肺降火，燥湿除热化痰，清热解毒，活血化瘀，健脾化湿。清肺解毒活血化痰汤中用山楂化瘀去脂；薏苡仁健脾利湿；当归畅血通络；瓜蒌、胆南星、三棱、莪术、陈皮、法半夏、牡蛎软坚化痰；黄柏、栀子、金银花清热解毒；甘草调和诸药。诸药合用，并随症加减，可使面部经络畅通，热毒得以排泄，油脂囊肿自除，故疗效满意。

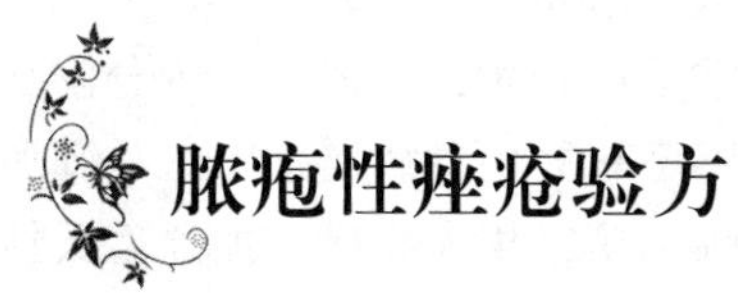

脓疱性痤疮验方

消 痤 汤 Ⅲ

【药物组成】 野菊花、蒲公英、紫花地丁、连翘、生地黄、黄连、黄芩、知母各 10 g，紫草、大黄、茵陈蒿各 15 g，白花蛇舌草、虎杖、山楂各 30 g。

【适用病症】 脓疱性痤疮。临床表现为面部潮红，油腻性鳞屑，多发性白头粉刺，炎性丘疹，脓疱，可伴有疼痛，口干口臭，小便色黄，大便秘结，舌红、苔黄腻，脉滑数。

【用药方法】 每天 1 剂，水煎 2 次，分早、晚服。14 天为 1 个疗程。

【临床疗效】 此方治疗脓疱性痤疮 35 例，治愈（皮肤损害消退，自觉症状消失）6 例，好转（自觉症状明显减轻，皮损消退≥30%）27 例，无效（皮损及症状均无变化或消退＜30%）2 例。总有效率 94. 28%。

【病案举例】 王某，男，19 岁。面部多发性丘疹、脓疱 14 天。诊见：额头、面颊两侧、下颏多发性白头粉刺，炎性丘疹，散在性脓疱，压痛，口干，大便干，小便黄，舌红、苔黄腻，脉数。西医诊断为脓疱性痤疮。中医辨证属湿热内蕴，心肺积热。治以清热化湿，凉血解毒，引火归元。用消痤汤 7 剂后，丘疹、脓疱基本消退，疼痛减轻，红肿渐退；再守方服药 7 剂，皮疹消退，自觉症状消失。

【验方来源】 刘峥. 消痤汤治疗脓疱性痤疮 35 例 [J].

安徽中医学院学报，2002，21（3）：16.

按：痤疮是常见皮肤病，与遗传、内分泌功能失调、毛囊及皮脂腺丙酸杆菌感染有关。本病属于中医学肺风粉刺范畴。主要病机是因素体肾阴不足，相火亢盛，加之后天饮食失调，肺胃热盛，上蒸头面，血热郁滞而成。消痤汤中以野菊花、蒲公英、连翘、紫花地丁清热解毒；黄连、紫草清心泻火；黄柏、知母滋阴清热，引火归元；黄芩、生地黄清热凉血，清血分之热；白花蛇舌草、茵陈蒿、虎杖清热化湿解毒；大黄通腑泻热，攻积导滞，肺与大肠相表里，泻腑以清肺热；山楂消食导滞。诸药合用，共奏清热解毒、化湿导滞、清营、引火归元之功效，可使湿毒得清，血热得凉，相火得安，病情自愈。

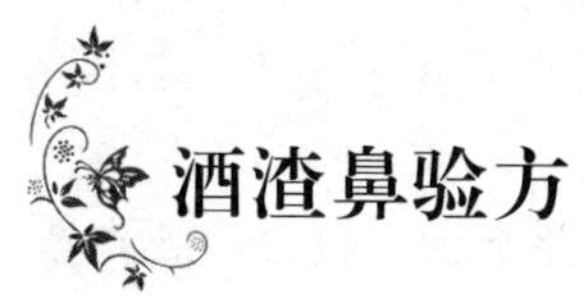

酒渣鼻验方

清热祛脂汤

【药物组成】 黄芩、栀子、桑白皮、牡丹皮、葛根、橘叶、白花蛇舌草各 10 g，丹参、半枝莲、山楂、决明子各 15 g，蒲公英 30 g，石膏 20 g，甘草 6 g。

加减：鼻部痒甚者，加蝉蜕 6 g，白鲜皮 10 g；大便秘结者，加大黄 10 g；皮损浸润肥厚呈紫红色者，加桃仁、红花、当归尾各 10 g。

【适用病症】 酒渣鼻。

【用药方法】 每天 1 剂，水煎服。同时口服维生素 B_6、维生素 C 各 2 片，每天 3 次。有脓疱者，加用菲宁达凝胶外搽。10 天为 1 个疗程，一般治疗 1 ~5 个疗程。饮食宜清淡，忌食高糖、高脂肪、油炸、辛辣刺激食物及烟酒之类。

【临床疗效】 此方加减治疗酒渣鼻 18 例，痊愈（红斑丘疹消退，自觉症状消失）11 例，有效（丘疹、脓疱消失，红斑部分消退）6 例，无效（鼻部及皮损浸润肥厚无明显改善）1 例。总有效率 94. 4% 。

【病案举例】 朱某，男，53 岁。3 年前开始鼻部皮肤出现潮红而痒，以后日渐扩大致两颊部相继出现红斑，平素嗜烟酒，常伴有便秘。诊见：鼻尖、鼻翼及两颊均有弥漫性红斑，其上可见毛细血管扩张及少数丘疹，苔薄黄。西医诊断为酒渣鼻。中医辨证属肺胃积热。治宜清热解毒。方用清热祛脂汤加当归尾、大黄各 10 g，并口服维生素 B_6、维生素 C。治疗 1 个月后，丘疹、红斑明显减退；后改服黄连上清丸，每次 6 g，每天 2 次以善后调理。

【验方来源】　梁浩云. 管汾治酒渣鼻经验［J］. 江西中医药，2001（4）：45.

按：酒渣鼻，俗称酒糟鼻、红鼻子。《医宗金鉴》云："此证生于鼻准头及鼻二边。由胃火熏肺，更因风寒外束，血瘀凝结，故先红后紫又变为黑，最为缠绵。"本病可能是在皮脂溢出的基础上，由于各种因素作用，使患部血管神经失调，毛细血管长期扩张所致。此外，长期饮酒、消化道功能紊乱、内分泌功能失调以及冷热、风吹、日晒等物理因素长期刺激，情绪激动及精神紧张等均可成为促使发病的因素。一般早期表现以血热为主，晚期则以血瘀为主，治疗有所侧重。清热祛脂汤中重用黄芩、桑白皮、栀子、石膏清肺胃之热；辅以蒲公英、半枝莲、白花蛇舌草清热解毒；丹参活血祛瘀；牡丹皮、赤芍清热凉血；决明子、山楂祛脂；炙甘草调和诸药。同时配服维生素 C、维生素 B_6 以促进脂质代谢。中药配合西药治疗酒渣鼻，可获得较好的疗效。

疏肝活血冲剂

【药物组成】　柴胡、薄荷、黄芩、栀子、当归尾、赤芍、红花、莪术、陈皮、甘草。(原方无药量)

【适用病症】　面部酒渣，中医辨证属肝瘀血滞型。临床表现为心烦易怒，两胁胀满，内分泌紊乱，月经色黑，面部皮疹发紫，遇日光加重，或经期加重，舌紫红有瘀斑、苔黄，脉弦滑有力。

【用药方法】　将上药制成冲剂，每包 10 g。每次服 2 包(20 g)，每天 2 次。另加服西药灭滴灵每次 0.2 g，每天 3 次；

维生素 B_6 每次 10 mg，每天 3 次。外用氯灭霜软膏搽患处，每天 3 次。7 天为 1 个疗程，治疗 2 个疗程。

【临床疗效】 此方治疗面部酒渣 30 例，痊愈（丘疹、脓疱完全消失，红斑减轻，仅有毛细血管扩张）21 例，显效（丘疹、脓疱消退，余下毛细血管扩张）4 例，有效（丘疹、脓疱消退，余下毛细血管扩张）2 例，无效（临床症状无明显改变）3 例。总有效率 90%。

【验方来源】 王宝荣. 中西医结合治疗面部酒渣 30 例［J］. 天津中医，1999，16（2）：6.

按：酒渣是面部皮脂腺增生而且有皮脂溢出，与面部毛细血管扩张及毛囊虫感染有关，是影响面部美容的常见病。中医学认为，本病以肝瘀血滞型较常见，治以疏肝清热、活血化瘀为主。疏肝活血冲剂中以柴胡、薄荷、黄芩、栀子疏肝解郁，清热解毒；当归尾、赤芍、红花、莪术养血活血；陈皮燥湿；甘草调中。诸药合用治其根本，并调节患者整个机体，同时有杀菌、消炎、抑制皮脂溢出等作用，故疗效满意。

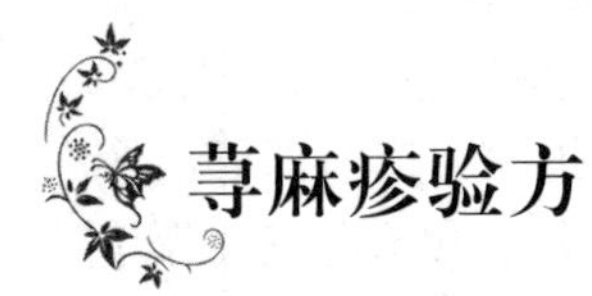

荨麻疹验方

参芪桂枝汤

【药物组成】　人参（另煎）、桂枝各 8 g，黄芪、白鲜皮各 15 g，防风、白芍、僵蚕、蝉蜕、苦参各 10 g，甘草 6 g，生姜、大枣少量。

加减：风热重者，加生地黄、连翘；风寒重者，加荆芥、羌活。

【适用病症】　荨麻疹。临床表现为皮疹发生无定处，此起彼消，伴有明显的瘙痒，皮疹消退后不留痕迹，慢性者常反复发作。

【用药方法】　每天 1 剂，水煎，分 2 次服。

【临床疗效】　此方加减治疗荨麻疹，疗效满意。

【病案举例】　张某，男，32 岁。近 3 天身起风疹，剧痒难耐，范围逐渐增大，反复抓挠不能自禁。诊见：头颈、四肢外露部位有多个形状不一的淡红色风团，已有部分融合，抓痕严重，有血痂，舌苔薄白，脉浮紧。西医诊断为荨麻疹。中医辨证属气虚表卫不固，风邪外侵，营卫不合。治以补益气血，固表，调营卫，祛风止痒。方用参芪桂枝汤加荆芥、羌活。连续服 7 剂后，症状明显减轻；续服 5 剂后，疹退痒止而愈。随访 2 年未复发。

【验方来源】　李长春，肖德彬，李亚彬．参芪桂枝汤治疗荨麻疹［J］．吉林中医药，2001，21（4）：55．

按：荨麻疹是常见的过敏性疾病，属中医学瘾疹范畴。其病机多因体虚、气血不足致血虚风动，或气虚卫外不固，风邪乘虚侵入郁于皮肤肌腠之间而成。治以补益元气固表、调和营卫、祛风止痒为主。参芪桂枝汤中的人参、黄芪益气固表，补益元气；白术健脾，使气血生化有源，则卫气外固；防风祛风解表，与黄芪同用则不伤正；桂枝、白芍、生姜、大枣合用更增散表邪、合营卫之功；僵蚕、蝉蜕祛风止痒；苦参、白鲜皮祛风除湿止痒。诸药合用，标本同治，用于治疗荨麻疹可收良效。

瘾　疹　方

【药物组成】　乌梅、防风、地龙、蝉蜕、牡丹皮、羌活、赤芍各 10 g，艾叶 7.5 g，金银花、白鲜皮、苦参各 15 g。

【适用病症】　荨麻疹（瘾疹）。临床表现为肌肤瘙痒，搔之出现红斑隆起，形如豆瓣，堆积成片，发无定处，忽隐忽现，消退后不留痕迹。

【用药方法】　每天 1 剂，水煎 3 次。第 1、2 煎取药液分早、晚服，第 3 煎取药液洗擦皮肤。7 天为 1 个疗程，治疗 2 个疗程。

【临床疗效】　此方治疗荨麻疹（瘾疹）30 例，痊愈 27 例，好转 3 例。总有效率 100%。

【病案举例】　王某，女，12 岁。全身出现风疹块 1 个月，经口服西药抗过敏药及静脉滴注葡萄糖酸钙等治疗无效。诊见：全身满布鲜红色风团，灼热剧痒，伴发热恶风，遇热皮疹加重，舌红、苔白。治以祛风消疹。服瘾疹方 5 剂后，皮疹大部分消退；继服 6 剂，痊愈。随访半年未再复发。

【验方来源】　徐志华，李鸿嘉．瘾疹治验［J］．中医药学报，1998，26（1）：45.

按：中医学认为，荨麻疹（瘾疹）的病机为邪入肌表，随气血运行发于肌表，游走全身。治以疏风解表、清热利湿为主。瘾疹方中的乌梅味酸，配合羌活奏祛风止痒之力，并有抗过敏的作用；牡丹皮、赤芍、地龙有清热活血通络之功，正合“祛风先活血，血行风自灭”之意；蝉蜕、防风、艾叶、苦参、白鲜皮皆有祛风止痒之功。诸药合用，共奏祛风止痒之功效，用于治疗荨麻疹（瘾疹）有较好的疗效。

大连翘饮

【药物组成】　连翘、石膏各 15 g，当归、赤芍、防风、滑石、车前子各 12 g，牛蒡子、蝉蜕、瞿麦、荆芥、柴胡、黄芩、栀子各 10 g，木通 9 g，甘草 6 g。

加减：属风寒证者，去牛蒡子、柴胡、黄芩、栀子，加炙麻黄 9 g，桂枝 10 g；属肠胃实热型者，加大黄（后下）6 g，茵陈蒿 15 g。

【适用病症】　荨麻疹。

【用药方法】　每天 1 剂，水煎服。

【临床疗效】　此方加减治疗荨麻疹 40 例，痊愈（服药 2 ~ 5 剂，皮肤症状消失，无自觉症状，随访 1 年无复发）22 例，有效（服药 5 ~ 8 剂，皮肤症状消失，半年内复发，继服本方有效）14 例，无效（治疗后疗效不显，或中断治疗）4 例。总有效率 90%。

【病案举例】　肖某，男，12 岁。皮肤反复瘙痒 2 个月，加重 1 天。2 个月前出现皮肤瘙痒，搔痒时皮肤出现红白相间的风团，时隐时现，瘙痒剧烈，曾多次以西药抗过敏治疗，用药后皮损及瘙痒症状迅速消失，但停药即复发。诊见：全身皮肤均有充血性及水肿斑片皮损，以背部及前胸较多，融合成片，色红，皮肤划痕征（+）；舌质红，脉浮数。西医诊断为荨麻疹。中医诊断为瘾疹，证属风热型。治以清热疏风解毒。服大连翘饮1剂后，瘾疹消退，瘙痒明显减轻；服2剂后，皮疹及瘙痒症状消失；续服4剂以善后调理。随访1年无复发。

【验方来源】 张秀春，侯丽娟．大连翘饮加减治疗荨麻疹40例［J］．四川中医，2001（9）：46.

按：荨麻疹是过敏性皮肤病，以皮肤发生暂时性炎性充血与水肿性斑块状皮损为特征，并且迅速发生与消退，伴有剧痒。本病属中医学之瘾疹范畴。大连翘饮中以连翘清热解毒、泻火为主；防风、蝉蜕、牛蒡子、荆芥、柴胡清热解毒祛风；赤芍清血分热；木通泻心火；瞿麦、车前子除湿清热；滑石、石膏、黄芩、栀子清热解毒；当归消肿；甘草调和诸药。诸药合用，共奏疏风清热解毒之功，使气血两清，热毒得除，表邪得解，诸症状得愈。

桂枝浮萍汤

【药物组成】 桂枝、苍术、防风、薏苡仁各15 g，浮萍、皂角刺各10 g，地肤子20 g，蚕沙25 g。

加减：风热夹湿者，加金银花、茵陈蒿；风寒夹湿者，加麻黄、荆芥、生姜；正虚邪恋者，加黄芪、当归。

【适用病症】 荨麻疹。

【用药方法】 每天1剂，水煎2次，共取药液300 mL混匀，分早、晚温服，晚间服药后覆被取微汗。忌食鱼虾蛋类食物。

【临床疗效】 此方加减治疗荨麻疹50例，治愈46例，好转3例，无效1例。

【病案举例】 赵某，男，30岁。1周前浴后受风，泛发大小、形状不一、扁平隆起的风疹，部分融合成片，色红，瘙痒甚，大便秘结，小便赤，舌苔黄腻，脉浮数。西医诊断为荨麻疹。中医辨证属风热夹湿证。治以疏风清热，祛湿止痒。方用桂枝浮萍汤加蝉蜕、牛蒡子、桑叶各 15 g，茵陈蒿 20 g，金银花 25 g。服药 3 剂后，风疹已减大半，其余症状亦均减轻；继续服用 3 剂后，病愈。随访半年无复发。

【验方来源】 王集智，林海峰. 桂枝浮萍汤治疗荨麻疹疗 50 例［J］. 中医药学报，1998，26（3）：43.

按：荨麻疹属中医学瘾疹范畴。本病多因禀赋不足，风邪入侵，发于肌肤而致。桂枝浮萍汤中以桂枝、苍术、防风、薏苡仁疏风解表，利湿止痒；浮萍透疹；皂角刺、地肤子、蚕沙以清热解毒利湿。诸药合用，共奏疏风止痒、清热利湿之功效，用于治疗荨麻疹疗效佳。

六　皮　饮

【药物组成】 陈皮、桑白皮、茯苓皮、大腹皮、冬瓜皮各 10 g，干姜皮 6 g。

加减：血虚风燥型，加当归、熟地黄、白芍；胃肠湿热型，加黄连、黄芩、法半夏；风寒束表型，加防风、荆芥；风热犯表型，加菊花、浮萍。

【适用病症】 荨麻疹。

【用药方法】 每天 1 剂，水煎服。1 个月为 1 个疗程。

【临床疗效】 此方加减治疗荨麻疹，有较好的疗效。

【验方来源】 赵雅梅，陈凯. 多皮饮加味治疗荨麻疹疗效观察［J］. 北京中医，2001，24（3）：29.

按：多皮饮具有健脾除湿之功效，方中的陈皮、干姜皮燥湿温中健脾；桑白皮、茯苓皮、大腹皮、冬瓜皮均可利湿渗水，除湿和中。诸药合用，通过利湿减轻细胞组织间水肿，有助于风团的消退，达到止痒的目的，故用于治疗荨麻疹有较好的疗效。

加味玉屏风散

【药物组成】　防风、白术、当归身各 15 g，黄芪、何首乌、乌梢蛇、山楂各 30 g。

【适用病症】　荨麻疹。

【用药方法】　每天 1 剂，水煎服。7 天为 1 个疗程。并嘱忌食虾蟹，勿接触花草、动物羽毛等。

【临床疗效】　此方治疗荨麻疹 37 例，均获痊愈。

【病案举例】　钟某，男，13 岁。近 5 天来四肢躯干出现成块白色风团样改变，奇痒难忍，约 30 min 后自然消退，皮肤不留任何痕迹，既往有同样病史 2 年多。诊见：形体消瘦，舌质淡红，脉弦数。服加味玉屏风散 1 剂后未见发作，继服 4 剂以巩固疗效。随访半年未见复发。

【验方来源】　陈新泉，羊再高．加味玉屏风散治疗荨麻疹 37 例［J］．新中医，1995（增刊）：77.

按：荨麻疹属中医学风疹范畴。本病多由风湿热邪侵于肌肤所致。若反复发作则耗损阴血，致血虚生风，且血虚又加重表虚，更易感风邪。治以固表祛邪、养血滋阴为主。加味玉屏风散用防风、白术、黄芪益气固表祛风；加何首乌、当归养血熄风；乌梢蛇祛风湿，通经络；山楂健脾祛湿。全方重在固表养血祛风，适用于中气虚弱、卫阳不固者。

过　敏　散

【药物组成】　炉甘石 45 g，黄柏、枯矾、滑石粉各 37.5 g，冰片 15 g，樟脑 22.5 g。

【适用病症】 荨麻疹。临床表现为躯干和四肢伸侧有群集或散在的花生米大小红色风团样损害，风团顶端有小水疱，水疱内容物清，周围无红晕，呈皮肤色或淡红色、淡褐色较硬的粟粒大丘疹，瘙痒剧烈，搔抓后呈风团样肿大，可引起继发感染，甚至影响睡眠。

【用药方法】 上药共研细末，过100目筛，混匀，贮瓶用蜡密封备用。用时将药粉直接撒敷于皮肤患处，适当揉擦，每天2~3次。连续用药1周。

【临床疗效】 此方治疗荨麻疹150例，治愈（皮疹及瘙痒完全消退）70例，显效（皮疹基本消退，仍自觉瘙痒但较轻）40例，有效（皮疹消退50%以上，仍有少量新出皮疹）25例，无效（治疗1周后，皮疹及瘙痒未见改善，仍有新出皮疹）15例。总有效率90%。

【验方来源】 孟伟，丁涛. 自拟过敏散治疗丘疹性荨麻疹150例［J］. 广西中医药，2000，23（6）：27.

按：荨麻疹是常见的皮肤病，与外界环境、蚊虫叮咬等引起的过敏有关。中医学认为，本病为气分湿热所致，且多属血热、风热证。治宜祛风清热，凉血止痒，燥湿敛疮。过敏散中的枯矾、炉甘石、滑石粉均具有燥湿敛疮、止痒之功效，对皮肤黏膜充血、瘙痒有抑制作用；黄柏有清热燥湿、泻火解毒、清虚热的功效；冰片清热祛毒生肌，樟脑辛热除湿，两药有协同作用。诸药合用，共奏清热燥湿、止痒敛疮的功效，用于治疗丘疹性荨麻疹可收到满意疗效。

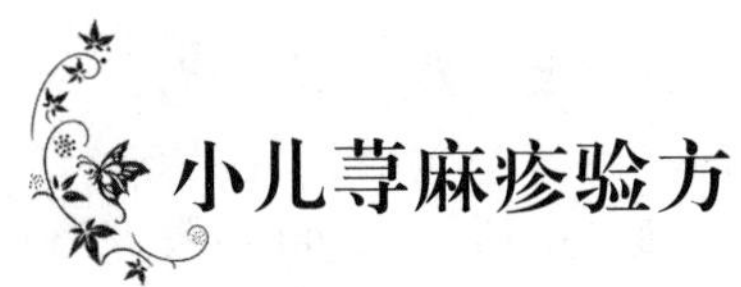

小儿荨麻疹验方

荆芥防风汤

【药物组成】　荆芥、防风、薄荷、桂枝、蝉蜕、知母、法半夏、茯苓、黄芩、金银花、连翘、甘草各 10 g，石膏 15 g。

【适用病症】　小儿荨麻疹。

【用药方法】　每天 1 剂，水煎，取药液 50 ~ 100 mL，分 3 次服，并配合针灸治疗。7 天为 1 个疗程。

【临床疗效】　此方治疗小儿荨麻疹 23 例，治愈（风团块消失，皮疹瘙痒停止，体征完全消失，不再复发）11 例，显效（风团块消失 50%，皮肤瘙痒减轻 70%）12 例。总有效率 100%。

【验方来源】　任怀英，郑冬青，李英琴．中药、针灸并用治疗小儿荨麻疹 23 例［J］．中医药学报，1998，26（6）：40.

按：荨麻疹属中医学瘾疹、风疹块等范畴。疏风散寒或清利胃肠湿热是治疗本病的关键。荆芥防风汤中的荆芥、防风、蝉蜕疏风解表、发汗，清除在表之风邪，且有明显止痒作用；金银花、连翘、石膏、知母、黄芩清热泻火解毒，并可抑制、杀伤细菌、病毒，其中黄芩还有抗变态反应的功能；茯苓、法半夏有明显的健脾和胃渗湿作用；甘草清热解毒，具有抗炎、抗组胺作用。诸药合用，共奏清热泻火、疏风解表之功效，且配合针灸疏通经络，祛风散邪，消风止痛，减少了机体对各种抗原的特异免疫反应，从而达到治疗目的。

止 痒 香 包

【药物组成】 百部 48 g，七叶一枝花 60 g，白芷、紫苏、薄荷、荆芥各 24 g，佩兰、苍耳子、苦参、防己、黄芩、硫黄、雄黄各 18 g，冰片、樟脑各 12 g，牛黄 6 g（缺牛黄可用硼砂代）。

【适用病症】 小儿荨麻疹。

【用药方法】 将上药均研细末，混匀后装入瓷瓶密封备用。用时取药末 60 g，装入棉质布袋内，白天佩带在婴幼儿胸前，睡觉时放在距鼻孔 30 cm 处。每月换药 1 次，换下的药末加温水洗浴。每年 4～10 月佩带为 1 个疗程，一般治疗 2 个疗程。

【临床疗效】 此方治疗 6 岁以下小儿荨麻疹 50 例，治愈（2 年内无发作）38 例，有效（2 年发作减少一半）8 例，无效（2 年发作无减少）4 例。

【验方来源】 施荣显．止痒香包防治小儿丘疹性荨麻疹［J］．新中医，1994（12）：38.

按：中医学认为，荨麻疹为热毒蕴结肌肤所致。止痒香包中用雄黄、硫黄、百部、七叶一枝花、樟脑等解毒、杀虫、止痒，配以芳香辟秽的紫苏、荆芥、苍耳子、白芷、佩兰等，易于从鼻道吸入直达于肺，清内蕴之热，更佐牛黄、冰片增强杀虫止痒之力，还可保持药末久不变质。此类芳香解毒、清凉散热药物具有增强免疫、抗炎、抗变态反应等作用。此外，止痒香包使用方便，可防可治，无副作用，尤适于婴幼儿使用。

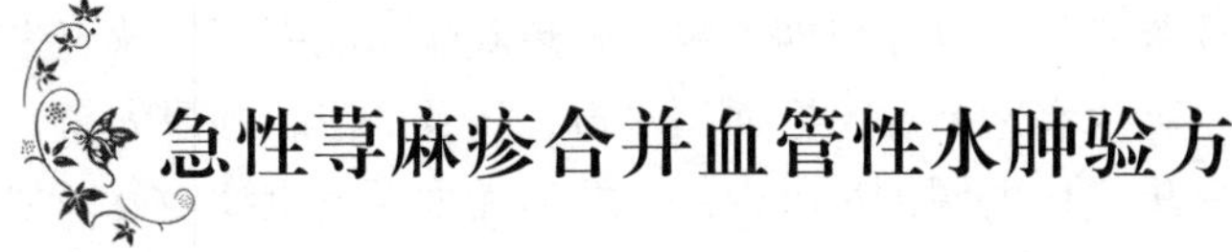

急性荨麻疹合并血管性水肿验方

越婢五苓散加味方

【药物组成】 麻黄、大枣、茯苓、白术、桂枝、连翘、猪苓各 10 g，乌梅、泽泻各 15 g，石膏 30 g，炙甘草 6 g。

【适用病症】 急性荨麻疹合并血管性水肿。临床表现为风团广泛，眼睑、口唇水肿，一身悉肿，尿少，微恶风寒。

【用药方法】 每天 1 剂，水煎 2 次，分早、中、晚服。

【临床疗效】 此方治疗急性荨麻疹合并血管性水肿 9 例，均治愈。

【病案举例】 姚某，女，47 岁。3 天前因接触天那水，当晚即发荨麻疹，次日全身浮肿，伴少尿。曾服息斯敏、肌内注射肾上腺素、静脉滴注葡萄糖酸钙和地塞米松，2 天后症状未缓解反而加重。诊见：微恶风寒，周身间有水肿性风团，双眼睑浮肿，唇大而突出，全身皆肿，颈肿不能转侧，腹大如鼓，腹水征（+）；尿量极少，头晕，大便数天未解，舌淡、苔白，脉紧数。西医诊断为急性荨麻疹合并血管性水肿。中医诊断为重型瘾疹，辨证属风水、蓄水证。治以疏风散寒利水。方用越婢五苓散加味方 1 剂。服药 40 min 后即出现大量排尿，小便频数，量甚多，直至水肿消退，风团消失，皮肤划痕征弱阳性；原方再进 2 剂而愈。

【验方来源】 金超．急性荨麻疹合并血管性水肿［J］．新中医，1994（7）：51.

按：中医学认为，急性荨麻疹合并血管性水肿乃因药毒、外邪或饮食所伤，复加禀性不耐，导致脏腑功能失调，营卫失和而发病。肺为水之上源，主通调水道，病及肺卫，肺津失布，进而导致三焦气化失调，水湿内停，泛滥无度而成重症。方以越婢汤加连翘治风水，五苓散治蓄水，乌梅固表止痒，合而疏风散寒利水。药证相合，故瘾疹随之而愈。

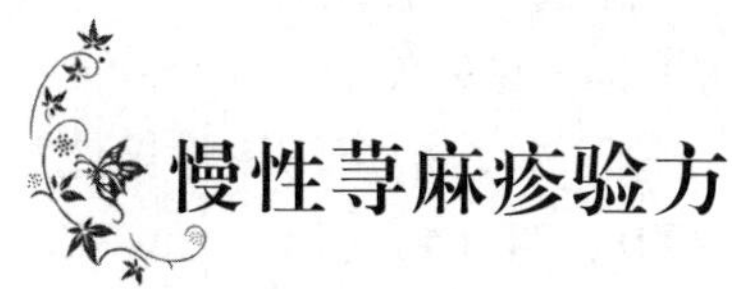

慢性荨麻疹验方

瘾疹汤

【药物组成】 黄芪、党参各 20 g，白鲜皮、生地黄、刺蒺藜各 15 g，赤芍、白芍各 12 g，何首乌、当归、川芎、蝉蜕、苦参各 10 g。

加减：风盛者，加防风、荆芥、乌梢蛇；湿盛者，加苍术、薏苡仁、泽泻；热盛者，加金银花、黄芩、夏枯草；夹瘀者，加牡丹皮、丹参、山楂；失眠不寐者，加酸枣仁、合欢皮、夜交藤；经久不愈者，加全蝎、蜈蚣等。

【适用病症】 慢性荨麻疹。临床表现为突然发作，皮损呈大小不等、形状不一的水肿性斑块，边界清楚；皮疹时起时伏，伴有剧烈瘙痒，发无定处，消退后不留痕迹，经过 3 个月以上不愈或反复发作。

【用药方法】 每天 1 剂，水煎，分早、晚服。1 周为 1 个疗程，共治疗 3 个疗程。治疗期间忌烟酒、鱼虾及辛辣之品。

【临床疗效】 此方加减治疗慢性荨麻疹 140 例，治愈（风团消退，伴随症状消失，不再发作）71 例，好转（风团消退 30%或消退后复发间隔时间延长）46 例，无效（风团及瘙痒无明显改善或消退不足 30%）23 例。总有效率 83.75%。

【病案举例】 陈某，女，48 岁。4 年前出现全身皮肤瘙痒，搔后有抓痕，伴有神疲头昏，纳差失眠，舌质淡、苔薄白，脉细弱。治宜益气固表，养血祛风。方用瘾疹汤加减。治疗 2 个疗程后，皮疹消退，睡眠、饮食均好转；效不更方，再服1个疗程巩固疗效。随访1年未见复发。

【验方来源】　郭玉琴．瘾疹汤治疗慢性荨麻疹140例观察［J］．北京中医，2001，24（4）：16.

按：慢性荨麻疹属中医学瘾疹范畴。本病的病机多为营卫失和，气血壅滞，内不得宣泄，外不能透达于肌肤所致。治宜益气固表、养血祛风为主。瘾疹汤中的党参、黄芪益气固表；当归、川芎、白芍、何首乌补血养阴；赤芍、川芎祛瘀消斑；刺蒺藜、白鲜皮、蝉蜕祛风止痒；苦参清热除湿。据现代药理研究，黄芪可调节免疫功能；蝉蜕能缓解皮肤瘙痒，促进皮疹消退；何首乌能抗过敏，改善微循环，增强免疫；苦参可抗炎杀菌。诸药合用，使气血调，营卫固，风邪除，痒疹自息而收效显著。

祛　风　汤

【药物组成】　黄芪20 g，白术、当归、阿胶、川芎、蝉蜕、牛蒡子、荆芥、刺蒺藜各10 g，何首乌15 g。

加减：痒甚者，加地肤子、白鲜皮；睡眠欠佳者，加合欢皮、夜交藤。

【适用病症】　慢性荨麻疹。临床表现为全身风团此消彼长，奇痒难忍，反复发作，甚则难以入睡。检查：皮肤划痕征阳性。

【用药方法】　每天1剂，水煎2次，将2次药液相混合均匀，分早、晚服。1周为1个疗程，必要时3天后再服1个疗程。

【临床疗效】　此方加减治疗慢性荨麻疹45例，治愈（皮疹完全消退，伴随症状完全消失，未见反复）27例，有效（皮疹部分消退，伴随症状缓解，发作次数明显减少）15例，无效

（皮疹及伴随症状无变化）3 例。总有效率 93.3%。

【病案举例】 张某，男，37 岁。全身风团游走不定、奇痒难忍、反复发作 6 年余，伴睡眠欠佳，先后服用扑尔敏、息斯敏、赛庚啶、激素及维生素类等西药效果不显。诊见：皮肤划痕征阳性，舌淡红、苔薄白，脉沉弦细而无力。西医诊断为慢性荨麻疹。中医诊断为瘾疹，证属久病气血两虚，风邪外袭。治以益气养血、活血祛风为主，服用祛风汤 3 剂，皮疹消退，其余症状渐减；续服 4 剂，症状消除。续以十全大补汤加减调理 1 周。随访半年未复发。

【验方来源】 刘运生．祛风汤治疗慢性荨麻疹 45 例临床分析［J］．安徽中医临床杂志，1998，10（4）：212.

按：慢性荨麻疹属于中医学瘾疹范畴。多为气血两虚，血虚生风，气血已虚，风邪乘虚而袭，致病情反复发作。气血两虚是发生本病的内在因素，而风邪是本病发生和发展的关键，治以祛风为主。祛风汤中的黄芪、白术扶正固表；阿胶、何首乌滋阴养血；当归、川芎行气活血；蝉蜕、牛蒡子、荆芥、刺蒺藜祛风止痒。诸药合用，乃取“治风先治血，血行风自灭”之意，故疗效确切。

多 皮 饮

【药物组成】 地骨皮、五加皮、大腹皮、牡丹皮、土槿皮各 9 g，桑白皮、白鲜皮、茯苓皮、冬瓜皮、白扁豆皮各 15 g，干姜皮 6 g。

【适用病症】 慢性荨麻疹。临床表现为全身性红斑、风团，时隐时现，瘙痒，搔抓后更甚，可伴见心烦，影响睡眠，常常反复发作。

【用药方法】 每天 1 剂，水煎 2 次，分早、晚服。14 天为

1 个疗程。

【临床疗效】 此方治疗慢性荨麻疹 30 例，治愈（风团消退，临床体征消失，不再发作）10 例，好转（风团消退 30% 以上或复发后间隔时间延长，瘙痒等症状减轻）20 例。总有效率 100% 。

【病案举例】 施某，女，48 岁。全身反复发作红斑、风团、瘙痒 2 年。检查：四肢、躯干多发性红斑、风团，大小不一，高出皮肤，疹色淡红，皮肤划痕征（+），伴有抓痕、血痂，舌质淡、苔薄白，脉沉细。西医诊断为慢性荨麻疹。中医辨证属风寒湿热夹杂、滞留肌肤。治宜健脾化湿、和血调营、祛风止痒为主。方用多皮饮 7 剂后，红斑风团大部分已消退，瘙痒停止；再服 7 剂巩固治疗，皮疹全部消退，临床症状消失。

【验方来源】 刘峥. 多皮饮治疗慢性荨麻疹 30 例［J］. 安徽中医学院学报，2002，21（5）：23.

按：慢性荨麻疹属中医学瘾疹范畴。本病主要病因病机为气血虚弱，卫外不固，风邪外袭，本虚标实。多皮饮中的白扁豆皮、茯苓皮、冬瓜皮、大腹皮健脾和胃、淡渗利湿；牡丹皮清营凉血消斑；桑白皮、地骨皮清肺泻热；白鲜皮、土槿皮祛风化湿止痒；干姜皮、五加皮祛风湿、散寒、和胃固表。诸药合用，共奏健脾除湿、和血调营、祛风止痒之效，用于治疗原因不明的顽固性慢性荨麻疹有良效。

当归饮子加减方

【药物组成】 生地黄 30 g，当归、何首乌、黄芪、刺蒺藜各 15 g，赤芍、白芍、荆芥、蝉蜕各 12 g，麻黄 9 g。

加减：风团布全身者，加防风 15 g；腰背甚者，加杜仲 12 g；下肢甚者，加牛膝 12 g。

【适用病症】 慢性荨麻疹。临床表现为皮肤突发瘙痒，出现不规则风团，呈鲜红色或苍白色，或伴有红斑，皮疹时多时少，反复发作，病程在3个月以上。血常规检查嗜酸性粒细胞增加。

【用药方法】 每天1剂，水煎，分2次服。3周为1个疗程。

【临床疗效】 此方加减治疗慢性荨麻疹48例，治愈（皮疹全部消退，皮肤瘙痒消失，血常规检查嗜酸性粒细胞降至正常）28例，显效（皮疹消退达70%以上，皮肤瘙痒明显减轻，血常规检查嗜酸性粒细胞明显下降）12例，有效（皮疹消退达30%～70%，皮肤瘙痒减轻，血常规检查嗜酸性粒细胞有所下降）6例，无效（皮疹消退<10%，皮肤瘙痒未减轻，血常规检查嗜酸性粒细胞未下降）2例。总有效率95.8%。

【验方来源】 侯秀俊. 中西医结合治疗慢性荨麻疹48例[J]. 山西中医，2000，16（2）：31.

按：慢性荨麻疹属中医学瘾疹范畴。本病主要是阴血不足，复感风邪，内不得疏泻，外不得透达，郁于皮肤腠理之间，邪正交争而发病。当归饮子加减方以滋阴养血为主，疏散风邪为辅。方中的黄芪、生地黄、何首乌益气生津，滋阴养血；白芍、赤芍、当归补血敛阴，活血行滞；荆芥、麻黄、刺蒺藜、蝉蜕疏散风邪，透疹止痒。诸药合用，温凉并用，补血活血兼备，使凉药不损阳，温药不致热，补药不滞邪，相互为用，协同扶正；辛苦药性合用，辛开苦泄，内可疏泄，外可透达。故用本方治疗慢性荨麻疹疗效显著。

白龙消风散

【药物组成】 石膏（先煎）30 g，知母、黄芩、苦参、浮萍、地龙各 10 g，薏苡仁 40 g，荆芥、防风各 12 g，白鲜皮 20 g，六一散（滑石、甘草）、赤芍各 15 g。

加减：口干甚，心中烦热者，加栀子、黄连各 6 g；咽部干痛、充血者，加金银花 15 g，玄参 12 g，升麻 6 g；腹胀便溏者，加陈皮、大腹皮各 10 g；妇女月经不调，经血有瘀块者，加益母草 20 g，香附 10 g；瘙痒剧烈者，加僵蚕、徐长卿各 10 g；大便燥结者，加酒制大黄 10 g。

【适用病症】　慢性荨麻疹。临床表现为疹色鲜红、有灼热感，伴口干喜冷饮，大便干结，小便赤，心中烦热，舌质红赤、苔黄，脉弦滑。

【用药方法】　每天 1 剂，水煎服。7 天为 1 个疗程，治疗 1 ~2 个疗程。

【临床疗效】　此方加减治疗慢性荨麻疹 48 例，痊愈（风团全部消退，停药半年以上不复发）25 例，有效（风团发作间歇时间延长，起疹较前明显减少，瘙痒较前明显减轻，或用药后皮疹消退，但停药后又复发）15 例，无效（用药 2 个疗程后病情无变化）8 例。总有效率 83. 3% 。

【验方来源】　张玉红，井光宗，赵金花. 白龙消风散加减治疗慢性荨麻疹 48 例［J］. 中医杂志，2002，43（9）：672.

按：荨麻疹相当于中医学瘾疹范畴。因风热日久不得疏泄，致经络阻滞，气血不行所致。白龙消风散以石膏、知母清阳明胃热；黄芩清心肺之火；苦参、薏苡仁、白鲜皮、六一散除湿止痒；浮萍、荆芥、防风疏风清热；赤芍、地龙清热活血。诸药合用，共奏疏风清热、活血祛湿止痒之功，用于治疗慢性荨麻疹获得满意疗效。

加味地黄饮

【药物组成】　制何首乌、生地黄、熟地黄、玄参、白鲜皮各 15 g，牡丹皮、刺蒺藜、甘草、僵蚕各 10 g，当归 12 g，红花 6 g，苦参、地肤子各 30 g。

加减：便秘者，加大黄 6～10 g；风团色紫暗者，加丹参 10 g，赤芍 15 g；若服药后恶心呕吐者，可在下次服药时先煎服法半夏 15 g，代赭石 30 g。

【适用病症】　慢性荨麻疹。

【用药方法】　每天 1 剂，水煎 2 次，先用水浸泡 30 min，再煎煮 30 min，取 2 次药液混匀，分早、晚服。7 天为 1 个疗程。

【临床疗效】　此方加减治疗慢性荨麻疹 43 例，痊愈（风团消失，瘙痒及伴随症状消失，半年以上未复发）32 例，显效（临床症状基本消失，偶有少许皮损）11 例。总有效率 100%。

【病案举例】　孙某，45 岁。周身弥漫性片状丘疹，反复发作已 8 年。诊见：疹色潮红，瘙痒难耐，夜间不起，起床后即起，遇风、着凉加重，舌淡红、苔薄，脉细。西医诊断为慢性荨麻疹。中医辨证属血燥风疹。治以养血祛风。方用加味地黄饮。服 6 剂后，症状消失，为巩固疗效，嘱其继服 6 剂。随访多年未再复发。

【验方来源】　刘云，王郭方. 加味地黄饮治疗慢性荨麻疹 43 例［J］. 新中医，1995（增刊）：77.

按：荨麻疹属中医学风疹范畴。选用地黄饮重在养血活血，祛风止痒，并加祛风止痒、清热除湿之苦参、白鲜皮、地肤子，用于治疗慢性荨麻疹，可获显著的疗效。本方温凉药并用，适用于寒性和热性荨麻疹，尤其对寒性荨麻疹疗效更好。此外，本方对老年性皮肤瘙痒症及因血虚而致的皮肤瘙痒症均有显著的疗效。

乌梅汤加味方

【药物组成】 乌梅 12 g，党参、黄芪各 25 g，当归、白芍各 15 g，熟附子、桂枝、黄连、黄柏各 10 g，细辛、花椒、干姜各 5 g。

加减：若偏热者，加重黄连、黄柏用量；偏寒者，加重干姜、熟附子用量；血虚明显者，加重当归用量，并加何首乌 20 g；急性发作者，加地肤子、蛇床子各 20 g，白鲜皮 15 g。

【适用病症】 慢性荨麻疹。

【用药方法】 每天 1 剂，水煎 2 次，共取药液 500 mL，分早、晚服。2 周为 1 个疗程。

【临床疗效】 此方加减治疗慢性荨麻疹 32 例，痊愈（荨麻疹消退，随访 1 个月未复发）21 例，有效（荨麻疹基本消退，但停药后偶有复发）9 例，无效（临床症状无改善）2 例。总有效率 94%。

【病案举例】 李某，女，24 岁。皮肤风团反复发作 3 个月，时轻时重，部位不定，尤以四肢、颜面为多，大如豆瓣，小如芝麻，遇风尤甚，瘙痒难忍。诊见：躯干、四肢、颜面均有散发形状大小不一、高于皮面的淡红色皮疹，周围有红晕，部分疹块融合成片，奇痒，患者体形偏胖，面色淡白，纳食不香，睡眠不宁，时腹痛便溏，舌质淡、边有齿印、苔黄厚，脉浮滑无力。方用乌梅汤加味方加地肤子、蛇床子各 20 g，白鲜皮 15 g。服 5 剂后，病情好转；治疗 2 周后，皮疹、瘙痒基本消除，伴随症状好转；上方去地肤子、蛇床子、白鲜皮，继服 5 剂。随访 1 个月未再复发。

【验方来源】 潘颖萍，刘民．乌梅汤治疗慢性荨麻疹32例［J］．吉林中医药，2002，22（2）：38．

按：中医学认为，慢性荨麻疹多因营卫、冲任不调，脾虚失运，胃肠湿热积滞，加之外受风邪，风邪化燥而发病。乌梅汤加味方中的乌梅收敛止痒；党参、黄芪、当归、白芍、桂枝益气活血养血；细辛、花椒、干姜、熟附子温中散寒，祛风止痒；黄连、黄柏清热祛湿。诸药合用，共奏益气养血、收敛固涩、温中祛风之功效，用于治疗慢性荨麻疹疗效明显。

助阳止痒汤

【药物组成】 黄芪40 g，桃仁、红花各12 g，皂角刺、穿山甲珠（代）各10 g，赤芍15 g。

加减：痒甚者，加乌梢蛇15 g；病久不愈者，加当归、川芎各10 g。

【适用病症】 慢性荨麻疹。

【用药方法】 每天1剂，水煎2次，分早、中、晚温服。连服3剂为1个疗程，一般治疗1～5个疗程。

【临床疗效】 此方加减治疗慢性荨麻疹26例，全部治愈（瘙痒等主要症状消失，皮疹消除，随访1年无复发）。

【病案举例】 张某，女，25岁。患者3年前因产后3天周身突发红色丘疹伴白色风团块，曾经静脉滴注葡萄糖酸钙及口服扑尔敏后，皮疹消退，但此后反复发作，皮疹瘙痒难寐，抓至遍身血缕仍无法暂安，而且疹块得暖稍缓，遇风则剧，反复发作，此起彼伏，入夏稍安，入冬加剧。诊见：面白少神，颜面似肿非肿，颈部及四肢、腹部有散在白色丘疹，搔抓处呈红色条状隆起，丘疹高出皮肤，边界清楚，背部、腰部伴有形状、大小不一的白色风团块，平素胃纳差，舌淡、舌下络脉粗紫、苔白，脉细缓略涩。此乃久病入络，气滞血瘀之证。治以益气活血通络法。方用助阳止痒汤加当归、川芎各 10 g，乌梢蛇 15 g。服 1 剂药后，瘙痒大减，皮疹大部分消退，夜能入寐；连服 2 剂后，诸症状悉除。随访 2 年未复发。

【验方来源】　唐志钦，庞东升．助阳止痒汤治疗慢性荨麻疹 26 例［J］．新中医，1995（11）：42．

按：助阳止痒汤具有益气活血通络之功效，用于治疗慢性荨麻疹，颇有效验。

乌蛇苦蝉汤

【药物组成】　乌梢蛇、麻黄各 6 g，苦参、蝉蜕各 10 g，白鲜皮 15 g，黄连 3 g，大枣 10 枚，甘草 5 g。

加减：脾胃实热者，加大黄（后下）3 g；脾胃虚弱者，加苍术、白术各 10 g；血燥者，加牡丹皮 10 g；肝郁者，加柴胡 10 g；高热者，加石膏 30 g；腹痛者，加赤芍 9 g；夜间瘙痒影响睡眠者，加酸枣仁、石菖蒲各 15 g。

【适用病症】　慢性荨麻疹。

【用药方法】　每天 1 剂，水煎，分早、晚服。1 个月为 1 个疗程。

【临床疗效】　此方加减治疗慢性荨麻疹 45 例，治愈（临床症状消失，半年内无复发）21 例，显效（临床症状消失，但半年内复发）16 例，好转（临床症状、体征明显改善，或 3 个月内复发）5 例，无效（临床症状、体征无改善，或稍有改善，但 1 个月内复发）3 例。总有效率 93.3%。

【病案举例】　石某，女，28 岁。5 年前因食鱼虾后全身突发风团，时起时没，瘙痒难忍，寒凉时为甚，屡用抗过敏药物治疗无显著疗效。因长期不愈，反复发作，心情郁闷烦躁，发作更加频繁。诊见：疹色淡红，大小不一，瘙痒无时，劳累后或月经前易发作，舌苔黄腻，脉弦滑。治宜搜风止痒，清热解毒，健脾疏肝。方用乌蛇苦蝉汤加柴胡、白术各 10 g。治疗 1 周后，躯干及股部皮疹消退，仍有少量新疹出现；续服 3 周后，风团全部消退。随访 1 年未见发作。

【验方来源】 高琦. 乌蛇苦蝉汤治疗慢性荨麻疹 45 例 [J]. 陕西中医，2001，22（3）：55.

按：慢性荨麻疹属中医学瘾疹范畴。中医学认为，本病的病因病机是风湿之邪久羁，郁蕴化热阻于肌肤所致。治以搜风清热为主。乌蛇苦蝉汤中的乌梢蛇甘平无毒，善行走窜；蝉蜕甘寒灵动透发，《本草纲目》言其“治皮肤风热痘疹作痒。”两药相辅相成，以虫类药搜剔隐伏之邪。此外重用清热解毒之药，如白鲜皮为治疗皮肤病之要药，有内达关节、外行肌肤、清热解毒、除湿止痒之功效；苦参清利湿热，又可凉血解毒，祛风杀虫。两药同伍，清热祛湿解毒之力专。更佐以黄连清解郁热；麻黄性虽辛温，但取其直通毛窍、开泄腠理、使邪随汗外泄之功。本病由于长期发病，寝食不安，血虚风燥，故取大枣补中益气，养血安神；甘草调和诸药。诸药合用，使热清湿利，风祛痒止。治疗期间应避免接触诱发因素，忌食辛辣刺激及海味动风之品，禁烟酒，将有助于提高治疗效果。

乌梅丸加减方

【药物组成】 乌梅 12 g，细辛、花椒、干姜各 3 g，黄连、黄柏、桂枝、红参（或党参 30 g）、熟附子各 10 g，当归、白芍各 15 g，黄芪 30 g。

加减：若偏热者，加重黄连、黄柏用量；偏寒者，加重干姜、熟附子用量；血虚明显者，加重当归用量，并加何首乌

30 g；急性发作者，加地肤子、蛇床子各 20 g。

【适用病症】　慢性荨麻疹。

【用药方法】　每天 1 剂，水煎 2 次，共取药液 600 mL，分早、晚服。3 周为 1 个疗程。

【临床疗效】　此方加减治疗慢性荨麻疹 27 例，痊愈（皮损消退，1 个月未复发）17 例，有效（皮损基本消退，但过后仍有复发）8 例，无效（临床症状无改善）2 例。

【病案举例】　陈某，女，15 岁。皮肤风团反复发作 4 个月，时轻时重，部位不定，尤以四肢、颜面居多，大如豆瓣，小如芝麻，遇风尤甚，瘙痒难忍。曾用抗组胺类药物治疗无效。诊见：躯干、四肢、颜面均有散发、形状大小不一、高于皮面的淡红色之皮疹，周围有红晕，部分疹块融合成片，奇痒，伴体胖，面色淡白，食不馨，睡不宁，时腹痛，大便溏，月经量多、色淡红，舌淡边有齿印、苔黄厚，脉浮滑而无力。西医诊断为慢性荨麻疹。中医辨证属营卫、冲任不调，脾虚失运，胃肠湿热积滞，外受风邪致寒热错杂、虚实兼夹。方用乌梅丸加减方加地肤子、蛇床子各 20 g。服药 5 剂后，病情好转；治疗 2 周后，皮疹、瘙痒基本消除，伴随症状好转；上方去地肤子、蛇床子，服完 3 周停药。随访 1 个月未再复发。

【验方来源】　老昌辉. 乌梅丸治疗慢性荨麻疹 27 例［J］. 新中医，1995（6）：48.

按：荨麻疹是常见皮肤病，以瘙痒为主要症状。中医学认为，本病的病因是风邪为患，致脏腑、气血、营卫失调，临床多表现为寒热虚实错杂之证候群，用善治寒热错杂证之乌梅丸加减治之，获效较佳。乌梅丸加减方中的乌梅酸收，配合桂枝、细辛、白芍敛阴和营，一收一散，调和营卫，疏风散寒，消疹止痒，此为治标；党参、甘草加黄芪益气固表，加大辛大热之干姜、熟附子，加强温经复阳固表；再以当归配何首乌、白芍加强养血柔肝，所谓“治风先治血，血行风自灭”，此为治本；而方中的黄连、黄柏清胃肠积热，味苦健胃，燥湿邪，解热毒，清脏腑之邪实，还可制约上述诸药。诸药合用，共奏寒热并治、扶正祛邪之功效，用于治疗慢性荨麻疹有较好的疗效，但胃酸过多者及上消化道溃疡患者应慎用。

消风止痒丸

【药物组成】　生地黄 30 g，赤芍、胡麻仁各 15 g，当归、栀子、人参、黄芪、荆芥、防风各 12 g，川芎、牡丹皮、桂枝、大枣各 10 g，白鲜皮、地肤子各 18 g。

【适用病症】　慢性荨麻疹。

【用药方法】　上药共研成末，制成水蜜丸。每次服 10 g，每天 3 次。1 个月为 1 个疗程，连续服用 3 个疗程。治疗期间忌食腥燥与辛辣刺激之品。

【临床疗效】　此方治疗慢性荨麻疹 58 例，治愈（皮损及瘙痒完全消失，停药半年以上无复发）29 例，显效（皮损发作间歇期延长，瘙痒明显减轻）21 例，无效（皮损及瘙痒无改善）8 例。总有效率 86.2%。

【病案举例】　张某，女，31 岁。全身皮肤泛发风团伴瘙痒反复发作 3 年余。初起表现为身体某部位奇痒难忍，搔抓后风团泛发，越抓越多，迅速蔓延全身，持续数小时后自行消退，每月发作 4 ~6 次不等。曾予抗过敏之类药物治疗，但停药又起，反复发作。皮肤划痕征（ + ）。诊见：面色无华，神疲乏力，舌淡、苔白，脉细弱。以消风止痒丸治疗 1 个月，荨麻疹发作次数减少，症状明显减轻；继续巩固治疗 2 个月，诸症状消失。随访 1 年未见复发。

【验方来源】　吴超雄. 消风止痒丸治疗慢性荨麻疹［J］.

湖北中医杂志，2003，25（1）：45.

按：慢性荨麻疹属中医学之瘾疹范畴。本病常常反复发作，病程较长，多伴有气血不足之证。其病机以气血不足为本，风邪外袭为标。消风止痒丸中的生地黄、当归滋阴养血；川芎、牡丹皮、赤芍活血祛风；荆芥、防风、桂枝祛风止痒；人参、黄芪、大枣益气健脾以扶正。全方标本兼顾，祛风而不伤正，具有益气调中、滋阴养血、祛风止痒之功效。

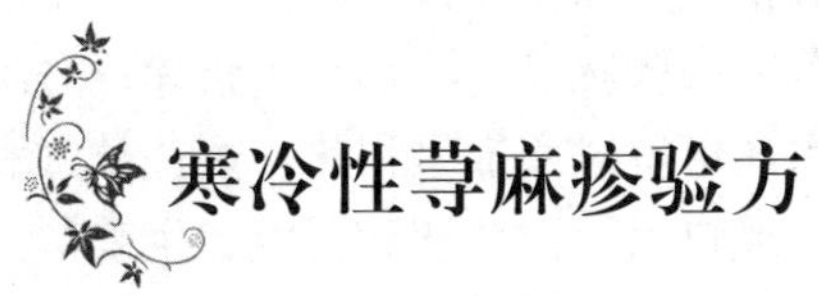

寒冷性荨麻疹验方

桂枝夜交藤汤

【药物组成】 麻黄、桂枝、徐长卿、防风、荆芥、地肤子、黄芪、当归、白芍、甘草各 10 g，夜交藤、益母草各 30 g，蛇蜕 2 g，生姜 3 片。

【适用病症】 寒冷性荨麻疹。临床表现为皮肤出现白色或苍白色风团，以皮肤暴露部位明显，瘙痒剧烈，时隐时现，遇热则减轻，遇寒则加重，消退迅速，不留痕迹。

【用药方法】 每天 1 剂，水煎服。5 天为 1 个疗程，间隔 2 天，再行下 1 个疗程。

【临床疗效】 此方治疗寒冷性荨麻疹 50 例，痊愈（荨麻疹消失，1 年内不复发）40 例，好转（荨麻疹消失，半年内不复发）6 例，无效（荨麻疹不消失或消失后半年内复发）4 例。

【验方来源】 刘艳萍，刘艳杰. 桂枝夜交藤汤治疗寒冷性荨麻疹 50 例［J］. 湖北中医杂志，2003，25（1）：43.

按：寒冷性荨麻疹可发生于任何年龄，但以中青年为多见。皮肤上突然发生风团，数分钟或数小时后消退，一般不超过 24 h，有时每天反复出现多次。中医学认为，本病是由于风寒外袭，蕴积肌肤，使营卫不和所致。治以疏风散寒、调和营卫。桂枝夜交藤汤中的桂枝辛甘温，发汗解表，温经通阳，调和营卫；夜交藤味甘性辛，养心安神，养血和营，通络祛风；麻黄配桂枝，辛温解表，散寒除风；益母草配夜交藤，活血祛瘀，利尿消肿；徐长卿辛温祛风止痛止痒；防风、荆芥辛温解表，祛风散寒止痒；地肤子苦寒归膀胱经，清热利水止痒，并防止其他药辛温太过，通过利水还可解风寒郁里积热；黄芪补气利水消肿；当归补血活血，血行风自灭；白芍调和营卫；生姜辛温散寒，利水止痒；蛇蜕性味甘咸平，祛风止痒定惊；甘草补中益气，调和药性。诸药合用，共奏散风祛寒、调和营卫、利水消肿、活血止痒之功效，用于治疗寒冷性荨麻疹，疗效佳。

保安汤

【药物组成】　苍术、防风、当归、黄芪各 9 ~ 15 g，麻黄、川乌（先煎）、草乌（先煎）各 3 ~ 9 g，羌活、荆芥各 9 ~ 12 g，细辛 3 ~ 5 g，艾叶、川芎各 6 ~ 9 g，全蝎 3 ~ 12 g，甘草 4 g。

加减：若腹部冷痛者，酌加高良姜、制附子、丁香温中散寒；头痛、鼻塞（伴过敏性鼻炎）者，酌加辛夷花、紫苏、白芷、藿香行气解表；关节冷痛、四肢不温者，酌加桂枝、熟附子、桑枝温经散寒。

【适用病症】　寒冷性荨麻疹。

【用药方法】　每天 1 剂，水煎 2 次，分早、晚服。6 周为 1 个疗程。

【临床疗效】　此方加减治疗寒冷性荨麻疹 48 例，痊愈（遇冷后不出现肿胀、风团和瘙痒，贴冰试验转阴）39 例，显效（临床症状明显改善，遇冷后偶起风团或瘙痒，贴冰试验阳性或阴性）7 例，好转（风团减少，瘙痒减轻，贴冰试验阳性或阴性）2 例。

【病案举例】　乔某，女，29 岁。2 年来遇冷后周身皮肤起白色风团、瘙痒，得热后症状稍缓，伴畏寒头痛、四肢欠温。曾服中西药物治疗未见明显疗效。诊见：舌淡、苔薄滑，脉浮紧。贴冰试验阳性。西医诊断为寒冷性荨麻疹。治以发散风寒，顺气搜风。方用保安汤加减。处方：苍术、羌活、荆芥、防风各12 g，细辛3 g，川乌（先煎）、草乌（先煎）、桂枝、白芷各6 g，艾叶、麻黄、川芎、熟附子、全蝎各9 g，当归、黄芪各15 g，甘草4 g。服4剂药后，白色风团消失，瘙痒缓解，头痛停止，肢端转温，遇冷后症状仍起，但较前减轻，贴冰试验阳性；上方去白芷，继服5剂后，畏寒消失，遇冷后偶有风团、瘙痒发生；守方再服7剂而愈。随访1年无复发。

【验方来源】 王玉奇. 保安汤治疗冷性荨麻疹临床观察[J]. 新中医，1994（4）：47.

按：寒冷性荨麻疹属中医学瘾疹的风寒型范畴。本病多由禀赋不耐，复受风寒，郁结肌肤而生。多见于女性，尤以中青年为多见。保安汤功能发散风寒，顺气搜风，又能通行经络，使在表之寒邪汗中求解，此正所谓结者开之也。方中的川乌、草乌具有毒性，宜量小且先煎30～60 min。服药后应微取其汗，如不汗可加服生姜、葱汤催之，不可过汗。服后当避风，忌冷物，戒房事，孕妇勿服。

祛风散寒汤

【药物组成】 麻黄、炙甘草各6 g，桂枝、白芍、干姜、白术、防风、五味子各9 g，细辛3 g，黄芪15 g。

加减：局部斑块肿胀甚者，加茯苓皮、萆薢；痒重者，加刺蒺藜、白鲜皮；质暗者，加桃仁、红花；腹痛者，加延胡索、乌药。

【适用病症】 获得性寒冷性荨麻疹。临床表现为风团、瘙痒，重者可伴有胸闷、喘憋、呼吸困难等症状。

【用药方法】　每天1剂，水煎服。

【临床疗效】　此方治疗获得性寒冷性荨麻疹42例，瘙痒及风团完全消失。

【验方来源】　周长泉，王素洁. 中药治疗获得性寒冷性荨麻疹［J］. 中医药研究，2001，17（1）：37.

按：获得性寒冷性荨麻疹是常见皮肤病，属于特殊类型的荨麻疹，以具有瘙痒的一过性、局限性、红肿性皮疹为特征的皮肤黏膜疾患，多因接触寒冷性致敏原，如风冷、冷饮等引起，病程较长。中医学认为，本病乃因表虚卫弱，复感风寒，不能透达肌表而蕴于皮下所致。祛风散寒汤中以麻黄、桂枝解表散寒，干姜、细辛温肺化饮以助麻黄、桂枝之力，更配以防风乃走表祛风；黄芪益气固表，以御风邪；白术健脾益气，助黄芪以加强益气固表之功；辛温发散易化燥伤津，耗伤肺气，故伍以五味子敛气生津，白芍敛阴养血，取“治风先治血，血行风自灭”之意；炙甘草益气和中，调和诸药。诸药合用，共奏疏风散寒、益气固表之功效。全方配伍得当，切中病机，用之治疗获得性寒冷性荨麻疹有较好的疗效。

三花一子藤饮

【药物组成】　红花、槐花、菊花、地肤子各10 g，何首乌藤15 g。

加减：自觉畏寒怕风者，加黄芪15 g，防风10 g；面部及四肢末端凉甚者，加当归、桂枝各10 g；皮肤瘙痒较甚者，加白鲜皮10 g；有水疱、糜烂者，加冬瓜皮、干姜皮、车前子、车前草各10 g；皮损部位发红，毛细血管扩张明显者，加赤芍、牡丹皮各10 g。

【适用病症】　寒冷性荨麻疹、寒冷性多形红斑。

【用药方法】 每天 1 剂，水煎，分 2 次服。5 剂为 1 个疗程。

【临床疗效】 此方加减治疗寒冷性荨麻疹、寒冷性多形红斑，疗效满意。

【病案举例】 张某，女，40 岁。近 5 年来每逢入冬见双手及腕部、面部、耳朵等暴露部位遇寒即起红斑、风团，伴瘙痒，遇暖则诸症状消失，反复发作。西医诊断为寒冷性荨麻疹。中医诊断为瘾疹，证属风寒湿邪，痹阻经络。治以祛风散寒除湿、活血通络为主。方用三花一子藤饮加防风、白鲜皮、牡丹皮、赤芍、夜交藤各 10 g。服 5 剂后，皮肤瘙痒减轻，红斑及风团发作间隔时间变长；又服 5 剂后，诸症状消失。随访 1 年未复发。

【验方来源】 蓝海冰. 龙振华用三花一子藤饮治疗寒冷所致皮肤病验案举隅［J］. 北京中医，2001，20（5）：5.

按：中医学认为，寒冷性荨麻疹、寒冷性多形红斑等多因气血亏虚，阳气不能达于四肢，复感寒、湿、风邪，侵犯肌肤而发病。三花一子藤饮中的菊花平肝抑肝，有增强毛细血管抵抗力及降低毛细血管通透性作用；何首乌藤养血安神，祛风通络止痒；槐花清热凉血止血，可减少毛细血管通透性，使毛细血管致密，从而抑制渗出；红花活血通经，祛瘀止痛，散瘀消肿，可扩张血管；地肤子清热利湿止痒，祛皮肤之风湿邪气。诸药合用，共奏祛风散寒除湿、活血通络之功效，用于治疗寒冷性荨麻疹、寒冷性多形红斑疗效满意。

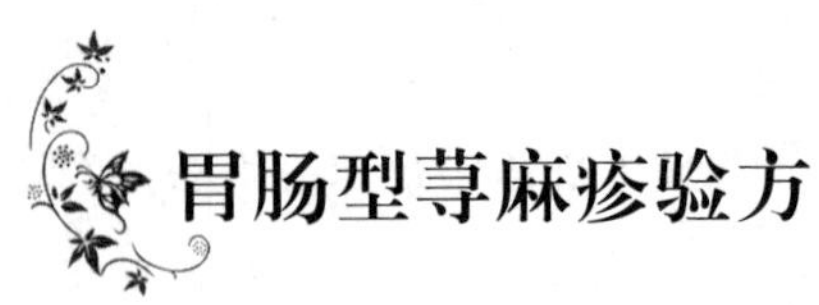

胃肠型荨麻疹验方

消　疹　方

【药物组成】　苍术、黄芩、蝉蜕、牡丹皮、连翘、地肤子、茯苓、厚朴、枳壳、焦楂曲各 10 g，陈皮 6 g，甘草 5 g。

加减：瘙痒剧烈者，加蛇蜕、苦参、白鲜皮各 10 g；咽红充血者，加金银花、地骨皮各 10 g。

【适用病症】　胃肠型荨麻疹。临床表现为全身出现大小不规则的风团或丘疹，皮肤瘙痒，胃痛或腹痛，或伴有恶心呕吐，大便稀，咽部充血，舌红、苔腻。

【用药方法】　每天 1 剂，水煎服。4 剂为 1 个疗程。治疗期间饮食宜清淡，忌食虾蟹、鲤鱼、公鸡等腥荤发物，避免接触花粉类，防止昆虫叮咬。

【临床疗效】　此方加减治疗胃肠型荨麻疹 25 例，痊愈（皮损全部消退，临床症状消失）20 例，显效（皮损全部消退，仅有轻微痒感）2 例，有效（皮损部分消退，瘙痒部分减轻）2 例，无效（临床症状无改善）1 例。总有效率 96%。

【病案举例】　雷某，男，33 岁。素有荨麻疹病史 8 年，平时每年发作 1 次，今年已连续发作 2 次，5 天前再次发作。诊见：全身出现大小不规则的风团，且瘙痒，脘腹胀痛，恶心呕吐，大便溏，舌红、苔腻。曾用西药治疗效不显。西医诊断为胃肠型荨麻疹。中医辨证属脾胃湿热。治宜清热祛湿，运脾和中，佐以祛风活血。用消疹方去陈皮，连服 10 剂后，皮损全部消退，无瘙痒症状，脘腹痛止。随访多年未复发。

【验方来源】 伍双文. 清热祛湿法治疗胃肠型荨麻疹25例［J］. 湖南中医杂志，2001，17（1）：49.

按：胃肠型荨麻疹的发病与湿热关系密切，因此清热祛湿为治疗大法。消疹方以苍术、厚朴、地肤子、茯苓、陈皮燥湿利湿运脾；黄芩、连翘清热；蝉蜕祛风止痒；牡丹皮凉血活血，以助风团消散；枳壳行气；焦楂曲以开胃消滞；甘草调和诸药。诸药合用，共奏清热祛湿、运脾和中、祛风活血之功，用于治疗胃肠型荨麻疹疗效显著。

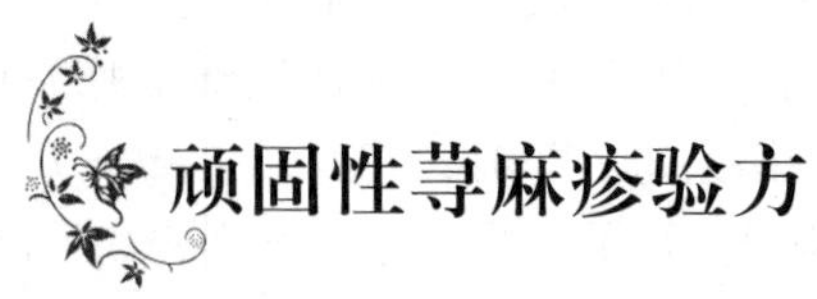

顽固性荨麻疹验方

桂枝汤加味方

【药物组成】　炙桂枝、赤芍、白芍、炒荆芥、炒防风、炒黄芩、炒川芎各 10 g，大枣 10 枚，蚕沙（包煎）30 g，生姜、炙甘草各 6 g。

【适用病症】　顽固性荨麻疹。

【用药方法】　每天 1 剂，水煎服。

【临床疗效】　此方治疗顽固性荨麻疹 25 例，多获佳效。

【病案举例】　赵某，女，48 岁。2 年前开始皮肤瘙痒不休，继而出现疹块，时好时作，反复不愈，曾服用激素、抗组织胺类西药疗效不佳。近 5 天来，症状复发，皮肤瘙痒难忍，以胸腹上肢为甚，红色疹块时隐时现，兼有恶寒发热，肢节痛楚，遇风易发，纳食尚可，二便通调，舌质淡红、苔薄，脉缓。西医诊断为荨麻疹。中医辨证属风邪入侵，搏于营卫，营卫不和。治以解肌发表，调和营卫。方用桂枝汤加味方，5 剂。服药后皮肤瘙痒十减其七，恶寒发热已除，肢节略感酸楚，舌质淡红、苔薄，脉缓；仍用上方续服 5 剂后，风疹块减而未尽，肌肤瘙痒程度减轻；上方加黄芪 30 g，炒白术 10 g，再服 7 剂，皮肤疹块迅速消退，瘙痒亦止。随访 10 余年无发作。

【验方来源】　刘国庆，刘援，张守华. 桂枝汤加味治疗顽固性荨麻疹［J］. 江苏中医，2001，22（11）：35.

按：顽固性荨麻疹属中医学瘾疹、风疹等范畴。其特点是皮肤出现红色或白色疹块，突然发作，发无定处，时隐时现，瘙痒无度，消退后不留痕迹。可发于任何年龄、季节和部位。中医学认为，本病的病因病机内因禀赋不耐，气血虚弱，卫气失固，是发病的基础，为本；外因虚邪贼风侵袭，或由鱼虾辛辣膏粱厚味化热动风，或因七情变化，或因虫积异味等多种因素诱发，是致病的条件，为标。标象明显时，则病势急骤；本虚突出时，则反复发作，缠绵难愈。治宜标本兼顾，补益气血，解表祛风，活血清热。桂枝汤加味方中用桂枝汤解表祛风，调和营卫；加炒荆芥、炒防风祛风止痒；赤芍、川芎活血行瘀，兼有祛风之功；重用蚕沙祛风除湿，活血止痒；配黄芩清热化湿；黄芪、白术益气健脾，黄芪得防风固表而不致留邪，祛邪而不伤正；炙甘草调和诸药。诸药合用，共奏补益气血、解表祛风、活血清热之功效，用于治疗顽固性荨麻疹疗效较佳。

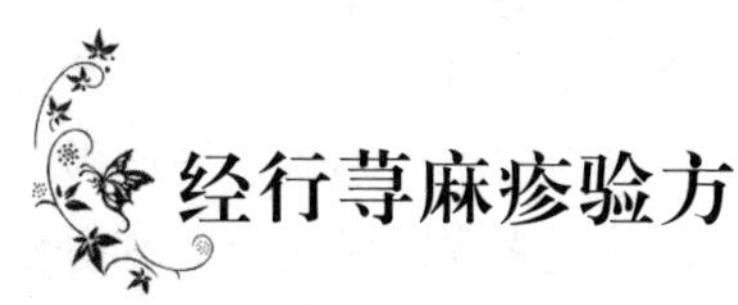

经行荨麻疹验方

加味四物汤Ⅰ

【药物组成】 当归、川芎各 12 g，赤芍、地肤子、泽兰各 18 g，熟地黄、益母草各 24 g，刺蒺藜 15 g，白鲜皮、白芷各 9 g，蝉蜕 6 g。

加减：疹块色白，遇冷加剧者，加桂枝 9 g，生姜 6 g；疹块色深红，遇热痒甚者，加野菊花 18 g，地龙 6 g；经期易出汗，汗后痒甚者，加黄芪 18 g，防风 6 g；大便干燥，疹块下肢为甚者，加怀牛膝 18 g，何首乌 24 g；夜间痒甚者，加僵蚕 6 g，酸枣仁 24 g。

【适用病症】 经行荨麻疹。

【用药方法】 每天 1 剂，水煎，分 2 次服。每于发病前 3～4 天服药，每个月经周期服药 4 剂，治疗 3～5 个月经周期。

【临床疗效】 此方加减治疗经行荨麻疹 9 例，痊愈（经行期荨麻疹未再出现，停止治疗后观察 3 个月经周期未复发）6 例，显效（经行期荨麻疹持续时间、瘙痒程度等症状减轻 2/3 以上，或经治愈于 2 个月经周期内复发）2 例，有效（临床症状减轻不足 1/2）1 例。总有效率 100%。

【验方来源】 赵景明，侯健美，潘拉梅. 加味四物汤治疗经行荨麻疹 9 例［J］. 山西中医，1999，15（1）：52.

按：经行荨麻疹多因经血下行，肌腠空虚，风邪外侵，郁于肌肤而成。加味四物汤中以当归、赤芍、熟地黄、川芎养血活血；白芷、白鲜皮解散郁毒；刺蒺藜、蝉蜕祛风止痒；泽兰、益母草活血利水消肿。现代医学认为，白鲜皮、地肤子、蝉蜕等有明显的抗过敏作用，当归、生地黄、益母草等有降低血管通透性、抗组织胺及提高机体免疫力的作用。诸药合用，共奏养血活血、祛风止痒消疹之功效，用于治疗经行荨麻疹有较好的疗效。

湿疹验方

清利合剂

【药物组成】 生地黄 8 g，赤芍 5 g，金银花 10 g，黄芩、石膏、牡丹皮、茯苓、车前子、白茅根各 6 g，甘草 3 g。

加减：湿重者，加苍术、白豆蔻；夜寐不安者，加石菖蒲、合欢皮；热重者，加栀子、茵陈蒿；痒甚者，加苦参、白鲜皮。

【适用病症】 湿疹。临床表现为局部或全身皮损潮红、肿胀、疱疹、糜烂、渗出、痂皮、脱屑，伴以剧烈瘙痒。病情严重者可见皮损色暗、粗糙、肥厚、苔藓样变。

【用药方法】 每天 1 剂，水煎 2 次，分早、中、晚服。

【临床疗效】 此方加减治疗湿疹 68 例，治愈（皮损完全消退）60 例，有效（皮损消退 30% 以上）4 例，无效（皮损消退不足 30%）4 例。总有效率 94%。

【病案举例】 王某，男，1 岁 8 个月。诊见：面部皮肤潮红、粗糙，有细薄鳞屑，常烦躁，啼哭，用手抓挠面部，纳差，大便干，舌质红、苔薄黄稍腻。西医诊断为湿疹。方用清利合剂 3 天后，面部潮红减轻，纳增，大便调，精神好转；守方连服 1 周，痊愈。

【验方来源】 王朝霞. 清利合剂治疗湿疹皮炎的临床观察［J］. 吉林中医药，2002，22（4）：24.

按：湿疹为皮肤科常见病症之一，临床表现轻重不一，病情复杂。此类疾病属中医学湿疮范畴。本病的病因病机以湿热内聚为主，治以清热解毒利湿为主。清利合剂中的生地黄、牡丹皮、赤芍、石膏凉血清热；黄芩、金银花、白茅根清热解毒；茯苓、车前子利湿健脾；甘草调和诸药。诸药合用，共奏清利之功效，用于治疗皮炎、湿疹疗效满意。

紫草蛇蜕煎剂

【药物组成】　紫草 30 ~ 60 g，蛇蜕 15 ~ 30 g。

【适用病症】　湿疹。临床表现为皮肤剧烈瘙痒，红斑、丘疹、水泡渗出，严重者破溃、糜烂，反复发作。

【用药方法】　每天 1 剂，将上药入纱布袋中，加水 2 000 ~ 3 000 g，煮沸 30 min，取药液，以不烫手为宜，用软毛巾蘸药液洗患处 30 min，每天 2 ~3 次。6 天为 1 个疗程。

【临床疗效】　此方治疗湿疹 89 例，痊愈（自觉症状消失，皮损愈合，半年无复发）80 例，显效（临床症状明显减轻，皮损缩小或改善）8 例，无效（临床症状无改善或加重）1 例。总有效率 98.6%。

【验方来源】　郭文杰．紫草蛇蜕煎剂外洗治疗湿疹 89 例［J］．湖南中医杂志，2001，17（3）：41．

按：湿疹是常见的过敏性、炎症性皮肤病，易反复发作。本病属于中医学湿疮、湿毒、浸淫疮等范畴。外因感风、湿、热之邪，内因脏腑功能失调所生内风引起湿热之邪浸淫，走窜于四肢及皮毛而成。紫草蛇蜕煎剂中的紫草苦寒，入心包络、肝经，有凉血活血、清热解毒之功效；蛇蜕有祛风、消肿、杀虫、引药入肝经散邪的作用。现代药理学认为，紫草有抗炎、解热、抗过敏、抗病毒、抗真菌、止血的作用，能抑制炎症急性渗出期的血管通透性亢进、渗出和水肿，并能促进上皮细胞生长，促使局部创伤愈合，使红肿及痛感消失。紫草蛇蜕煎剂外洗治疗湿疹，可谓标本兼治，有见效快、疗效高、无任何不良反应的特点。

湿疹方Ⅰ

【药物组成】 生地黄、紫草各15 g，地骨皮、蝉蜕、白鲜皮各10 g，全蝎（冲服）、蜈蚣各2 g，龙骨（先煎）、牡蛎（先煎）、苦参（另包）各30 g。

加减：血虚明显者，加当归、何首乌、川芎；脾胃气虚者，加白术、山药、茯苓；湿热蕴阻者，加黄柏、萆薢；热毒盛者，加蒲公英、金银花；皮肤糜烂、渗出较多者，加重金银花、连翘、黄柏、萆薢的用量；瘙痒剧烈者，加地肤子；面部皮疹多者，加桑叶、野菊花；下肢皮疹重者，加川牛膝、车前子、莪术；汗多夜痒者，加夜交藤。

【适用病症】 湿疹。

【用药方法】 每天1剂，水煎3次。第1、2煎取药液300 mL，分早、晚服；第3煎加入苦参同煎，取药液，待温外洗患处，每天1~2次。20天为1个疗程，共治疗1~2个疗程。

【临床疗效】 此方加减治疗湿疹100例，治愈（瘙痒止，皮疹消退，停药3个月无复发）42例，显效（瘙痒明显减轻，皮疹明显减少，停药后3个月无新皮疹出现）20例，好转（瘙痒减轻，皮疹减少，治疗期间或结束后偶有新皮疹出现）29例，无效（瘙痒减轻，皮疹减少，但新皮疹不断出现，停药后加重）9例。总有效率91%。

【病案举例】 某男，12岁。全身出疹、瘙痒反复1年，加重1个多月。诊见：全身剧痒，饮食少，大便干，面、颈、躯干、四肢均见大小不等、形状不规则的淡红色、潮红色斑丘疹、部分融合成片，面部及下肢皮损处有中量渗出，舌淡红、苔花剥，脉滑数。西医诊断为慢性湿疹急性发作。中医辨证属湿毒蕴阻。治以清热利湿解毒止痒为主。选用湿疹方：生地黄、紫草各 10 g，地骨皮、蝉蜕、白鲜皮、萆薢、黄柏各 6 g，全蝎（冲服）1 g，蜈蚣 1 条，龙骨（先煎）、牡蛎（先煎）各 15 g，金银花 20 g，苦参（另包）30 g。共服用湿疹方 20 剂，皮疹全部退净，痒止，下肢留有色素减退斑；继服 10 剂以巩固疗效。随访 3 年无复发。

【验方来源】 胡新华，霍彬．中医治疗湿疹 100 例［J］．广西中医药，2002，25（5）：47．

按：湿疹发病的原因不外风、湿、热三者，治以清热祛风、利湿止痒为法。湿疹方中的生地黄、地骨皮、紫草清热凉血；白鲜皮、蝉蜕、苦参利湿止痒；龙骨、牡蛎、全蝎、蜈蚣等具有镇静安神、祛风之作用。现代药理研究表明，龙骨、牡蛎中所含的大量钙盐有降低血管通透性作用。诸药合用，共奏清热凉血、利湿止痒之功效，用于治疗湿疹可收良效。

马齿苋单方

【药物组成】 马齿苋 60 g。

【适用病症】 急性、亚急性湿疹。临床表现皮损面积较大，或泛发全身，或轻度糜烂，病情缠绵，均经常规冷湿敷、脱敏治疗效果不佳。

【用药方法】 上药加水 2 000 mL，煎煮 20 min 后，去渣备用。将敷料（约 8 层纱布厚）放入药液中加热煮沸，取出拧至不滴水为度，温度 45～50 ℃，趁热敷于患处，然后迅速盖以扎有小孔的塑料薄膜，绷带缠绕固定，松紧适度。一般 3～4 h 换药 1 次，渗出多时，2 h 换药 1 次。

【临床疗效】 此方外用治疗急性、亚急性湿疹 21 例，全部治愈。一般 3 天后渗出明显减少，1 周后皮损干燥，2～3 周痊愈。

【验方来源】 王萍，李伟凡，谢树兰．中药蒸发罨包法外治湿疹 21 例临床分析［J］．中国医药学报，2002，17（1）：62.

按：急性、亚急性湿疹是常见的皮肤病。对于创面渗出多、感染较重、瘙痒剧烈者，或反复发作在小腿伸侧多皮、多骨等部位，局部血液循环不良，经常规治疗效果不佳者，可利用马齿苋的抗炎、抗菌作用，以敷料吸附引流，冷热交替，改善血管舒缩功能，调整微循环状态，促进炎症吸收，达到促进愈合的目的。

银蛇汤

【药物组成】 金银花、蛇床子各 20 g，苦参、丹参、生地黄、黄柏、白鲜皮各 15 g，花椒 5 g，蝉蜕、防风各 10 g。

【适用病症】 亚急性湿疹。

【用药方法】 每天 1 剂，水煎 20 min，取药液 500 mL，待温后浸泡或湿敷患处，每次 30 min，每晚 1 次。同时用七叶一枝花研末过 120 目筛，调麻油外涂患处，每天 2 次。15 天为 1 个疗程，一般治疗 1 ~2 个疗程。

【临床疗效】 此方治疗亚急性湿疹 62 例，治愈 32 例，好转 27 例，未愈 3 例。总有效率 95%。

【验方来源】 施康能．银蛇汤为主治疗亚急性湿疹 62 例［J］．江西中医药，2001（5）：52.

按：亚急性湿疹为临床所常见，西药虽然对控制症状有效，但易复发。银蛇汤从毒、湿、瘀、风入手，取金银花、蛇床子清热解毒、除湿止痒为主药，辅以苦参、黄柏、白鲜皮、丹参、生地黄凉血解毒，蝉蜕、花椒、防风走表疏风止痒，并外用七叶一枝花合麻油解毒润肤。湿疹虽为湿毒瘀风凝结于肤表之证，然机体调护不当，情志郁结会加重病情，故凡辛辣酒酪肥腻之品当力戒，心情应保持舒畅，同时避免局部搔抓。

止痒祛湿汤

【药物组成】 石决明 30 g，白花蛇舌草、蛇床子、地肤子、白鲜皮、赤芍各 20 g，苦参、穿心莲各 15 g。

【适用病症】 湿疹。

【用药方法】 每天 1 剂，水煎，取药液外洗，每天 2 ~ 3 次。2 周为 1 个疗程。

【临床疗效】 此方治疗湿疹 108 例，治愈（自觉症状消失，皮损完全消退或仅留色素沉着）35 例，显效（皮损消退 70% 以上，自觉症状明显减轻）36 例，有效（皮损消退 30% 以上，自觉症状减轻）33 例，无效（皮损消退不足 30%，自觉症状无改善）4 例。总有效率 96.6%。

【验方来源】 刘汉利，刘辉. 针刺合用止痒祛湿汤外洗治疗湿疹 108 例［J］. 吉林中医药，2002，22（1）：48.

按：湿疹为临床常见的一种皮肤病，多由湿热内蕴，外受风邪而发病。止痒祛湿汤中的石决明祛湿止痒；白花蛇舌草清热解毒，消痈散结；苦参清热燥湿，祛风杀虫；蛇床子燥湿杀虫，散寒祛风；地肤子祛风止痒，清热利水；穿心莲清热解毒，消肿；白鲜皮清热解毒，除湿止痒；赤芍清热凉血，祛瘀止痛。诸药合用，共奏清热解毒、利湿止痒之功效，配合针刺，内通经络气血，外祛湿热解毒，是治疗湿疹效果较好的方法。

三 皮 酊

【药物组成】 土槿皮 40 g，白鲜皮、海桐皮、百部各 30 g。

【适用病症】　湿疹。临床表现为皮损发于颈部、肘窝、腘窝、四肢曲侧，急性期呈多形性，有糜烂和渗出，皮损部轻度肿胀，边界不清，呈对称性，瘙痒剧烈；慢性期多呈局限性，肥厚浸润较明显，伴有色素沉着，边界清楚，瘙痒。

【用药方法】　上药共研粗末，以 30% 的酒精 500 mL 浸泡约 10 天即可使用。用时取药液外涂局部，每天 4 次，每次涂 3 遍，涂擦时应待第 1 次药液干后再涂第 2 遍。7 天为 1 个疗程。

【临床疗效】　此方治疗湿疹 53 例，治愈 35 例，好转 13 例，无效 5 例。总有效率 90.57%。

【验方来源】　印苏昆．自拟三皮酊治疗湿疹 53 例［J］．广西中医药，1999，22（2）：26.

按：湿疹是常见的皮肤病。中医学认为，本病多因风湿热客于肌肤所致，日久者多伴有血虚。三皮酊中的土槿皮、百部、白鲜皮、海桐皮具有清热燥湿、祛风止痒、解毒杀虫等功效。现代药理研究也认为，此类药物对多种真菌均具有较强的杀灭和抑制作用。本方制成酊剂，含药量较高，清热燥湿、祛风止痒等功效较强，能较长时间持续作用于病变部位，减轻和消除由风湿热邪客于肌肤所致皮肤糜烂及渗出，故疗效较佳。

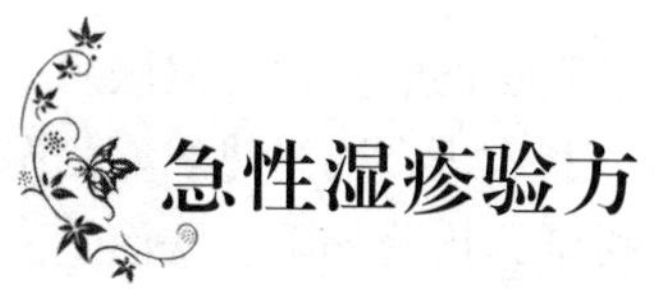

急性湿疹验方

清热凉血利湿汤

【药物组成】　石膏（先煎）、马齿苋各 30 g，黄芩、六一散（包煎）各 10 g，大青叶、白鲜皮各 15 g，牡丹皮 12 g，白茅根 20 g。

加减：皮损泛发全身，鲜红灼热，身热烦躁，舌红绛者，加水牛角粉、赤芍；水肿明显，滋水淋漓，水泡多者，加车前草、茵陈蒿、防己；瘙痒剧烈者，加苦参、地肤子、僵蚕；对药物、食物过敏者，加连翘、七叶一枝花、绿豆；皮损发于头面部、日晒加重者，加青蒿、地骨皮。

【适用病症】　急性湿疹。临床表现为起病急，皮疹广泛，可见大片红斑，水肿，密集的小红丘疹、水泡互相融合，甚则渗出、糜烂，瘙痒剧烈且有烧灼感，伴见口干喜冷饮，心中烦热，小便赤，大便干结，舌红或红绛、苔黄或腻，脉滑数。

【用药方法】　每天 1 剂，水煎 2 次，分早、晚服。配合外用炉甘石洗剂涂搽患处。若水肿明显、渗出多者，可用上方药渣再煎取药液，待凉后湿敷患处。

【临床疗效】　此方加减治疗急性湿疹 30 例，均治愈。一般于用药 3 ~7 剂后，红肿明显减轻，渗出减少或消失，自觉症状减轻。其中有 3 例治愈后，因日晒或再次接触过敏源而复发。

【验方来源】　张莉，王世君，有维范，等. 清热凉血利湿法治疗急性湿疹皮炎 30 例［J］. 中医药学报，1998，26

(3)：42.

按：急性湿疹是常见的、多发的皮肤病。本病属中医学浸淫疮、面游风等范畴。其病机多因内热炽盛，湿蕴不化，或兼感毒热之邪，湿热毒邪搏结，熏蒸郁阻肌肤而发。治以清热凉血利湿为主。清热凉血利湿汤中的石膏清气分之热，并透营热转气；黄芩、白鲜皮苦寒清热燥湿解毒；大青叶、生地黄、牡丹皮凉血消斑；白茅根、六一散（滑石、甘草）清热利尿导湿下行；马齿苋酸寒清热解毒，并有收敛减少渗出的作用。诸药合用，使热清湿除而皮疹得消。

泻心汤加味方

【药物组成】　大黄、黄芩、黄连、黄柏各 15 g，栀子、连翘、猪苓、茵陈蒿、地肤子、白鲜皮、泽泻各 20 g，龙胆草 10 g。

【适用病症】　急性湿疹。

【用药方法】　每天 1 剂，水煎服，并配合外用药（滑石、明矾各 25 g，黄柏 15 g，甘草 5 g，共研细末）用香油适量调涂患处，每天 1 次。

【临床疗效】　此方治疗急性湿疹 32 例，治愈（皮疹全部消退或仅留有少量不明显的点状损害）28 例，好转（皮损消退 50% 以上者）2 例，无效（经治疗皮损不减或加重）2 例。总有效率 93.8%。

【验方来源】　王建军，刘增梅. 泻心汤加味治疗急性湿疹 32 例［J］. 吉林中医药，1999，19（5）：31.

按：中医学认为，急性湿疹多为体内湿热火毒炽盛，复感外邪，发于肌肤。泻心汤加味方中以大黄、黄芩、黄连、黄柏等清热解毒泻火为主药，使湿热之邪分别从三焦而去；栀子、连翘加强清热解毒之力；地肤子、白鲜皮利湿止痒；猪苓利尿；茵陈蒿、龙胆草、泽泻清热利湿；牛膝引血下行。诸药合用，共奏清热泻火、利湿止痒之功效，配合外用药有助其利湿解毒之功，迅速遏止病势，使水干痒止，则湿热去而病症消。

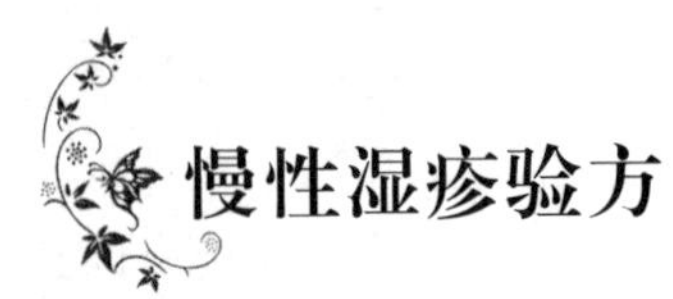

慢性湿疹验方

活血利湿润肤合剂

【药物组成】 丹参 25 g，茵陈蒿 15 g，生地黄、黄精各 10 g，苦参 5 g。

【适用病症】 慢性湿疹，中医辨证属湿热血瘀型。临床表现为病变部位皮肤肥厚、粗糙，色暗褐，脱屑，瘙痒剧烈，舌质红、苔黄腻，脉滑。

【用药方法】 每天 1 剂，水煎，浓缩 150 mL，分早、中、晚服。2 周为 1 个疗程。并配合外用湿疹膏（苦参、黄柏、艾叶各 50 g，制成药膏），每次取药膏适量涂搽患处，每天 3 次。2 周为 1 个疗程。治疗期间禁饮酒，忌食辛辣之品，保持皮肤清洁。

【临床疗效】 此方治疗湿疹 30 例，治愈（皮肤瘙痒消失，皮肤恢复正常，伴随症状消除）25 例，好转（皮肤瘙痒消失，仍有少量色素沉着）4 例，无效（临床症状、体征无改变）1 例。总有效率 96.7%。

【病案举例】 李某，男，35 岁。阴囊及肛周湿疹 10 年。诊见：阴囊及肛周皮肤肥厚、粗糙，色暗褐，瘙痒剧烈，伴见身热汗多，夜间尤甚，大便干结，小便赤，舌红、苔腻，脉滑。西医诊断为慢性湿疹。中医辨证属湿热血瘀型。治以活血利湿润肤。内服活血利湿润肤合剂，外涂湿疹膏。治疗 2 周后诸症状消除。

【验方来源】 曹永文，金福厚，高明，等. 中药内外合用治湿热血瘀型湿疹 30 例［J］. 中医药学报，1998，26（1）：48.

按： 慢性湿疹是常见的顽固性皮肤病，易反复发作长年不愈。活血利湿润肤合剂中的丹参性寒味苦，有活血化瘀、凉血解毒、排脓生肌之功效；茵陈蒿清热利湿，助丹参除湿；配生地黄凉血润肤；合黄精补益气血，扶正祛邪；用苦参清热利湿杀虫。诸药合用，共奏活血化瘀、利湿润肤之功效，并配合外用湿疹膏即可润肤，又可软化表皮，尤其对皮肤增厚及苔藓样病变有显著疗效。

四物二参汤

【药物组成】 当归、丹参各 18 g，川芎、党参、炒白术、熟地黄各 21 g，白芍、茯苓、金银花、土茯苓、白鲜皮各 30 g，白芷、刺蒺藜各 15 g，甘草 12 g。

加减：湿疹以手部为主者，加羌活、野菊花各 15 g；以足部为主者，加木瓜 9 g，川牛膝 21 g；皲裂明显者，加玄参 21 g，麦冬 18 g；瘙痒明显者，加全蝎 9 g，乌梢蛇 15 g。

【适用病症】 手足慢性湿疹。临床表现为皮损部位粗糙、肥厚、皲裂、瘙痒、疼痛，病情缠绵难愈。

【用药方法】 每天 1 剂，水煎服。另配合外洗方（当归、白芷、金银花、何首乌各 30 g，赤芍 60 g，红花 12 g，血竭 9 g，苦参、黄柏、刺蒺藜各 15 g），水煎 30 min，趁温热泡洗患处，每次 30 min，每天 1 次，每剂药使用 2 天。应注意外洗时间不宜太短，温度应适宜，若药液变凉，可再行加热。外洗结束后，局部涂搽愈裂霜和去炎松尿素软膏混合剂。1 个月为 1 个疗程。

【临床疗效】 此方加减配合外洗治疗手足慢性湿疹41例，痊愈（皮损完全消退，皮肤光滑，疼痛、瘙痒消失）22例，显效（皮损明显变薄、变软，皲裂愈合约80%，疼痛、瘙痒消失）7例，有效（皮损变薄、变软，皲裂变浅，疼痛、瘙痒减轻）6例，无效（皮损无明显改善）6例。总有效率85.4%。

【病案举例】 患者，女，36岁。双手皮肤片状肥厚性损害伴阵发性瘙痒1年余。诊见：双手掌、指背散在片状皮肤损害，轻度肥厚，表面粗糙，掌部皮损有裂隙，双手皮损基本对称，舌质淡红、苔少，脉细。西医诊断为慢性局限性湿疹。中医辨证属血瘀风燥。治以养血活血，祛风润燥。用四物二参汤内服，同时予外洗方外洗，并配合药膏外用。治疗1周后，皮损好转。继续治疗2周，皮损全部消退，皮肤光滑，瘙痒、痛感消失。

【验方来源】 耿立东，宋步昌. 中药内服外用治疗手足慢性湿疹41例［J］. 湖北中医杂志，2003，25（5）：42.

按：中医学认为，慢性湿疹多属阴亏血瘀风燥之证，而且病程较长，缠绵难愈。发于手足部者，更因摩擦、外露、冷热等刺激，病情反复发作，更增加了治愈难度。四物二参汤中以四物汤（当归、川芎、熟地黄、白芍）加丹参养血活血，润燥生肌；党参、白术、茯苓健脾益气，扶正固本；白芷祛风燥湿生肌；白鲜皮、刺蒺藜祛风止痒；金银花、土茯苓清解湿热。诸药合用，共奏养血活血、祛风润燥之功。同时配合外洗方加重养血活血生肌之力，配以清热燥湿、祛风止痒之品，并借助药液的热力，使药物深入皮里，达到软化皮肤、活血生肌的目的。

滋阴除湿汤

【药物组成】 生地黄、丹参、玄参、茯苓、白鲜皮各

15 g，当归、泽泻、蛇床子各 10 g。

加减：瘙痒重者，加乌梢蛇、蝉蜕；干燥脱皮者，加熟地黄、天冬、麦冬、沙参；湿热较重者，加黄柏、萆薢；脾虚者，加薏苡仁、白术。

【适用病症】 慢性湿疹。

【用药方法】 每天 1 剂，水煎，分早、晚服。

【临床疗效】 此方加减治疗慢性湿疹 60 例，痊愈（皮疹消退，仅留下色素沉着斑，无瘙痒）33 例，有效（皮疹消退 70% 以上，瘙痒基本控制或偶尔痒）18 例，好转（皮疹消退 30% 以上，瘙痒减轻）7 例，无效（皮疹消退 30% 以下，自觉症状未改善）2 例。总有效率 96. 67%。

【病案举例】 杨某，男，54 岁。手背部慢性湿疹 20 余年，经西药治疗，症状稍有缓解，停药或饮食不慎则加重。诊见：双手背部皮疹肥厚，色暗红，干燥，脱皮，瘙痒甚，搔抓后有少许渗液，舌红、苔净，脉弦细。西医诊断为慢性湿疹。中医辨证属病久经年，阴血耗损。治宜滋阴除湿为主。方用滋阴除湿汤，重用生地黄、玄参、丹参各 30 g。嘱患者禁食辛辣、刺激、发物。连服 10 剂后，皮疹略变薄，瘙痒减轻；原方加地鳖虫、红花各 10 g，以搜剔经络风邪，再进 10 剂后，皮疹大部分消退，瘙痒基本控制；续进 10 剂以巩固疗效。共治疗月余病愈。

【验方来源】 郭爱群，马万里. 滋阴除湿汤加味治疗慢性湿疹［J］. 湖北中医杂志，2001，23（6）：37.

按：慢性湿疹属中医学顽癣湿毒范畴，病程缠绵，易反复发作，西医治疗以抗过敏、止痒为原则，较易复发。中医学认为，本病既有湿邪为患的病因，又有久治不愈或失治、误治后严重伤阴的病机特点，故宜滋阴除湿为主。滋阴除湿汤中的生地黄、当归、丹参、玄参滋阴养血而不助湿；茯苓、泽泻除湿而不伤阴；白鲜皮、蛇床子祛风除湿止痒以治标。用于久治不愈、反复发作的慢性湿疹，疗效颇佳。

吴茱萸洗剂

【药物组成】 吴茱萸、枯矾按2∶1比例配药，生盐适量。药量可根据湿疹的皮损面积而定。

加减：急性或亚急性发作、皮肤潮红、糜烂渗液者，加黄柏、五倍子同煎，取药液湿敷；病程长、皮肤较厚硬者，外洗后再涂少许吴茱萸软膏。

【适用病症】 慢性湿疹。

【用药方法】 每天1剂，加水浓煎，取药液适量，待药液温度适中时加入生盐搅匀，涂洗患处，每天2～3次。7天为1个疗程，一般治疗3个疗程。

【临床疗效】 此方加减治疗慢性湿疹42例，痊愈（皮损愈合，伴随症状消失）36例，有效（皮损明显好转，瘙痒明显减轻，无新皮疹出现）4例，无效（皮损变化不大，瘙痒不减，或继续有新皮疹出现）2例。总有效率95.2%。

【病案举例】 林某，女，5岁。患儿出生后2个多月时，即见面颊双侧出现湿疹，此后逐渐扩展至颈部、肘、腘窝及臀部。曾用硼酸溶液、呋喃西林溶液湿敷及外擦氧化锌油，面部、颈部、四肢皮损好转，唯臀部湿疹久治不愈，迁延数年，因臀部瘙痒，常哭闹不安。诊见：双侧臀部对称局限性皮肤增厚，触之较硬，边界清楚，肤色暗红，有苔藓样变和脱屑，可见抓搔痕迹。患儿平素嗜食肥肉，少食水果、蔬菜，长期便秘。西医诊断为慢性湿疹。中医辨证属胃肠积滞，加之肥腻助湿，湿滞郁于肌肤而致本病。方用吴茱萸洗剂外洗患处，外涂薄层吴茱萸软膏，同时内服健脾消导祛湿中药。治疗3天后，皮损明显好转，瘙痒、哭闹不安症状明显缓解；继续治疗1个疗程痊愈。随访1年多未再复发。

【验方来源】 毛小玲，赵春玲. 外用吴茱萸治慢性湿疹42例临床观察［J］. 新中医，1995（增刊）：48.

按：慢性湿疹是变态反应所致，与胃肠功能障碍（消化不良、食物过敏）、接触性过敏（毛织品、肥皂、花粉等）及感染有关。中医学认为，本病多由风、湿、热之邪久羁，耗阴伤津而致血虚风燥或脾虚引起。吴茱萸辛苦燥热、微毒，可治脾经血分之湿，且能除虫杀虫；枯矾酸寒，外用解毒杀虫，收湿止痒；生盐味咸气寒，能走血软坚，治疗痈肿恶毒。诸药合用，共奏解毒杀虫、收湿止痒之功效，用于治疗慢性湿疹甚为合适，故疗效满意。但外洗药不宜太热，不宜用肥皂洗患处。病程长者，痊愈后宜继续外洗5~7天，以巩固疗效。治疗期间不宜食虾、蛋和肥腻、辛燥食物，应避免穿着化纤类及毛织品，有胃肠功能障碍者应同时内服中药调理。

激素依赖性湿疹验方

加减四妙丸

【药物组成】　薏苡仁（捣碎）40 ~ 50 g，板蓝根20 ~ 30 g，白鲜皮、金银花、紫草、苦参各 15 ~ 20 g，苍术、黄芩、川芎、赤芍、刺蒺藜、甘草各10 ~ 15 g。

加减：若疹发部位糜烂、渗出严重者，使用加减四妙丸原方；仅有溃疡者，去紫草；未溃疡者，去金银花、紫草、板蓝根；疹发下肢者，去黄芩，加牛膝 3 ~ 6 g，黄柏 10 g。

【适用病症】　激素依赖性湿疹。

【用药方法】　每天 1 剂，水煎 3 次，分早、中、晚温服。同时配合外洗止痒方（苦参、野菊花、紫草、蛇床子、地肤子各 100 g，明矾 10 g。加 6 倍水煮开后文火煎 10 min，取药液，待温度适宜时洗浴搓擦全身 20 ~ 30 min，每天 2 次。仅有溃疡者，外洗方去紫草；未溃疡者不用外洗药；局部糜烂者，可用湿敷）。治疗期间忌食油腻辛辣之品；浴后换干净内衣裤；忌用肥皂及化妆品。

【临床疗效】　此方加减治疗激素依赖性湿疹，有较好的疗效。

【病案举例】　贺某，女，20 岁。2 年前因虫咬手臂出现丘疹且瘙痒不止，诊断为皮肤过敏，予扑尔敏、肤轻松等治疗 3 天症状好转，但停药 2 天后丘疹扩散至胸、面部及四肢，症状逐渐加重。诊见：全身有红色丘疹，散布 1 ~ 3 cm 多形皮损或溃疡，耳垂和嘴角溃烂渗出黄色黏液，右下肢内侧有 11 cm × 8 cm、左下肢内侧有 9 cm × 5 cm 较大面积糜烂流脓水，周边皮肤增厚，其他小溃疡面结薄痂，皮肤粗糙，瘙痒不止；伴见烦躁难眠，面色苍白，四肢无力，满月脸，无食欲，时有腹胀便溏，饮食偏油腻辛辣，舌质淡红、苔白腻，脉濡数。西医诊断为激素依赖性湿疹。中医辨证属脾胃湿热，风邪相搏，久病气血瘀滞，营气不固，气血不畅，肌肤失于濡养。治宜健脾燥湿，祛风止痒，清热解毒。方用加减四妙丸。处方：薏苡仁（捣碎）50 g，板蓝根 30 g，白鲜皮、金银花、紫草、苦参各 20 g，苍术、黄芩、川芎、赤芍、刺蒺藜、甘草各 15 g，牛膝 6 g。并配合外洗止痒方洗浴。治疗 7 天后，瘙痒已减，腿部溃疡面呈干样疮面，有部分小溃疡面结痂，丘疹呈隐退趋势，食欲好转；继续治疗 7 天后，全身丘疹已退，无瘙痒，并开始脱痂，下肢两处较大面积的溃疡也已结痂；继续治疗 7 天后，皮肤恢复正常，并开始大批脱痂；后以上方去板蓝根、金银花、紫草，继服 7 剂，停用外洗药。痂斑落净，痊愈。

【验方来源】　范成玉，沈龙春. 中药治愈应激变态性顽固湿疹 5 例［J］. 四川中医，2001（10）：58.

按：激素类药具有消炎止痒、使用方便等优点，但反复使用反而使皮疹不断扩大，加重溃疡二重感染，形成病程长而缠绵顽固的激素依赖性湿疹。中医学认为，本病因饮食肥甘厚味，致脾失健运，风邪湿热郁于肌肤，毒发表皮。加减四妙丸中的薏苡仁有健脾燥湿、和中渗泄功能，重用取其清湿热之长处；配苍术醒脾助运，疏通水湿；黄芩是清肺、脾胃、肝胆热之良药，黄芩配苍术清热燥湿；牛膝通利筋脉，引药下行；苦参清湿热，祛风止痒；川芎、赤芍活血化瘀，清热凉血；刺蒺藜祛风止痒；白鲜皮清热燥湿止痒；甘草清热解毒；板蓝根、金银花清热消炎解毒；紫草凉血消炎，促使溃疡面收敛。外用药苦参、野菊花清热解毒杀菌；蛇床子、地肤子燥湿杀虫止痒；紫草、明矾消炎解毒，促使溃疡收敛。内外合治，双管齐下，故收效快。

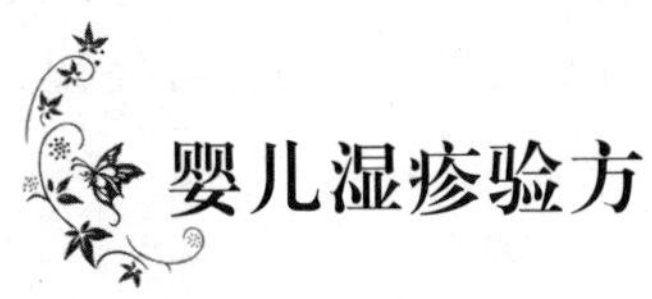

婴儿湿疹验方

祛风止痒汤

【药物组成】 苦参、黄连、黄柏各 15 g，蛇床子、地肤子、白鲜皮各 12 g，五倍子 10 g，白矾（冲）6 g，冰片（冲）2 g。

加减：瘙痒甚者，加防风 10 g；渗液较多者，加水杨梅 12 g，滑石粉 15 g。

【适用病症】 婴儿湿疹。

【用药方法】 每天 1 剂，加水 1 500 mL，煎 30 min，取药液 1 000 mL，待温度40 ℃左右，外洗患处，每天 2 次。连用 5 天为 1 个疗程。

【临床疗效】 此方加减治疗婴儿湿疹 139 例，治愈（皮肤光滑，皮疹消失）107 例，好转（皮肤流滋及癣疥症状改善）29 例，未愈（临床症状未见改善）3 例。总有效率 97.8%。

【验方来源】 彭锦芳. 祛风止痒汤治疗婴儿湿疹 139 例［J］. 广西中医药，1999，22（4）：27.

按：婴儿湿疹是婴儿期的异位性皮炎。本病属中医学奶癣、胎疮范畴。多由胎中热毒蕴结，后天饮食失调，脾运失常，湿热内蕴，外受风湿热邪，浸淫皮肤而致。治以清热利湿、祛风止痒为主。祛风止痒汤中的黄连、黄柏清湿热，泻火毒；苦参、蛇床子、白鲜皮清热燥湿，祛风止痒；地肤子清热解毒，祛风止痒；

土茯苓清热解毒除湿；白矾收敛止痒；冰片清热燥湿，行气活血；五倍子敛湿止痒。诸药合用，可使湿热清，瘙痒消，红肿退。

苦参薏苡黄连汤

【药物组成】　苦参、炒僵蚕、川萆薢、地肤子、蛇床子各3 g，薏苡仁、土茯苓各5 g，黄连、甘草各1.5 g，荆芥2 g，蝉蜕1 g。

加减：如奶癣表皮起白屑，便秘，唇白，舌淡，指纹色淡者，加当归5 g；若伴便溏、纳呆，舌淡、苔白者，加苍术3 g，炒白术5 g，滑石10 g；若痛痒难忍，哭闹不休者，用温开水1 000 mL，明矾30 g，调匀洗患儿面部。

【适用病症】　婴儿湿疹（奶癣）。临床表现为皮肤发红、干燥脱屑、奇痒，夜间更甚，吵闹不安，搔抓或与衣领、枕头摩擦后，则发生血疹和水疱，破后糜烂，滋水淋漓，滋水干后，渐渐结痂。严重者可蔓延至颈项胸腋等处，且反复发作。

【用药方法】　每天1剂，水煎，分数次服。连服5天为1疗程。

【临床疗效】　此方加减治疗婴儿湿疹（奶癣）38例，治愈（皮肤光滑，皮疹消失）21例，好转（皮肤流滋水及癣疥症状改善）15例，未愈（症状未见改善）2例。总有效率95%。

【验方来源】　叶金芳．苦参薏苡黄连汤治疗奶癣38例［J］．浙江中医杂志，2002（7）：297.

按：婴儿湿疹（奶癣）常见于1个月至2岁的小儿，好发于两腮及前额。本病当属风湿热毒之邪内蕴，外客于肌肤所致。急性者以风湿热毒之邪为主，慢性者多伴有血虚，乃病久耗血之故。治以清热解毒，疏风止痒，佐以健脾燥湿。苦参薏苡黄连汤中的苦参、薏苡仁、黄连健脾燥湿，清热解毒；荆芥、炒僵蚕祛风止痒；地肤子、土茯苓、蛇床子、川萆薢清热祛湿止痒；蝉蜕引药直达病所；甘草调和诸药。全方标本兼治，用于治疗婴儿湿疹（奶癣），可获得较好的疗效。

复方云南白药膏

【药物组成】　云南白药 12 g，冰硼散 6 g，青黛 10 g，黄柏 15 g，地塞米松 25 mg。

【适用病症】　婴儿湿疹。

【用药方法】　上药分别研成细末，混匀，加医用凡士林搅匀制成 90 g 备用。使用时，取药膏适量涂患处，每天 2 ~ 3 次。

【临床疗效】　此方治疗婴儿湿疹 80 例，痊愈（用药 5 ~ 7 天，瘙痒消失，皮疹消退或留有少量干痂）61 例，显效（用药 5 ~ 7 天，瘙痒及皮疹大部分消失）9 例，有效（瘙痒减轻，无新皮疹出现）7 例，无效（用药 2 周以上，皮疹无明显变化或加重）3 例。总有效率 96%。

【病案举例】　王某，男，2 岁。诊见：前额及面颊潮红，有淡黄色浆液渗出，少量淡黄色结痂。西医诊断为婴儿湿疹。用复方云南白药膏治疗 1 天后，渗出减少；3 天后面部皮肤恢复正常。

【验方来源】　王春霞．复方云南白药膏治疗婴儿湿疹 80 例［J］．中医药学报，1998，26（3）：52.

按：复方云南白药膏中的云南白药能活血化瘀，抗炎消肿；冰硼散清热解毒，消肿止痛，化腐生肌；黄柏、青黛清热燥湿，凉血泻火，解毒消肿；地塞米松抗菌消炎。诸药合用，共奏清热解毒、消肿燥湿、敛疮生肌之功效，用于治疗婴儿湿疹疗效较佳。

加味青黛散

【药物组成】　青黛、黄柏、黄连、石膏、滑石各等份。

【适用病症】　婴儿湿疹。

【用药方法】　上药共研细末和匀，装瓶备用。用时取鸡蛋清或麻油适量调药末敷患处。若糜烂流水者，则用药末干扑患处，早、晚各 1 次。用药期间患儿及乳母忌食腥辣刺激性食物。

【临床疗效】　此方治疗婴儿湿疹 30 例，治愈 27 例，好转 2 例，未愈 1 例。总有效率 96%。一般用到 7 天后，全部湿疹结痂脱落痊愈。

【验方来源】　陈文欣. 加味青黛散治疗婴儿湿疹［J］. 山东中医杂志，2001（4）：205.

按：中医学认为，婴儿湿疹为风湿热毒或胎火客于肌肤所致。本病以湿热为主，治以清热解毒渗湿止痒。加味青黛散具有清热解毒、渗湿止痒功效，而且外敷，可经皮肤吸收达到治疗目的，故疗效满意。

樟树叶汤

【药物组成】　新鲜樟树嫩枝叶 100 g。

【适用病症】　婴幼儿湿疹。

【用药方法】　将新鲜樟树嫩枝叶洗净，加水 1 500 mL，煎沸后再煎 10 min，去渣，将药液分成 3 份，每次取 1 份，每天 3 次外洗患处。待药温35 ℃左右擦洗，动作轻柔，痂片不可强行除去。药液以当天新鲜煎煮为佳。

【临床疗效】 此方治疗婴幼儿湿疹87例，均获治愈（湿疹创面全部愈合，结痂脱落）。治疗时间最短3天，最长6天。

【病案举例】 患儿，女，3个月，母乳喂养。发病已11天，初起在眉端、耳后出现散在红色小丘疹，逐渐蔓延至整个头皮、前额、面额和颈部等处，曾用可的松软膏外涂1周未见效。诊见：体形肥胖，头面部布满小丘疹和水疱，颈部略少些，头顶与前额糜烂成片，渗液较多，有黄色油腻痂片，耳前、颈部、枕部淋巴结肿大。用樟树叶煎汤外洗4天而愈。

【验方来源】 张连华. 樟树叶煎汤外洗治疗婴儿湿疹［J］. 新中医，1996（6）：50.

按：中医学认为，婴幼儿湿疹由外受风邪，湿热阻于肌肤所致。用樟树叶治疗婴儿湿疹，取其祛风、解毒、化湿之功效，对症而治，故取得满意的效果。此法简便易行，药源广，无刺激性，无副作用，且患儿易于接受。

旱莲草单方

【药物组成】 旱莲草鲜品适量，或干品50 g。

【适用病症】 婴幼儿湿疹。

【用药方法】 将鲜旱莲草洗净后绞取药液，装入容器内加盖放在锅内蒸15～20 min备用。或用旱莲草干品水煎取药液。待药液冷却后，用棉签蘸取药液涂搽或外敷患处，每天数次。对于重症患儿应注意食物调配，并可辅助使用抗过敏药物。

【临床疗效】 此方治疗婴幼儿湿疹有良好的效果，一般在用药2～3天后患处渗液明显减少、结痂，瘙痒减轻，1周左右皮损痊愈。

【验方来源】 陈刚庆. 旱莲草治疗婴幼儿湿疹［J］. 中医杂志，2004，45（1）：11.

按：婴幼儿湿疹是临床常见的皮肤病。本病属中医学胎疮范畴。多因湿热内蕴，外发于肌肤所致。治以清热利湿为主。用旱莲草治疗本病对皮肤无刺激性，方法简单，疗效可靠。

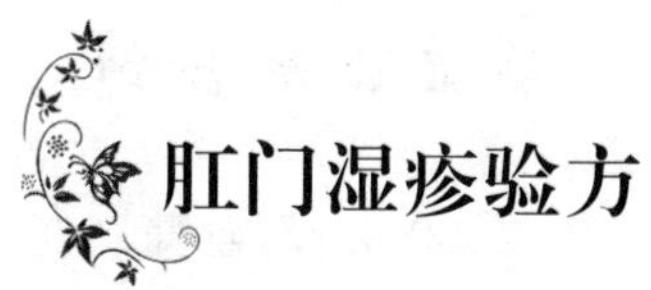

肛门湿疹验方

苦　参　汤

【药物组成】　苦参 60 g，蛇床子、鹤虱、大枫子、地肤子、白鲜皮、黄柏、大黄、徐长卿各 30 g，百部 13 g，硫黄 10 g，露蜂房 15 g。

加减：急性期，加枯矾 20 g；亚急性期，加芒硝 15 g；慢性期，加黄芪 30 g。

【适用病症】　肛门湿疹。临床表现为急性期见肛周糜烂渗出，瘙痒疼痛；亚急性期见肛周皮肤苍白粗糙、潮湿；慢性期见肛周皮肤增厚起皱，表面有皲裂及抓痕，严重瘙痒。

【用药方法】　每天 1 剂，水煎，取药液先熏后洗患处。7 天为 1 个疗程。

【临床疗效】　此方加减治疗肛门湿疹 24 例，治愈 19 例，好转 5 例。总有效率 100%。

【验方来源】　李聪民. 苦参汤熏洗治疗肛门湿疹 24 例［J］. 吉林中医药，2001，21（2）：29.

按：肛门湿疹属中医学湿疮范畴。本病多为风湿热下注肛门所致。治宜祛风除湿，清热解毒，杀虫止痒。苦参汤中的苦参、蛇床子、黄柏、白鲜皮清热燥湿解毒；大枫子、露蜂房祛风攻毒；大黄、徐长卿清湿热，破积行瘀，解毒消肿，温经通络；百部、硫黄、地肤子、鹤虱杀虫止痒。诸药合用，共奏清热除湿、祛风止痒之功效，用于治疗肛门湿疹疗效佳。

祛湿止痒合剂

【药物组成】 苦参 30 g，石菖蒲、九里光、黄柏、蛇床子、马齿苋、艾叶、苦楝皮、地肤子各 20 g，芒硝（后下）50 g，花椒、苍术各 15 g。

【适用病症】 肛门湿疹。临床表现为肛周潮湿、糜烂、瘙痒较甚，有分泌物渗出，皮疹呈多形性，易复发，且皮肤易发生辐射状破裂，并伴有色素减退。

【用药方法】 每天 1 剂，水煎，取药液，再加入芒硝搅拌溶解，倒入瓷盆中，待温度适宜时坐浴擦洗，每天早、晚各 1 次，每次 10 ~ 15 min。

【临床疗效】 此方治疗肛门湿疹 122 例，痊愈（肛门瘙痒已止，肛周皮疹及糜烂消失，肛周皮色恢复正常，随访 1 年无复发）113 例，显效（肛门瘙痒已止，肛周皮疹及糜烂消失，但肛周皮肤尚有少量色素沉着，随访 1 年无复发）2 例，有效（肛门瘙痒减轻，肛周皮疹及糜烂基本消失，但有大量色素沉着，随访 1 年复发）6 例，无效（治疗后诸症状无改善）1 例。总有效率 99. 2% 。

【验方来源】 张尚平，张崇泉，邵国强，等. 祛湿止痒合剂治疗肛门湿疹 122 例临床观察［J］. 湖南中医杂志，2001，17（5）：21.

按： 肛门湿疹是常见的过敏性皮肤病。本病属中医学肾囊风、顽湿等范畴。其病机以湿邪为主。治以清热祛湿为主。祛湿止痒合剂中的苦参、石菖蒲清热、燥湿、杀虫；花椒除湿、杀虫；苍术清热燥湿；九里光行气祛风、除湿，为治皮肤瘙痒之要药；蛇床子祛风燥湿、杀虫；黄柏清热燥湿，泻火解毒，专清下焦湿热；马齿苋清热解毒；苦楝皮清热燥湿、杀虫；艾叶主治痈疡、疥癣；地肤子祛皮肤中积热，除皮肤外湿痒；芒硝泻热润燥。诸药合用，共奏清热解毒、除湿止痒之功效，用于治疗肛门湿疹疗效满意。

黄柏苦参擦剂

【药物组成】　黄柏、苦参、大黄各 20 g，花椒、苍术、蛇床子、白芷各 15 g。

【适用病症】　肛门湿疹。临床表现为肛周潮湿、糜烂、渗液，或肛周皮肤粗糙肥厚，有辐射状皲裂。

【用药方法】　上药共研细末后用布包，放入5 000 mL陈醋浸泡，密封 3 个月后弃渣取液，瓶装备用。用时先清洁患处，糜烂、渗液较多者，予黄柏苦参擦剂，每天 3 次；若肛周皮肤粗糙、肥厚、皲裂明显者，先用黄柏苦参擦剂搽患处，待干后用黄柏止痒膏（黄柏、枯矾、冰片、煅石膏各等份研末，加入凡士林油，按 1∶4 的比例调成膏状），早、晚各 1 次。15 天为 1 个疗程。

【临床疗效】　此方治疗肛门湿疹 36 例，痊愈（肛门瘙痒止，肛周皮肤及糜烂消失，肛周皮色恢复正常，追访 1 年无复发）29 例，显效（肛门瘙痒止，肛周皮疹及糜烂消失，但尚有少量色素沉着，1 年无复发）3 例，有效（肛门瘙痒消失，皮损消失或缩小，1 年后有复发）4 例。总有效率 100%。

【病案举例】　刘某，女，39 岁。近 3 个月来肛门瘙痒难忍，夜晚加重，抓破后有黄色液体溢出，浸湿内裤，每晚用高锰酸钾液坐浴，外用皮炎平霜，仍未能缓解。诊见：肛门处皮肤糜烂、潮湿，有红色丘疹，渗液浸淫，经用黄柏苦参擦剂涂抹患处，3 天痒止，10 天病愈。

【验方来源】　李小亚. 黄柏苦参擦剂治疗肛门湿疹 36 例

[J]. 天津中医，1999，16（4）：38.

按：肛门湿疹是常见的皮肤病，其皮损呈多形性，具有剧烈瘙痒、病程缠绵难愈的特点。中医学认为，本病多因湿热聚集，蕴酿成毒，浸淫皮肤，下注而成。治以清热解毒、利湿止痒为主。黄柏苦参擦剂中的黄柏、苦参清热利湿；大黄泻火解毒；苍术、蛇床子、花椒燥湿杀虫止痒；白芷祛风止痒。诸药合用，共奏清热利湿之功效，疗效显著。

苦 柏 汤

【药物组成】 苦参、黄柏、白鲜皮各 30 g，明矾 20 g，蝉蜕、苍术各 10 g。

【适用病症】 肛周湿疹。

【用药方法】 每天 1 剂，加水3 000 mL，煮沸后再煎 20 min，取药液倒入盆中，趁热先以热气熏肛门，待水温适宜后坐浴，每次 20 min，每天 1 ~2 次。

【临床疗效】 此方治疗肛周湿疹 158 例，全部治愈，一般用药 3 天瘙痒消失。总有效率 100%。

【病案举例】 李某，男。肛门瘙痒，抓后有黏液，反复发作 3 年。近日复发加剧，伴肛门疼痛 1 周。诊见：肛周皮肤潮红、糜烂，有多条放射状裂痕，渗少量血液；舌质红、苔薄黄，脉弦。西医诊断为慢性肛周湿疹。中医辨证为脾胃湿热下注肛门。治以疏风利湿，清热解毒。方用苦柏汤坐浴，每天 2 次。治疗 3 天后，肛门瘙痒消失，疼痛减轻。继续治疗 12 天，症状消失，肛门裂痕生长良好，皮肤颜色正常。

【验方来源】 邓少华. 苦柏汤坐浴治疗肛周湿疹 158 例[J]. 吉林中医药，2000，20（2）：41.

按：肛周湿疹多次反复发作，以湿邪为其主要病机。苦柏汤以苦参、黄柏清热燥湿止痒；白鲜皮、苍术祛湿止痒；蝉蜕清热疏风；明矾利湿止痒。诸药合用，共奏清热燥湿之功效，用于治疗难治性肛周湿疹有较好的疗效。

清热燥湿方

【药物组成】　苦参、黄柏、黄芩、枯矾、苍术、地肤子、白鲜皮、芒硝各 30 g，冰片 6 g。

【适用病症】　肛门湿疹。

【用药方法】　每天 1 剂，水煎 30 min，取药液约2 000 mL，趁热先熏后洗肛门局部，每天 3 次。3 周为 1 个疗程。由痔、脱肛引起者，先彻底治疗痔、脱肛后，再用本方熏洗肛门局部。

【临床疗效】　此方治疗肛门湿疹 80 例，治愈（肛周皮肤无瘙痒、渗出、糜烂、结痂，肛周皮肤颜色正常，增厚皮肤变薄）75 例，好转（肛周皮肤无瘙痒、渗出、糜烂，有脱屑，皮肤颜色未恢复正常）5 例。总有效率 100% 。

【验方来源】　贾钰斌. 自拟清热燥湿方外治肛门湿疹［J］. 江西中医药，2001（4）：34.

按：中医学认为，湿邪有内湿、外湿之分。因皮肤为人体的外卫，湿邪侵犯，首当其冲。肛门部常掩藏于衣裤之内，易出汗，故肛门湿疹以外湿引起为多，但外湿常与内湿相合致病，湿邪侵入肌肤郁结不散，与气血相搏，可发生皮疹、瘙痒、渗液等，而且湿邪黏腻，留着难去，病经常趋于下。《医宗金鉴》云："此证初如粟米，而痒兼痛，破流黄水，浸淫成片，随处可生。由脾胃湿热，外受风邪，相搏而成。"因此，肛门湿疹的病因病机为湿热下注，血虚夹风。治以清热燥湿为主，解毒祛风为辅。清热燥湿方中的苦参苦寒清热燥湿、杀虫；黄柏、黄芩清湿热解毒；枯矾收敛燥湿，解毒止血；苍术燥湿健脾祛风；地肤子除湿热，祛风止痒；白鲜皮清热解毒，祛风利湿；芒硝泻热通便，润燥软坚；冰片散热止痛。现代药理学研究表明，苦参有抗多种皮肤真菌的作用；黄芩、黄柏、白鲜皮、地肤子对皮肤真菌有抑制作用；苍术含有大量维生素 A 和维生素 C，对皮肤角化症、软骨病等皆有治疗作用。诸药合用，共奏清热燥湿、解毒祛风之功效，用于治疗肛门湿疹有较好的疗效。

复方地榆洗剂

【药物组成】　生地榆 60 g，马齿苋、黄柏、苦参、土茯苓、五倍子、百部各 30 g，明矾 20 g。

【适用病症】　急性肛周湿疹。

【用药方法】　每天 1 剂，加水2 000 mL，煮沸 10 min，将药液滤出，趁热先熏患处，待药液适温后，用干净小毛巾蘸药液轻轻搽洗患处，随后坐浴，每次 30 min，每天 2 次。坐浴后，待患处自然晾干，将氯霉素针剂 2 支（每支 2 mL）加入氧化锌糊膏中混合搅匀，涂于患处，然后外扑少许滑石粉，每天涂药 2 次。一般治疗 2 周。用药期间忌用热水烫洗和肥皂等刺激物洗涤患处；避免搔抓；忌食辛辣食物及鸡、鸭、牛、羊肉、海鲜等发物；内裤要清洗干净，以纯棉、宽松为宜；避免过度疲劳及精神刺激。

【临床疗效】　此方外洗治疗急性肛周湿疹 56 例，治愈（皮损恢复正常，不痒或有极轻微的痒感）44 例，显效（85% 皮疹恢复正常，损害趋近痊愈，轻度瘙痒）6 例，有效（75% 皮疹处于正常，余下损害略有渗出，瘙痒感尚能忍受）4 例，无效（连续治疗 2 周，病情无好转）2 例。总有效率 98.21% 。

【验方来源】　王娟，丁郁，刘晓莉．中西医结合外治急性肛周湿疹 56 例［J］．陕西中医，2001，22（3）：159.

按：肛周湿疹是由多种内外因素引起的具有明显渗出物倾向，病变局限于肛门周围的皮肤炎症反应。发病多为禀赋不耐，加之湿热内蕴，外感风邪，风、湿、热邪相搏，浸淫肌肤而成，其中湿是其主要因素。由于湿邪黏腻、重浊、易变，治疗总以祛湿为先。复方地榆洗剂中的生地榆、马齿苋泻火解毒，具有收敛作用；土茯苓、五倍子、明矾除湿热，具有消肿作用；黄柏、苦参、百部清热燥湿，具有杀虫止痒作用。诸药合用，共奏清热燥湿、泻火解毒、杀虫止痒之功效。采用坐浴方式使药物能够直接接触到患处，杀灭细菌，促进炎症消退，加快局部新陈代谢，促进患处愈合，故疗效显著。

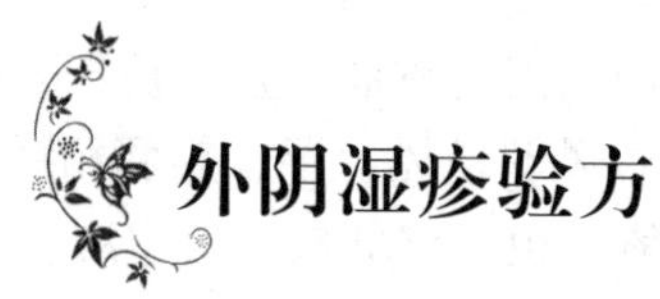

外阴湿疹验方

茯　苓　汤

【药物组成】　茯苓 15 g，白术、当归、赤芍各 12 g，丹参、荆芥、连翘各 9 g。

【适用病症】　外阴湿疹。临床表现具有多形性皮疹及渗出倾向，伴剧烈瘙痒，易反复发作，并有不同程度的外阴灼热、疼痛。检查见外阴（以大阴唇及阴阜周围、后联合处为主）潮红、散在针头大小丘疹或丘疱疹，呈对称分布，由于搔抓或热水烫洗造成点片状糜烂、渗出、结痂，并向周围蔓延，与正常皮肤无明显界限；阴道不红，壁光滑，分泌物不多，分泌物常规涂片检查未见滴虫、霉菌、淋菌及其他病原菌。

【用药方法】　每天 1 剂，水煎 3 次。第 1、2 煎分早、晚服。第 3 煎取液 2 000 mL，待药液温度适宜时坐浴，每次 15 min，每天 2 次。15 天为 1 个疗程。

【临床疗效】　此方治疗外阴湿疹 35 例，治愈（皮损全部消退，临床症状消失）17 例，有效（皮损消退 30% 以上）16 例，无效（皮损无明显改善或消退不足 30%）2 例。

【验方来源】　刘玮，姚慕昆．茯苓汤治疗外阴湿疹 35 例［J］．浙江中医杂志，2001（4）：154.

按：外阴湿疹是发生于阴部及肛门的皮肤炎症，其发病机制主要是Ⅳ型变态反应。中医学认为，本病常因饮食失节或过食腥发之品伤及脾胃，脾失健运，导致湿从内生，郁久而生热，湿热充于腠理，与外邪相搏，发于下阴，侵淫肌肤而成本病。由于湿性重浊黏腻，故缠绵不愈，反复发作，湿热郁久，易耗血伤阴，化燥生风。治以健脾利湿、祛风凉血为主。茯苓汤中的茯苓、白术健脾化湿；当归、丹参、赤芍养血凉血；荆芥、连翘凉血祛风。除内服外，并取药液坐浴，可使药液直达病所，提高疗效。现代药理研究亦证明，茯苓具有较强的抗变态反应作用，当归、赤芍、荆芥、连翘对变态反应性接触性皮炎有显著抑制作用，当归能抑制多种致炎剂引起的急慢性炎症反应，降低血管通透性。诸药合用，内调外治，可有效抑制变态反应，促进组织的再生修复，故治愈率提高，复发率降低。

消疹汤

【药物组成】 苦参、蝉蜕、蛇床子、紫草、土茯苓、白花蛇舌草、荆芥、防风、白鲜皮各 20 g，冰片（后兑入）2 g。

加减：急性期伴有局部感染者，加蒲公英、败酱草、紫花地丁各 30 g；慢性苔藓样变者，加当归、白芷、刺蒺藜各 20 g。

【适用病症】 妇女外阴湿疹。急性期表现为外阴呈弥漫性潮红、糜烂，局部灼热、剧痒，触痛明显；慢性期表现为外阴皮肤瘙痒、干燥、增厚、粗糙，色素沉着或脱失，或苔藓样硬化，亦可有散在丘疹或丘疱疹。

【用药方法】 每天 1 剂，水煎外洗，每天 2 次，每次15～20 min。10 天为 1 个疗程。急性期用消疹汤药液待水温适宜时坐浴，并选龙胆泻肝汤加减内服（药用龙胆草 20 g，柴胡、黄柏、泽泻、当归、车前子各 10 g，栀子 12 g。带下量多色黄臭秽者，加野菊花、蒲公英、败酱草各 20 g；灼热疼痛甚者，加没药、延胡索各 10 g）；慢性期用消疹汤药液趁热先熏后坐浴，并选用桃红四物汤加味内服（药用当归 15 g，川芎、白芍、熟地黄、牡丹皮、泽泻、桃仁、红花、紫草各 10 g。痒甚者，加白鲜皮、蛇床子、地肤子各 15 g；黄水淋漓者，加薏苡仁 20 g，萆薢 15 g，贯众 10 g）。

【临床疗效】 此方治疗妇女外阴湿疹 40 例，治愈（临床症状消失，皮损完全消退）35 例，好转（临床症状减轻，皮损范围缩小）5 例。总有效率 100%。

【病案举例】 胡某，女，24 岁。4 天前突发外阴不适，自用药物外洗后未见好转，且症状加重。诊见：外阴瘙痒，呈弥漫性潮红，组织肿胀明显，成簇分布小水泡、脓疱及糜烂面，上覆以脓苔，局部触痛明显；阴道黏膜充血，分泌物多、色黄；口苦咽干，心烦胸闷，舌红、苔黄腻，脉滑。西医诊断为外阴湿疹。中医辨证属肝经湿热。方用消疹汤加蒲公英、野菊花、败酱草、紫花地丁各 30 g，水煎取药液温后坐浴。同时内服龙胆泻肝汤加减。治疗 10 天后病愈。

【验方来源】 陈凤玉. 中药外熏内服治疗妇女外阴湿疹［J］. 湖北中医杂志，2003，25（8）：42.

按：外阴湿疹是常见的过敏性炎症性皮肤病。本病属中医学阴痒范畴。其病因多为肝经湿热下注，脾虚湿浊内盛，湿热互结下注，伤及任带二脉，带下量多浸渍阴部致阴痒、糜烂而成湿疹；或因肝肾阴虚，精亏血少，血虚化燥生风，外阴肌肤失润。由于湿疹病程较长，且易反复发作，故治宜内外合治，以抑制外阴炎症，减轻局部细胞肿胀。此外，治疗的同时应加强预防与调护，避免接触过敏源，忌食辛辣食品。

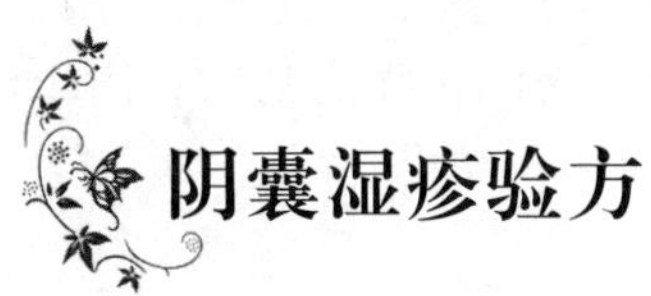

阴囊湿疹验方

湿 疹 方 Ⅱ

【药物组成】 野菊花 100 g，鱼腥草 50 g，苦参 30 g，地肤子、白鲜皮、蛇床子各 20 g，苍术、黄柏、黄芩、龙胆草各 15 g，白矾 5 g，食盐、硫黄各 10 g。

【适用病症】 阴囊湿疹。临床表现为阴囊反复发作瘙痒、对称性多形性皮损，如红斑、丘疹、水疱，溃破后有糜烂、渗液，继而形成结痂、脱屑等。

【用药方法】 每天 1 剂，水煎 2 次。将 2 次药液混合约 2 000 mL，每次1 000 mL，趁热先熏，待水温适宜时浸洗坐浴 30 min，每天 2 次。10 天为 1 个疗程。

【临床疗效】 此方治疗阴囊湿疹 25 例，治愈（皮疹全部消退，瘙痒消失，半年后无反复）15 例，显效（皮疹全部消退，但仍有微痒，1 个月后瘙痒消失，半年后无反复）5 例，有效（皮疹大部分消退，但仍有瘙痒，半年后无反复）3 例，无效（皮疹变化不明显，但瘙痒减轻）2 例。总有效率 92%。

【验方来源】 石滨莹，吴效军. 中西医结合治疗阴囊湿疹 25 例［J］. 中医药学报，1998，26（5）：22.

按： 阴囊湿疹属中医学肾囊风、绣球风等范畴。本病多由风、湿、热邪蕴结阴囊而成。治以养血祛风、清热解毒、利湿止痒为主。湿疹方中的野菊花、鱼腥草、苦参具有清热解毒、燥湿作用；地肤子、白鲜皮、蛇床子有清热燥湿、祛风止痒之功效；

苍术燥湿健脾，祛风湿；黄柏、黄芩、龙胆草清热燥湿。诸药合用，共奏清热解毒、燥湿止痒之功效，用于治疗阴囊湿疹疗效显著。

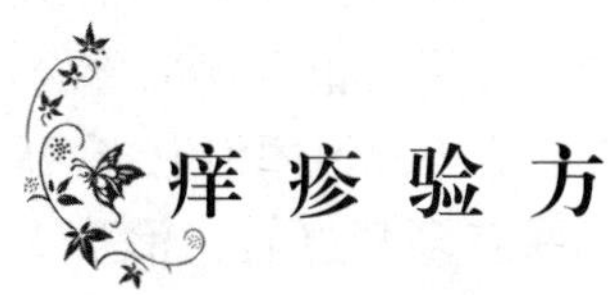

痒疹验方

紫银丹饮

【药物组成】　紫草、防风、白鲜皮、地肤子各 12 g，银柴胡、牡丹皮各 15 g，荆芥 10 g，蝉蜕、甘草各 6 g。

加减：阴虚火旺者，加黄柏、知母；皮肤继发感染、湿疹者，加苦参、木通；失眠者，加珍珠母、远志；胃肠功能失调者，加紫苏梗、陈皮。

【适用病症】　痒疹。临床表现以皮肤瘙痒为主要症状，可见丘疹、风团及结节样皮损。

【用药方法】　每天 1 剂，水煎 2 次，分早、中、晚温服。5 天为 1 个疗程。

【临床疗效】　此方加减治疗痒疹 35 例，治愈（瘙痒完全消失，丘疹、风团、小结节逐渐消退）26 例，好转（瘙痒明显减轻，丘疹、风团、小结节减少）7 例，无效（瘙痒、丘疹、风团及小结节无明显变化）2 例。总有效率 94.3%。

【病案举例】　王某，女，39 岁。3 年前开始反复出现面部、躯干部及四肢剧烈瘙痒，伴有丘疹、风团及结节性皮损，自行购买多种外用擦剂外擦，内服扑尔敏、息斯敏等，无明显效果，病程常迁延月余方能逐渐减轻。此后，每年均发病1 ~ 2 次。诊见：面部有红色风团，四肢、躯干有丘疹、风团及结节样皮损，色红或暗红，有明显抓痕及血痂，并有散在性色素沉着斑，伴心烦，寐差多梦，舌体偏瘦、舌质稍红、苔薄微黄，脉弦数。西医诊断为痒疹。中医辨证属风热血热蕴于肌肤。治以清热祛风、凉血活血止痒。方用紫银丹饮加珍珠母 20 g。服 3 剂后，瘙痒基本消失，面部、躯干部风团消退，四肢、躯干部丘疹、结节明显减少，心烦、寐差多梦好转；治疗 5 天后，皮损基本痊愈，仅留抓痕及色素沉着斑。

【验方来源】 刘志蓉. 紫银丹饮治疗痒疹 35 例［J］. 四川中医，2001（10）：57.

按：痒疹是一种瘙痒剧烈，以风团样丘疹、小结节为基本损害的皮肤病，发病部位广泛，可发于四肢、躯干及面部，与变态反应有关，或与饮食、虫咬、药物过敏以及营养不良、卫生条件差、病灶感染、遗传、胃肠功能障碍、内分泌失调、神经精神因素有关。中医学认为，本病的病因病机主要责之于风热、血热、血瘀。本病初期皮肤呈干性，多因血热、风热，郁蒸于肌肤，因病位在血分，治以清热凉血、祛风止痒为主。但因气滞血凝、血热成瘀，故活血化瘀也是治疗本病的重要方法之一。紫银丹饮中的紫草、银柴胡、牡丹皮能清血分之热，其中紫草尤为治疗血热斑疹痘毒的良药，有凉血活血、解毒化瘀透疹的功效。三药合用，凉血清热、化瘀解毒透疹功效更著。因痒自风来，止痒必先疏风，故配伍荆芥、防风、蝉蜕开发腠理，透解风邪；白鲜皮、地肤子止痒治其标；甘草解毒调和诸药。诸药合用，共奏凉血化瘀、疏风清热、解毒透疹止痒的功效，用于治疗痒疹，疗效颇佳。

凉血消风汤

【药物组成】 何首乌、生地黄各 30 g，赤芍 15 g，牡丹皮、荆芥、防风、苦参、木通、酸枣仁各 10 g，白鲜皮、刺蒺藜、地肤子各 20 g，大枫子 3 g，甘草 5 g。

【适用病症】 痒疹。

【用药方法】 每天 1 剂，水煎 3 次。第 1、2 煎取药液混合，分早、中、晚服；第 3 煎加适量水煎取药液，待温度适宜时加少许食盐，洗浴患处。10 剂为 1 个疗程。

【临床疗效】 此方治疗痒疹 40 例，痊愈 30 例，显效 6 例，有效 2 例，无效 2 例。总有效率 95%。

【验方来源】 吴宽超，张菁华. 凉血消风汤治疗痒疹 40 例 [J]. 四川中医，1999，17（5）：42.

按：中医学认为，痒疹多因血热内蕴，五志化火，化热动风而发病。治以清热凉血、消风止痒为主。凉血消风汤中以何首乌、生地黄、赤芍、牡丹皮、苦参、木通等清热凉血；白鲜皮、刺蒺藜、地肤子、大枫子、木通清热利湿止痒；荆芥、防风疏风解表透疹；酸枣仁养心安神，甘草调和诸药。诸药合用，共奏清热凉血、利湿止痒之功效，用于治疗痒疹疗效满意。

结节性痒疹验方

凉血熄风止痒汤

【药物组成】　白花蛇舌草、白茅根、白鲜皮各 30 g，黄芩、金银花各 15 g，紫草、黄连、黄柏、地肤子、防风、连翘、牡丹皮、刺蒺藜各 10 g。

加减：剧痒者，加水牛角粉（冲服）10 g，或熊胆粉；若下肢皮损结节瘀斑多、舌苔白腻、脉濡缓，表现为湿盛者，加苦参、土茯苓；夜寐不安者，加茯神、远志、夜交藤、合欢皮。

【适用病症】　结节性痒疹。临床表现皮损多见于四肢伸侧及手足背部，亦可见于腰围、臀部，孤立存在，一般不相融合的增厚结节，自觉阵发性剧痒，常因瘙痒抓破出血而结血痂，周围色素增加，舌质红、苔黄，脉滑或弦数。

【用药方法】　每天 1 剂，水煎 2 次。将 2 次药液混合后，分早、晚空腹服。同时配合中药外洗方（花椒、黄柏、蛇床子、百部、川芎、丹参、苍术各 15 g，枯矾 10 g），水煎，取药液，待温，洗患处，每天 3 次。

【临床疗效】　此方加减治疗结节性痒疹 25 例，痊愈（皮损完全消退，体征消失）4 例，显效（皮损和体征消退 80% 以上）6 例，好转（皮损和体征消退 50% 以上）12 例，无效（皮损和体征无缓解，甚至加重）3 例，总有效率 88%。

【病案举例】　岳某，男，50 岁。两下肢皮疹瘙痒反复发作 3 年，加重 1 周。诊见：双下肢可见紫色斑块，局部因瘙痒而搔抓呈血痂状，或呈增厚结节，周围色素增加，寐差，舌红、苔黄，脉弦数。西医诊断为结节性痒疹。中医诊断为痒风，证属血热风燥型。治宜清热解毒、凉血熄风止痒。方用凉血熄风止痒汤去金银花、连翘，加夜交藤、丹参各 30 g，苦参、土茯苓各 15 g，苍术、赤芍各 10 g。配合中药外洗方。用药 5 天后，皮肤瘙痒明显消除，寐安；继续内服、外洗 10 天，皮疹消退，下肢结节性痒疹痊愈。随访 3 个月无复发。

【验方来源】 康景华. 凉血熄风止痒汤治疗结节性痒疹 25 例［J］. 江苏中医，2001（9）：33.

按：结节性痒疹是好发于四肢伸侧并伴有剧痒的结节性、慢性炎症性皮肤病。本病属于中医学痒风范畴。中医学认为，本病因风邪为患，而血热是引起风邪的根本原因。当感受风邪，或阳盛阴虚，或寒邪入里化热，或情志内伤，郁而化火，或过食辛辣，蓄积为热，使体内阳热过盛，引起血热血燥而生风。由于血分伏热，或风热内蕴不能外泄，致皮肤出现增厚结节、瘀斑成块，剧烈的瘙痒常影响睡眠与工作。此时宜清热解毒凉血为先，兼以祛风。凉血熄风止痒汤中用白花蛇舌草、黄芩、黄连、黄柏、金银花、连翘清热解毒；牡丹皮、白茅根、紫草凉血化瘀；白鲜皮、地肤子、刺蒺藜、防风祛湿止痒。若瘙痒剧烈，为风湿内蕴，可加水牛角粉、熊胆粉以凉血熄风；若下肢结节瘀斑多，或舌苦白腻，多为兼夹湿邪，可加苦参、土茯苓等除湿祛风。诸药合用，共奏清热解毒、凉血熄风止痒之功效，用于治疗结节性痒疹有较好的疗效。

银地参芍祛风止痒汤

【药物组成】 荆芥、防风、三棱、莪术、赤芍各 9 g，生地黄、刺蒺藜各 30 g，金银花、苦参各 15 g。

【适用病症】 结节性痒疹。

【用药方法】 每天1剂，水煎服。并配合口服西药特非那丁每次60 mg，每天2次；谷维素每次20 mg，每天3次。外用复方地塞米松霜。10天为1个疗程，一般治疗3个疗程。

【临床疗效】 此方治疗结节性痒疹32例，痊愈（瘙痒感消失，皮损消退）12例，显效（瘙痒感减轻，无新发皮损，皮损消退70%以上）14例，有效（瘙痒感减轻，偶有新发皮损，皮损消退30%以上）3例，无效（仍瘙痒，皮损消退30%以下）3例。总有效率81.25%。

【验方来源】 曾桂林. 中西医结合治疗结节性痒疹32例疗效观察［J］. 江西中医药，2002，33（6）：30.

按：结节性痒疹是常见的难治性皮肤病之一。中医学认为，本病是湿邪风毒凝聚，经络阻隔，气血凝滞，形成结节而作痒。治宜疏风止痒、活血化瘀软坚。银地参芍祛风止痒汤中的生地黄养阴清热；金银花清热解毒；荆芥、防风祛风胜湿；赤芍、三棱、莪术活血化瘀；苦参清热燥湿；刺蒺藜祛血中之风、活血止痒。诸药合用，共奏清热解毒、活血软坚、祛风止痒之功，用于治疗结节性痒疹，可获理想的疗效。

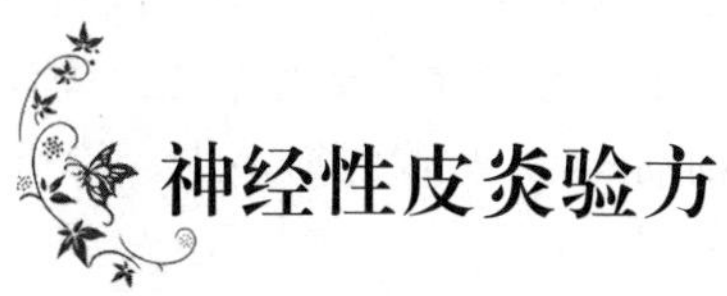

神经性皮炎验方

复方轻冰膏

【药物组成】 轻粉 15 g，樟脑、薄荷脑各 5 g，冰片、硫黄、枯矾、花椒各 10 g，地塞米松 20 mg，凡士林 30 g。

【适用病症】 局限性神经性皮炎。

【用药方法】 将上述前 8 种药分别研成极细粉末后混匀（不能同时一起研末，因冰片与其他几种药物相混易成团块，不易研细），再与凡士林混合调成糊膏状即得。用法：暴露皮损部位，常规消毒，将该药膏直接涂搽于皮损上，厚度以盖过皮损为宜，再外贴较皮损稍大之塑料薄膜，最后用薄层纱布覆盖固定。夏季可不用塑料薄膜，只需用薄层纱布覆盖避免沾污衣物。每隔 1 天换药 1 次，换药时皮损表面无需清洗，即可继续换药，7 次为 1 个疗程，共治疗 6 个疗程。

【临床疗效】 此方治疗局限性神经性皮炎 52 例，痊愈（皮损全部消退，留有色素沉着，自觉症状消失）43 例，显效（皮损大部分消退，自觉症状基本消失）3 例，好转（皮损缩小变薄，瘙痒减轻）4 例，无效（治疗后皮损和自觉症状无改善）2 例。总有效率 96.2%。一般换药 3～4 次后，瘙痒即明显减轻或消失，皮损变薄、缩小。使用该药之初，全部患者均有轻微刺痛感，4 天左右自动消失。

【病案举例】 王某，男，55 岁。颈后及两侧颈项剧痒、皮肤肥厚、苔藓样改变明显，持续 5 年，影响工作和睡眠，经中西医多种方法治疗无明显效果。全身一般情况良好，西医诊断为局限性神经性皮炎。用复方轻冰膏治疗 8 天后瘙痒大减，皮损逐日变薄、缩小，脱细屑；24 天后皮损消退、痒感消失。随访 3 年未复发。

【验方来源】　魏玲，苑贵毕，李盛华. 复方轻冰膏治疗局限性神经性皮炎疗效观察［J］. 新中医，1996（6）：48.

按：复方轻冰膏中的轻粉、冰片清凉止痒、解毒止痛；枯矾收敛止痒止痛；花椒、硫黄杀虫抗菌止痒；樟脑、薄荷脑抗菌镇痛，清凉止痒；地塞米松有抗炎、抗过敏的作用；调和诸药的凡士林可提高病变组织的柔软度，有助于诸药更好地发挥治疗作用。诸药合用，具有清凉止痒、解毒杀虫、收敛止痛及抗炎抗过敏抗毒的作用。另涂药后再用塑料膜覆盖可增加药物作用的时间，利于药物的透入，促使局部炎症浸润消散。但使用该药之初，局部有轻微刺痛，无需中断治疗，亦无需进行任何处理。因此，复方轻冰膏治疗局限性神经性皮炎疗效好。此外，该药膏有一定毒性，不能入口。患者的患部继发感染时和妊娠期忌用。治疗期间及初愈阶段禁食羊肉、狗肉、鱼虾，忌食辛辣之品和饮酒，并嘱患者避免过度搔抓、摩擦和用热水及肥皂烫洗。

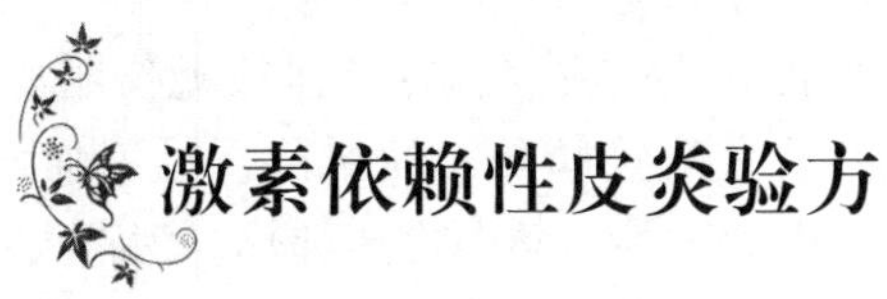

激素依赖性皮炎验方

凉血清肺饮

【药物组成】 黄芩、桑白皮各 20 g，栀子、金银花、菊花、生地黄、牡丹皮、赤芍、蝉蜕各 15 g，石膏、白鲜皮各 30 g，甘草 10 g。

【适用病症】 面部激素依赖性皮炎。临床表现有面部长期外用糖皮质激素病史，有激素依赖性，面部皮损为弥漫性红斑、红色丘疹，毛细血管扩张，干燥，有糠秕样鳞屑，色素加深，伴有瘙痒、灼热或紧绷感。

【用药方法】 每天 1 剂，水煎 2 次。将 2 次药液混匀，分早、中、晚服。另用本方 2 剂，制成浓缩药液 500 mL 封装备用。使用前先将面部用温水清洁后，取备用药液 50 mL 加倒模粉适量调成糊状，敷于面部，20 ~ 30 min 取下，每周做 2 次。1 周为 1 个疗程，治疗 4 个疗程。

【临床疗效】 此方内服外治治疗面部激素依赖性皮炎 36 例，治愈（皮损全部消退，自觉症状消失，停药后无复发）19 例，有效（皮损消退 50% 以上，自觉症状消失，停药后可有复发）16 例，无效（皮损消退不足 30%，自觉症状无明显减轻）1 例。总有效率 97.2%。

【验方来源】 张兴苹. 自拟凉血清肺饮治疗激素依赖性皮炎［J］. 中国医药学报，2000，15（6）：78.

按： 面部变态反应性皮肤病因长期反复使用糖皮质激素，可导致皮质激素依赖性皮炎。中医学认为，本病多因肺胃积热，上蕴于面，郁于肌肤所致；或因湿热、血热耗伤阴血，血虚风燥，肌肤失养而成。治宜清宣肺热，祛风除湿，凉血解毒，活血散瘀。凉血清肺饮中的黄芩、桑白皮清肺热，泻毒火；栀子、石膏凉血解毒，清泻三焦之热；生地黄、牡丹皮、赤芍凉血滋阴，活血散瘀；金银花、菊花清热解毒；甘草调和诸药。本方内服与外用结合，有消炎脱敏、镇静止痒等作用，用于治疗面部激素依赖性皮炎，疗效显著。

二　草　汤

【药物组成】　紫草、茜草、牡丹皮、赤芍各 15 g，白茅根 30 g，黄芩、桑白皮各 10 g。

加减：急性发作期面部红肿者，加猪苓、六一散（滑石、甘草）各 15 g；痒甚者，加白鲜皮 30 g，苦参 10 g；大便干者，加瓜蒌 30 g，大黄 6 g；出现脓疱者，加金银花、连翘各 30 g，败酱草 15 g。

【适用病症】　面部激素依赖性皮炎。

【用药方法】　每天 1 剂，水煎，分早、晚服。另将药渣再煎，取药液适量冷敷面部，每天 2 次，每次 15 min。10 天为 1 个疗程，治疗 2 ~3 个疗程。

【临床疗效】　此方治疗面部激素依赖性皮炎 47 例，痊愈（皮损及伴随症状均消失，随访 1 年未复发）39 例，显效（绝大多数皮损消退，伴随症状消失）5 例，好转（面部仍有红斑，伴随症状消失）3 例。

【病案举例】　王某，女，37 岁。因面部瘙痒不适，外用无极膏达 2 年之久。近日感面部灼热、瘙痒加重。诊见：面部潮红，有散在绿豆大暗红色丘疹，偶见脓疱，舌质红、苔白，脉滑。西医诊断为面部激素依赖性皮炎。中医辨证属肺胃蕴热。方用二草汤加泽泻、枳壳各 10 g，野菊花、生地黄各 15 g，连翘 30 g。用药 30 余剂痊愈。

【验方来源】 吕会玲. 中药治疗面部激素依赖性皮炎 47 例［J］. 浙江中医杂志，2001（12）：520.

按： 长期用激素类药膏者，常在停药后 1 周内出现戒断现象，原皮损加重且自觉患处灼热、瘙痒。中医学认为，本病乃因肺胃之热内犯营血所致。二草汤中以紫草、茜草、白茅根、赤芍、牡丹皮凉血消斑；桑白皮、黄芩清泄肺热；苦参、白鲜皮祛湿止痒；金银花、连翘、败酱草清热解毒；瓜蒌、大黄清热通便；猪苓、六一散利水消肿。诸药合用，共奏清热解毒、凉血消斑之功效，用于治疗面部激素依赖性皮炎疗效颇佳。

四黄二花桑叶汤

【药物组成】 黄连、黄芩、黄柏、野菊花、桑叶、生地黄、牡丹皮、甘草各 10 g，金银花、紫草各 15 g。

【适用病症】 面部激素依赖性皮炎。临床表现为面部皮肤潮热发痒，红斑、丘疹、脓疱，皮肤变薄萎缩，毳毛变粗变黑，毛细血管扩张，或有脱屑，紧绷样刺痛，水疱浮肿。减少或停用激素时症状加重，继续涂用激素症状减轻，日久形成明显的激素依赖症状。

【用药方法】 每天 1 剂，水煎服。另将药渣复煎，取药液适量待凉，用 5 层面巾纸蘸药液湿冷敷面部皮损处，待干揭去，每晚 1 次；再用直流电治疗机，阴极衬垫置于颈后，阳极接手柄电极，蘸上药液在患部移动治疗，电流强度以感觉阈为宜，每侧 10 min，每天 1 次。10 天为 1 个疗程，一般治疗 1 ~ 2 个疗程。若毛细血管扩张者，则用毛细血管电解治疗，每周 1 次，共治疗

2～3 次。电解治疗后应保持面部清洁干燥。

【临床疗效】 此方治疗面部激素依赖性皮炎 100 例，治愈（面部痒、痛及皮肤损害完全消失）83 例，好转（面部症状消失，皮肤损害明显减轻）17 例。

【病案举例】 贺某，女，22 岁。因面部痤疮涂皮炎平 3 年余而发本病。诊见：面部灼热，面红，时感痒痛，面部皮肤变薄，对其他化妆品多有过敏，眼眶下方及上唇毳毛变粗变黑，额部及下颌有散在小脓疱，鼻及两颧有红斑及毛细血管扩张，伴见心烦，口干，便秘，舌红，脉弦数。西医诊断为面部激素依赖性皮炎。嘱其停用皮炎平霜，用四黄二花桑叶汤内服、湿冷敷加直流电疗。治疗 3 天后，面部灼热、面痒症状基本消失，其余症状及皮损减轻。第 4 天因外出日晒后，面部痒热痛症状复发加重，仍用中药内服，冷敷每天 4 次，暂停直流电治疗。并加服西药扑尔敏每次 4 mg，每天 3 次；维生素 C 每次 0.2 g，每天 3 次。共治疗 14 天，红肿消退，水疱干，遗留有毛细血管扩张及毳毛未除。后以毛细血管电解治疗，每周 1 次，共治疗 3 次，病愈。

【验方来源】 强志鹏. 中药配合直流电治疗面部激素依赖性皮炎 100 例［J］. 新中医，2002，34（5）：50.

按：面部激素依赖性皮炎多因长期使用皮质激素类药物所致。中医学认为，本病属阳热之药毒蓄积于面部，日久内侵与体内湿热互结，上蒸于面部而成。四黄二花桑叶汤中的黄连、黄芩、黄柏、金银花、野菊花清热燥湿，解三焦之里毒；紫草、生地黄、牡丹皮、甘草、桑叶凉血活血，养阴消斑。诸药合用，内服与外敷相结合，共奏表里双解之功效，并配合直流电治疗，促进中药离子内渗，调节面部皮肤神经血管功能，有良好的消炎镇静止痒等作用。因此，用中药内服、冷敷加直流电疗治疗面部激素依赖性皮炎疗效显著。

五　花　饮

【药物组成】　红花 30 g，凌霄花、月季花、槐花、玫瑰花、牡丹皮、赤芍各 12 g，山楂 15 g，生地黄 20 g。

加减：皮肤瘙痒者，加地肤子、僵蚕、刺蒺藜以祛风止痒；月经期间症状加重者，加香附、益母草以调经活血。

【适用病症】　激素依赖性皮炎。临床表现有长期的激素外用史，患处局部红肿，毛细血管扩张，或局部皮肤萎缩、变薄、发亮，或见多毛症，皮肤色素失调。

【用药方法】　每天 1 剂，水煎，分早、晚服。10 天为 1 个疗程。

【临床疗效】　此方加减治疗激素依赖性皮炎 53 例，痊愈（皮肤无任何异常感觉）38 例，显效（皮肤红、肿、热及毛细血管扩张减轻 70% ~95%）5 例，有效（局部皮肤症状好转 40% ~65%）5 例，无效（皮肤症状无明显改善）5 例。总有效率 90. 6%。

【病案举例】　某女，19 岁。面部红肿、灼热、刺痒不适，自用地塞米松软膏涂擦 2 个月。诊见：皮肤潮红、发亮，压之褪色，但可见毛细血管扩张，舌质红、苔黄腻，脉滑数。西医诊断为药物（地塞米松）依赖性皮炎。治以清热凉血、活血化瘀为主。方用五花饮加减治疗 9 天，局部症状明显好转；连服 23 剂后皮肤恢复正常。

【验方来源】　雷光云．五花饮治疗药物依赖性皮炎的临床观察［J］．湖北中医杂志，2003，25（4）：6.

按：激素依赖性皮炎是常见的皮肤病，具有病情长、反复发作、不易治愈等特点，多因患者未掌握药物的禁忌证和适应证，自行长期大量使用而致。五花饮中的生地黄、牡丹皮、赤芍、槐花清热凉血、活血通络；红花、月季花、凌霄花、玫瑰花活血化瘀；山楂有祛脂的功效。诸药合用，共奏清热凉血、活血化瘀之功效，用于治疗药物依赖性皮炎有一定的疗效。

断瘾汤

【药物组成】　生地黄 20 g，石膏（先煎）40 g，牡丹皮、赤芍、知母、玄参、紫草各 10 g，槐花、地骨皮、桑白皮、枇杷叶各 15 g，甘草 5 g。

加减：以红色丘疹、脓疱为主者，加土茯苓 20 g，白花蛇舌草 30 g；以皮肤潮红、忽隐忽现伴毛细血管扩张为主者，加青蒿 10 g，秦艽 15 g；以皮肤色素沉着伴萎缩为主者，加丹参 15 g，白芷 10 g，红花 6 g。

【适用病症】　激素依赖性皮炎。

【用药方法】　每天 1 剂，水煎服。

【临床疗效】　此方加减治疗激素依赖性皮炎，疗效较佳。

【病案举例】　张某，女，32 岁。3 个月前面部出现皮疹，起初外搽皮炎平霜、皮康王霜等好转，停药后复发，连续外用药 2 个多月，皮疹日渐加重。诊见：面部仍有多量皮疹，瘙痒，皮肤潮红，伴口干咽燥，大便干，舌红、苔薄，脉细数。西医诊断为激素依赖性皮炎。中医辨证属禀赋不耐，外受药毒，内蕴生热，外发于肌肤。治宜凉血解毒，散热退红。方用断瘾汤加青蒿 10 g，秦艽 15 g，白鲜皮 20 g。外用生理盐水湿敷患处，并停用所有激素类药膏。治疗半个月后，皮疹明显好转，瘙痒停止。继续巩固治疗 1 个月后，皮疹全部消退，稍遗毛细血管扩张。随访 3 个月，毛细血管扩张消退，皮疹未再复发。

【验方来源】　冯健清. 自拟断瘾汤治疗激素依赖性皮炎［J］. 吉林中医药，2002，22（3）：26.

按：激素依赖性皮炎是面部长期使用皮质激素类制剂引起的以皮炎表现为特征的反复发作的一种皮肤病。中医学认为，本病因禀赋不耐，外受药毒，内蕴肌肤，郁而生热，外发于肌肤所致。治以凉血清热、养阴退虚为主。断瘾汤中以生地黄、牡丹皮、赤芍、玄参、紫草清热凉血；石膏、知母、槐花、地骨皮、桑白皮、枇杷叶清热解毒；地骨皮养阴退虚。诸药合用，共奏凉血清热解毒、养阴退热之功效，用于治疗激素依赖性皮炎疗效较好。

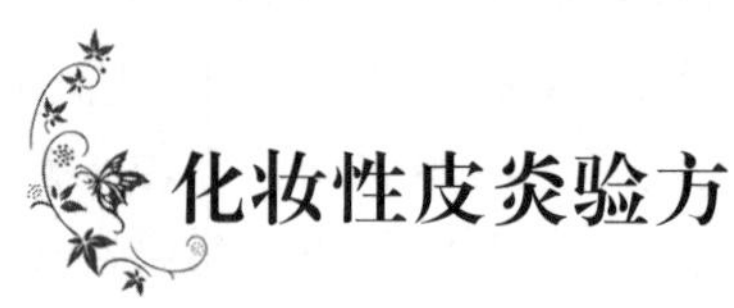

化妆性皮炎验方

清凉润肤汤

【药物组成】　桑叶、黄连、红花各 15 g，金银花、菊花、蒲公英、大青叶各 20 g，大黄 9 g，赤芍、牡丹皮、当归各 12 g。

加减：瘙痒重者，加徐长卿 15 g，夜交藤 30 g，蜈蚣 10 g；潮红、丘疹多者，加紫草 30 g，白花蛇舌草 20 g；干燥脱屑者，加白芍 10 g，豨莶草 15 g。

【适用病症】　化妆性皮炎。根据其临床特点分为 4 种类型：①瘙痒型，表现为上妆后皮肤出现瘙痒或灼热感，略有刺痛，搔抓后出现潮红和抓痕；②皮炎型，表现为上妆后短时间内先有瘙痒感，继而出现红斑、丘疹，呈水肿样损害，边界模糊不清；③粉刺型，多见于青年人，面部出现毛囊性丘疹，可挤出白色粉汁样脂性物，原有痤疮者，化妆后可使皮损加重增多；④色素沉着型，多见于老年人，有反复发作的皮炎病史，遗留色素斑片，边界不清，日久伴毛细血管扩张，很难治愈。

【用药方法】　每 3 天 1 剂，水煎 2 次。第 1 煎加水2 000 mL，浸泡 1 h，煎沸 10 min 后用文火煎至1 000 mL，过滤；第 2 煎加水1 000 mL，煎煮至 500 mL，过滤。将 2 次药液混合，待药液温度适中时，用 6 层纱布浸湿药液敷贴于患处，纱布干后浸湿再敷，每天保持 1 h 以上。用药期间禁食辛辣腥膻之品。色素沉着者可服用维生素 C 片 0.2 g、维生素 E 胶囊 100 mg，均每天 3

次。一般治疗 1 ~4 周。

【临床疗效】 此方加减治疗化妆性皮炎 36 例，痊愈 30 例，好转 4 例，无效 2 例。总有效率 94%。

【病案举例】 邵某，女，36 岁。4 个月前更换化妆品后，面部开始出现瘙痒，继而出现红斑、丘疹，曾口服扑尔敏片，静脉滴注葡萄糖酸钙，外涂皮康王软膏，数月未见好转，症状逐渐加重。诊见：面部满布紫红色粟粒及黄豆大小斑丘疹、丘疱疹，如蟾皮状，剧痒，溃破后渗出黄色液体。西医诊断为化妆性皮炎。治以清热利湿、凉血活血止痒为主。方用清凉润肤汤去大青叶，加紫草、白鲜皮各 20 g，紫花地丁 15 g。治疗 7 天后，面部皮疹消退大半，瘙痒明显减轻；仍以原方治疗 14 天，面部皮色趋于正常，变得平坦、光润；上方去白鲜皮，继续治疗 7 天以巩固疗效。随访多年未见复发。

【验方来源】 石丽艳，尹立英. 中药外敷治疗化妆性皮炎 36 例［J］. 湖北中医杂志，2001（2）：35.

按： 化妆性皮炎是因接触化妆品或油彩而引起的一种炎症性皮炎，经常使用化妆品者多见。本病类似于中医的粉花疮。本病因禀性不耐，邪毒内侵，湿热蕴积肌肤而成。清凉润肤汤方中的桑叶、金银花、菊花祛风清热；蒲公英、大青叶、黄连、大黄清热解毒；当归、赤芍、牡丹皮、红花活血化瘀。诸药合用，共奏清热祛风、活血止痒之功效，用于治疗化妆性皮炎疗效较好。

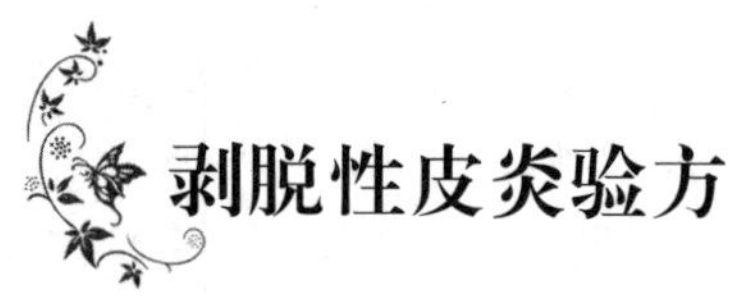

剥脱性皮炎验方

加味四物汤Ⅱ

【药物组成】 生地黄、当归、白芍、红花、桃仁、秦艽、蝉蜕、荆芥穗、防风、僵蚕各 10 g，川芎 6 g。

加减：若气虚表不固或脱屑、脱皮无度者，加黄芪 30 g；痒甚者，加薄荷 6 g，刺蒺藜、赤芍、苦参各 10 g；风盛血燥者，加何首乌 15 g，鸡血藤 30 g，胡麻仁 10 g；糜烂或渍水浸淫者，加滑石 18 g，木通、竹叶、黄柏、苦参各 10 g，黄连 6 g；继发感染发热者，加金银花、生石膏各 30 g，连翘 20 g，羚羊角粉 1 g；皮色紫暗，心神不宁，有邪毒内陷倾向者，加牡丹皮、玄参各 15 g，黄连 10 g，羚羊角粉 1 g。

【适用病症】 剥脱性皮炎。

【用药方法】 每天 1 剂，水煎 2 次，分早、晚服。同时配合外治膏（杏仁、猪脂膏各 30 g，视皮损面积大小可按比例增减药量，两药共捣如膏，用布包置火上烤热后擦患处，每天 2～3 次）。扁平苔藓者，另用黄连 25 g 研细末，蓖麻油 75 mL 调匀涂患处，每天 1～2 次。

【临床疗效】 此方加减治疗剥脱性皮炎 18 例，均治愈（皮损恢复正常，全身症状消失，观察半个月以上无反复）。

【病案举例】 田某，女，34 岁。因自服虎骨酒引起剥脱性皮炎住院治疗 7 天，疗效不明显。诊见：全身皮肤红肿如疹疥，皲裂，状如鱼鳞，奇痒难忍，搔起白皮，脱屑、脱皮无度，成堆成片落下，肌肉血脉外露，腰背有几处糜烂，已形成感染，伴发热（体温38.7 ℃），心神不宁，消瘦，舌苔黄，脉细数。中医诊断为蛇风。方用加味四物汤加黄芪、金银花各 30 g，赤芍、鸡血藤、何首乌各 15 g，连翘 20 g。服药 11 剂后，脱屑、脱皮停止，80% 以上皮损恢复正常，毛孔复出，由无汗见有汗，其他症状基本消失；守原方又服 8 剂，病愈。随访 3 个月未见复发。

【验方来源】 刘友和. 加味四物汤治疗剥脱性皮炎的经验［J］. 新中医，1994（5）：41.

按：剥脱性皮炎属中医学蛇风范畴。中医学认为，本病因正气不足，禀赋不耐，风邪客于肌肤，血燥不能荣养皮肤所致。治以养血润燥、活血祛风为主。方用加味四物汤配合外用药，内外兼治，获得了满意效果。一般用药 8～10 天脱屑、脱皮渐止，皮损明显改善，其他症状开始好转；服药15～20 天大多可以痊愈。若皮损严重，病情复杂，且病后多有气虚卫外不固的表现，治应兼顾正气，故用黄芪补气固表，托毒排脓，生肌长肉（皮），促进血液循环和新陈代谢，有利于皮肤修复，提高治愈率。

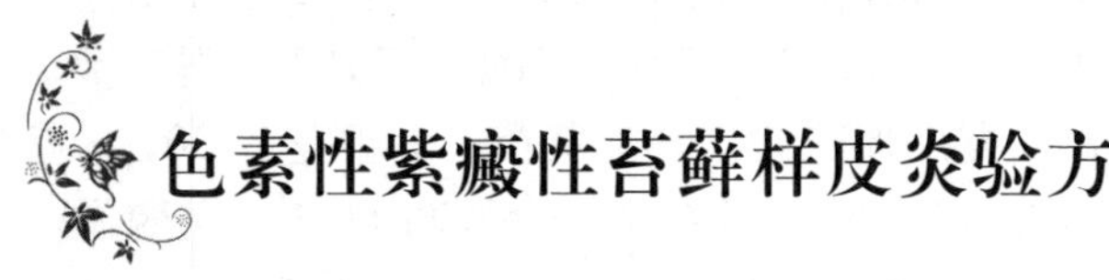

色素性紫癜性苔藓样皮炎验方

凉血五根汤

【药物组成】 紫草、茜草、生地黄、赤芍、白芍、鬼箭羽、白鲜皮各 15 g，白茅根、板蓝根各 30 g，牡丹皮、丹参、当归、丝瓜络、木瓜、川牛膝各 10 g，鸡血藤 20 g。

加减：阴虚者，加玄参、麦冬、天冬、熟地黄；脾虚者，加白术、茯苓、枳壳；湿热重者，加苍术、黄柏、泽泻；气血虚弱者，加党参、黄芪；痒甚者，加浮萍、木槿皮。

【适用病症】 色素性紫癜性苔藓样皮炎。临床表现以紫癜斑丘疹、色素沉着、轻度苔藓化及瘙痒为特征。皮损处见不同程度的紫癜斑丘疹及轻度苔藓化，上覆少量鳞屑，自觉瘙痒或微痒，由于病程阶段不同，颜色呈紫红色、橘红色、淡褐色、棕红色等，边界不清，压之不褪色，多对称发于下肢，以小腿伸侧为多。

【用药方法】 每天 1 剂。水煎，分早、晚服。20 天为 1 个疗程，一般治疗 1 ~ 3 个疗程。同时配合外用黄连膏、化毒散膏（市售），按 1∶1 混合后外涂患处，每天 2 次。

【临床疗效】 此方加减治疗色素性紫癜性苔藓样皮炎 32 例，治愈（皮损全部消失，自觉症状消失）26 例，显效（皮损消退 80%，自觉症状明显减轻或消失）4 例，好转（皮损消退 50% 以上，自觉症状明显好转）2 例。总有效率 100%。

【病案举例】 赵某，男，42 岁。双小腿出现紫红色斑伴瘙痒 2 年余。西医诊断为色素性紫癜性苔藓样皮炎，经中西药物治疗未见好转。诊见：双小腿伸侧及足背部呈弥漫性针尖至粟粒大小暗红色苔藓样斑疹及融合成片的暗紫色斑块，指压不褪色，边界不清，表面粗糙，上覆少量细白鳞屑；踝部及足背部呈轻度非凹陷性肿胀；舌暗红、苔薄白，脉弦滑。中医辨证属湿热内蕴，入于血分，热伤经络，溢于脉外。治宜清热凉血，活血消斑。方用凉血五根汤去鬼箭羽、丝瓜络，加浮萍、黄柏、泽泻各 10 g；外用黄连膏、化毒散膏混匀涂搽患处。治疗 7 天后，双下肢皮疹明显变淡，瘙痒减轻，肿胀明显消退；按原方去黄柏、泽泻继服 14 剂，皮疹变平，色素斑消失，瘙痒消失，临床治愈。

【验方来源】　郭建峰，安家丰．中医药治疗色素性紫癜性苔藓样皮炎 32 例临床观察［J］．新中医，1999，31（1）：41.

按：色素性紫癜性苔藓样皮炎是色素性紫癜性皮肤病之一。根据其临床表现，与中医学血疳相似。中医学认为，本病的病因病机由风热闭塞腠理，热伤血络，迫血妄行，溢于脉外，而见发斑。日久耗血伤阴，肌肤失养则皮肤粗糙作痒。治以清热凉血、活血消斑，佐以养阴补血，辅以活血通络。凉血五根汤中的紫草、茜草、板蓝根、白茅根、生地黄、牡丹皮凉血清热；丹参、赤芍、鸡血藤、鬼箭羽、丝瓜络活血通络，消瘀化斑；白芍、当归养阴补血；白鲜皮表里相兼，祛风止痒，清热燥湿；川牛膝、木瓜引药下行。诸药合用，共奏清热祛湿、活血通络、凉血养阴、化斑止痒之功效，可使气血归经，脉络得通，故紫癜得以消退。

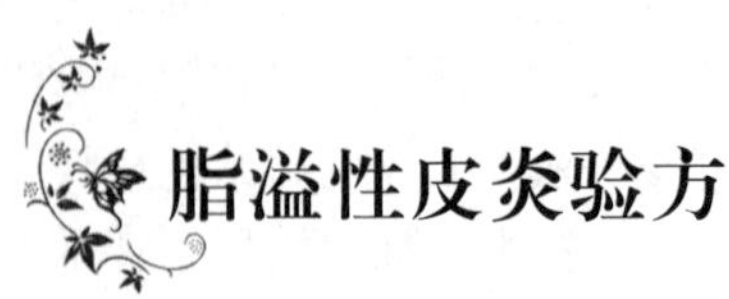

脂溢性皮炎验方

白 屑 灵

【药物组成】 白鲜皮、地肤子、七叶一枝花各 10 g，白花蛇舌草、紫草、侧柏叶各 15 g，甘草 6 g。

加减：肠胃湿热型者，加藿香、茵陈蒿、石菖蒲各 15 g，黄连 6 g；风热血燥型者，加熟地黄、白芍、当归、川芎各 10 g。

【适用病症】 脂溢性皮炎（白屑风）。临床表现为头皮堆叠增厚、粉末状脱屑，湿性患者可有糜烂、流滋，脱屑、结痂呈油腻性，常有臭味，好发于头面、耳旁、颈后、发中等，重者可泛发全身。

【用药方法】 每天 1 剂，水煎服。配合外用方（苦参、黄柏、白鲜皮、侧柏叶各 30 g，冰片 10 g。肠胃湿热型者，加苍耳子 30 g）水煎浓缩成 200 mL，涂搽患处，每天 3 次。25 天为 1 个疗程。

【临床疗效】 此方加减配合外用方治疗脂溢性皮炎（白屑风）62 例，痊愈（皮损消退，自觉症状消失）42 例，有效（皮损消退 30% 以上，自觉症状减轻）18 例，无效（临床症状无改变或改善不足 30%）2 例。总有效率 96.8%。

【验方来源】 韦家杰. 中药内服外搽治疗白屑风 62 例[J]. 安徽中医学院学报，2002，21（4）：25.

按： 脂溢性皮炎（白屑风）的产生与皮质分泌增多有关。

中医学认为，本病多因风热外袭、血燥血虚而生风，或因肠胃失运、生湿生热、蕴结肌肤而致病。治以清热活血为主，辅以化湿、补血等法。白屑灵中的白鲜皮、地肤子清热祛湿；白花蛇舌草、七叶一枝花清热解毒；紫草、侧柏叶凉血清热；甘草解毒和中。同时配合外用方外搽，有抑制多种皮肤真菌的作用，更加强了清热解毒、祛邪止痒之功。因此，内服与外搽合用，可改善瘙痒和脱屑等临床症状，故获得较好的疗效。

地防解毒汤

【药物组成】 地肤子、防风、野菊花、连翘、栀子、刺蒺藜、苍耳子各 15 g，虎杖 20 g，蒲公英、土茯苓各 30 g。

【适用病症】 脂溢性皮炎。

【用药方法】 每天 1 剂，水煎服。另将药渣加水煮沸后取药液适量待温度适宜时外洗患处。10 天为 1 个疗程，一般治疗 1 ~ 3 个疗程。

【临床疗效】 此方治疗脂溢性皮炎 65 例，治愈（临床症状消失，皮疹消退）62 例，好转（临床症状减轻，皮疹大部分消退，或仍有新皮疹出现）3 例。总有效率 100%。

【病案举例】 谭某，男，45 岁。自诉头皮痒、头屑多 20 余年，反复发作，曾用中西药治疗，症状反复，难以根治，尤以夏季为甚，剧痒难忍，痛苦不堪。诊见：头部、耳后、颈项、眼周均见散在性、大小不一的鳞屑斑、抓痕、厚痂，头发稀疏油腻，头部覆盖较厚的灰黄色鳞屑，舌质红、苔黄腻，脉弦滑。西医诊断为脂溢性皮炎。中医辨证属脾胃湿热，郁于肌肤。治以疏风清热，利湿解毒。方用地防解毒汤。治疗 1 个疗程后，瘙痒症状明显减轻，鳞屑斑变淡，鳞屑减少；守上方继续治疗 20 天，症状消失，皮疹完全消退而告痊愈。随访未见复发。

【验方来源】 叶焕优. 自拟地防解毒汤治疗脂溢性皮炎65例［J］. 新中医，1995（8）：43.

按：脂溢性皮炎属中医学白屑风、油面风范畴。《医宗金鉴·外科心法》云："此症初发于内，延及面目，耳项燥痒，吹飞起白屑，吹去又生。"中医学认为，本病乃脾胃湿热，运化无权，加之恣食肥甘厚味，更伤胃损脾，致使湿热上蒸巅顶，外与风合，搏聚不散而成。其病机特点为风、湿、热、毒互相搏结，郁于肌肤。治以疏风清热，利湿解毒。地防解毒汤中的防风、连翘、野菊花、刺蒺藜、苍耳子等疏风清热；地肤子、虎杖、土茯苓、蒲公英祛湿解毒。尤其是防风味辛甘，性微温，发表散风能力强，而地肤子专除皮肤湿热。诸药合用，具有疏风清热、利湿解毒之功效，切合病机，故获满意疗效。

知柏地黄二至丸

【药物组成】 知母、黄柏、桑白皮、黄芩、山楂、甘草各10 g，生地黄 15 g，女贞子、旱莲草各 20 g，丹参（后下）30 g。

加减：痒甚者，加防风、白鲜皮；脱屑多者，加何首乌、白芍；伴痤疮者，加蒲公英、鱼腥草；脱发者，加蒲公英、侧柏叶；失眠多梦者，加合欢皮、茯神；皮肤糜烂者，加龙胆草、薏苡仁。

【适用病症】 脂溢性皮炎。

【用药方法】 每天1剂，水煎服。同时配合三黄洗剂（黄连、黄芩、黄柏、苦参制成），洗擦皮损患处，每天1～2次。15天为1个疗程，一般治疗1～6个疗程。

【临床疗效】 此方加减治疗脂溢性皮炎90例，痊愈（皮损消失，伴发症状消失，皮脂分泌正常）20 例，显效（皮损范围缩小 50% 以上，皮脂分泌明显减少，伴发症状明显好转）54 例，有效（皮损面积缩小，伴发症状减轻，皮脂分泌减少）11 例，无效（皮损及伴发症状无改善，皮脂分泌无减少）5 例。总有效率 94.4%。

【病案举例】　陈某，女，24 岁。面部出现红斑、丘疹、瘙痒，自服维生素 B_6，外涂肤轻松软膏 5 个月无效。诊见：前额、面颊、口周可见类圆形和不规则暗红色斑丘疹，部分融合成片，界限清楚，其上覆有细薄油腻性鳞屑，脱发明显，伴口干、心烦、失眠多梦，舌淡红、苔薄黄，脉细数。予知柏地黄二至丸加合欢皮 15 g，茯神 20 g，蒲公英 30 g，配合三黄洗剂外洗。治疗 7 天后，皮脂分泌明显减少，瘙痒明显减轻，脱发减少；上方去蒲公英、合欢皮，改为牡丹皮、山茱萸，续服 7 剂后，皮损消失，皮脂分泌接近正常。

【验方来源】　江光明，李鸣九. 知柏地黄丸合二至丸加减治疗脂溢性皮炎 90 例［J］. 湖北中医杂志，2001，23（6）：35.

按：脂溢性皮炎与内分泌紊乱有关。本病属中医学面游风、白屑风等范畴，临证多从风、湿、热、血虚辨治。本病除肺胃湿热外，还与肾阴虚有关。由于肾阴不足，相火过旺，虚火上扰，迫精外溢肌肤和皮毛，则皮脂分泌增多；热蕴肌肤和皮毛，则生痤疮、脱屑；热郁化风则皮肤瘙痒、脱发。治以滋肾阴、清湿热为主。知柏地黄二至丸具有补肝肾、清肺胃湿热之功效，用于治疗脂溢性皮炎，取得了较好疗效。由于脂溢性皮炎在皮脂溢出后，皮肤表面菌群失调，导致卵圆形糠秕孢子菌大量生长繁殖。方中的丹参味苦微寒，具有祛瘀止痛、活血凉血、清心除烦等作用，其所含的丹参酮能抗菌消炎，对卵圆形糠秕孢子菌有一定的抑制作用，故临床使用丹参剂量较大

（每次 30 ~ 50 g）。此外，由于丹参酮久煎后易遭破坏，故煎煮时丹参应后下，不宜久煎。

益母草单方

【药物组成】　益母草 100 g。

【适用病症】　脂溢性皮炎。临床表现有不同程度的淡红色或椭圆形斑，覆以糠秕样鳞屑或油腻性黄痂，好发于头皮部及面部，少数则累及前胸、背及会阴等处，均有不同程度的痒感。

【用药方法】　每天 1 剂，水煎 30 min，取药液 400 mL。其中 200 mL 口服，每天 2 次，每次 100 mL。其余 200 mL 加入 5 mL 醋，用消毒纱布蘸湿后，湿敷患部（若为头皮部的皮炎，则在洗净头发后，用上述煎剂均匀淋于头皮部，再用手指轻轻按摩，保留 10 ~ 20 min，用清水洗去），每天 2 次。7 天为 1 个疗程，一般治疗 2 个疗程。治疗期间忌食辛辣鱼虾等食物，并保持心情愉快，起居规律。

【临床疗效】　此方内服外用治疗脂溢性皮炎 49 例，治愈 30 例，有效 16 例，无效 3 例。总有效率 93.8%。

【病案举例】　柴某，女，27 岁。头皮及面部、胸部出现圆形及椭圆形斑块，其上覆以糠秕样鳞屑或油腻性黄痂，瘙痒难忍，反复发作已 1 年多，曾用维生素 B_6 软膏、硝酸咪康唑乳膏外搽，口服维生素 B_6、维生素 C 及服用清热凉血祛风的中药汤剂等治疗 3 个多月，疗效欠佳，每遇心情焦虑或工作紧张及日光刺激后加重。经用益母草内服外用治疗 2 个疗程，已基本治愈，继续治疗 1 个疗程以巩固疗效。随访 1 年未见复发。

【验方来源】　秦竹，朱成兰. 益母草治疗脂溢性皮炎［J］. 中医杂志，2003，44（12）：893.

按：中医学认为，脂溢性皮炎乃因湿热内蕴，发于肌肤所致。益母草味辛、微苦、微凉，具有利湿清热、解毒祛瘀之功，对皮肤真菌等均有明显的抑制作用，故用于治疗脂溢性皮炎疗效较好。

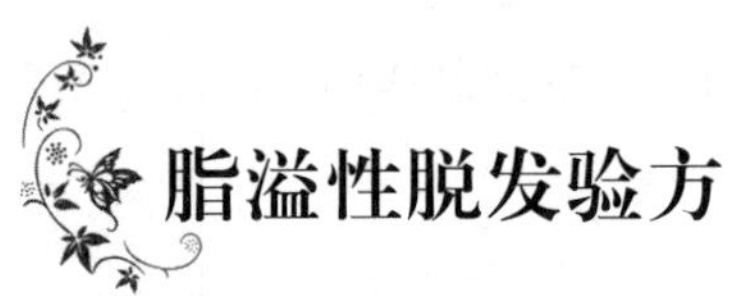

脂溢性脱发验方

祛湿健发汤

【药物组成】 白术、茯苓、萆薢、何首乌、白鲜皮各15 g，生地黄、熟地黄、赤石脂各12 g，泽泻、车前子、桑椹子、川芎各10 g。

【适用病症】 脂溢性脱发。临床表现为头皮皮脂溢出，有油腻性鳞屑，局部头发焦黄，头发易脱落。

【用药方法】 每天1剂，水煎服。7剂为1个疗程，共治疗3个疗程。

【临床疗效】 此方治疗脂溢性脱发9例，治愈（头发无脱落，色泽变黑亮，皮炎症状消失）3例，好转（头发脱落明显减少，色泽变黑亮，皮炎症状明显改善）5例，无效（临床症状无变化）1例。

【验方来源】 陈启雄．祛湿健发汤治疗脂溢性脱发9例［J］．广西中医药，2000，23（1）：49.

按：脂溢性脱发是由皮脂溢出性皮炎引起的头发脱落。中医学认为，发为血之余，血为阴精所化生，肾藏精而固阴，肾阴虚则发焦黄而松动，阴虚湿盛为本病发病的重要因素。治宜健脾祛湿，滋阴固肾。祛湿健发汤中的白术、泽泻、车前子、茯苓、萆薢健脾祛湿利水而不伤其阴；生地黄、熟地黄、桑椹子、何首乌补肾养血以助养发；白鲜皮祛湿散风止痒治其标；赤石脂收敛，旨在减少油脂分泌；川芎活血，引药上行。诸药合用，使湿从下走，阴血上养，皮毛腠理密固，标本兼顾，则症状缓解。

祛风养血方

【药物组成】　白芍、木瓜、熟地黄各 20 g，菟丝子 30 g，羌活、天麻、川芎、当归各 15 g。

【适用病症】　脂溢性皮炎脱发。

【用药方法】　每天 1 剂，水煎，分 2 次温服。配合外洗方（麻叶、桑叶各 30 g，用淘米水 600 mL 浸泡 24 h）浸出液外洗头部，每天 1 剂，分 2 次洗。30 天为 1 个疗程。

【临床疗效】　此方配合外洗方治疗脂溢性脱发 34 例，痊愈（临床症状消失，头发生出，随访 1 年生长正常）18 例，有效（临床症状消失，头发部分生出，仍继续延长用药 3～4 个月，随访 1 年恢复正常）14 例，无效（治疗 30 天后临床症状及脱发无变化）2 例。总有效率 94.1%。

【病案举例】　王某，女，28 岁。诊见：头皮散在丘疹、轻度瘙痒已 3 个月，近半个月来头发脱落较重，舌质淡红、苔薄黄，脉浮细。西医诊断为脂溢性脱发。中医辨证属血虚生风，经脉失充。用祛风养血方内服结合外洗方治疗 10 天后，诸症状大减；继用 20 天头发长出。随访 1 年头发生长正常。

【验方来源】　杨修策. 内外合治脂溢性脱发 34 例 [J]. 国医论坛，2001，16（5）：35.

按： 脂溢性脱发属中医学油风范畴，是由肝肾不足，血虚不能上荣，头发营养不足，血虚生风而脱落。祛风养血方中用当归、熟地黄滋阴补血；白芍、菟丝子补肝肾益精血；川芎、羌活、天麻活血平肝、祛风散邪；木瓜舒筋通络。诸药合用，共奏祛风养血、滋阴补肾之功效，配合外洗方清热解毒、祛风生发，内外合治，故获佳效。

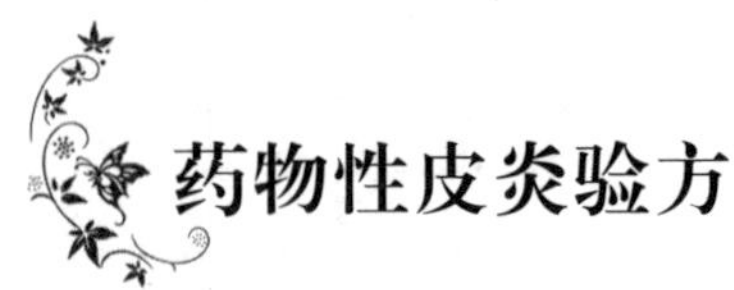

药物性皮炎验方

当归拈痛汤加味方

【药物组成】　羌活、炙甘草、黄芩、茵陈蒿各 25 g，人参、苦参、升麻、葛根、苍术、白鲜皮、地肤子各 10 g，防风、当归、知母、泽泻、猪苓各 15 g，白术 7.5 g。

加减：伴有形寒发热者，加金银花、连翘、薄荷；伴胸闷、纳呆、大便干或溏薄者，加黄柏、车前子；伴口干、便秘、小便赤者，加生地黄、赤芍、牡丹皮、紫草、土茯苓；伴神昏谵语、黄疸、尿血等症状者，加生地黄、水牛角、玄参、石膏、甘草等。

【适用病症】　药物性皮炎。临床表现为突发全身对称性红斑、丘疹、风团、水疱或湿润糜烂样皮损改变，并伴有形寒发热、头痛、全身骨节酸楚、大便干结、小便赤等全身症状。

【用药方法】　每天 1 剂，水煎 2 次，分早、晚服。治疗期间皮肤禁用水洗及搔抓，多饮开水，忌食鱼虾等。

【临床疗效】　此方加减治疗药物性皮炎 27 例，全部痊愈。

【病案举例】　张某，男，26 岁。因支气管肺炎用西药治疗后第 14 天，颜面、躯干、四肢出现散发性、集聚状、粟粒大小红色皮疹，皮肤潮红肿胀，伴发热恶寒，纳差，大便溏，小便短少，舌红、苔黄，脉细数。西医诊断为药物性皮炎。中医诊断为湿疹（湿热型）。予当归拈痛汤加味方治疗。服 3 剂后，全身症状消失大半；续服 9 剂后，皮肤肿胀、皮疹渗出样症状逐渐消失。

【验方来源】 王新民，李云红，赵庆兰，等. 药物性皮炎的治疗与护理［J］. 中医药学报，2002，26（1）：35.

按：药物性皮炎以皮肤黏膜急性炎症为主要表现。本病属中医学药毒范畴，多因禀赋不足，邪毒内侵所致。当归拈痛汤中的羌活、升麻、葛根、苍术、白鲜皮和地肤子、防风疏风清热，透疹止痒；黄芩、茵陈蒿、苦参、泽泻、知母、猪苓清热解毒利湿；白术、人参益气健脾；当归活血化瘀，通络止痒；炙甘草调和诸药。诸药合用，共奏清热利湿、祛风止痒之功效，用于治疗药物性皮炎疗效显著。

除湿解毒汤

【药物组成】 白鲜皮、薏苡仁、金银花、土茯苓、大豆黄卷各 15 g，连翘、滑石、紫花地丁各 12 g，牡丹皮、栀子各 9 g，木通、甘草各 6 g。

加减：病发于身体上部者，加升麻、菊花各 9 g；病发于身体下部者，加牛膝 9 g；糜烂、渗出明显者，加黄柏 9 g，马齿苋 30 g；瘙痒甚者，加苦参 9 g，地肤子 15 g。

【适用病症】 湿疹样药物性皮炎。临床表现以多形损害为主，尤以糜烂、流液伴剧痒为特点。

【用药方法】 每天 1 剂，水煎 3 次。第 1、2 煎各取药液 200 mL，混匀后，分早、晚服。第 3 煎取药液，皮损面积大者用来洗浴，皮损面积小者用来湿敷，每次 30 min，每天 2 次。1 周为 1 个疗程。治疗期间忌食鱼、虾、辛辣之品。

【临床疗效】 此方加减治疗湿疹样药物性皮炎 36 例，治愈（皮疹消退，无渗出，无自觉症状）31 例，好转（皮疹消退，无渗出，皮疹部有细碎皮屑，时而微痒）4 例，无效（用药

2个疗程以上，皮疹未见消退，渗出未止）1例。总有效率97.2%。

【病案举例】 刘某，男，29岁。阴部皮疹瘙痒5天。半个月前因咳嗽服用西药复方新诺明3天，每次2片，每天2次。5天前会阴部出现疱疹伴剧痒，渐加重融合成片，且糜烂、流滋。诊见：会阴部皮疹融合成圆形大片，边缘浮肿，呈鲜红色，中央暗红色，水疱多已破溃，糜烂、流滋，龟头及睾丸浮肿，舌质红、苔黄腻，脉滑数。西医诊断为湿疹样药物性皮炎。中医诊断为中药毒（湿热证）。治以除湿利水，清热凉血解毒。方用除湿解毒汤加黄柏、苦参各9 g，马齿苋30 g。3剂。第1、2煎内服，第3煎液湿敷患处。治疗3天后，糜烂面已呈鲜红色，流滋已好转，续用原方3剂而愈。

【验方来源】 张枫，王香兰. 除湿解毒汤治疗湿疹皮炎样型药疹36例［J］. 陕西中医学院学报，2001，24（6）：35.

按：湿疹样药物性皮炎药疹属中医学中药毒范畴。本病多由于禀赋不耐，药毒内侵，湿热蕴蒸肌肤所致，故宜从湿、热论治。除湿解毒汤中的白鲜皮既能清热解毒，又能燥湿止痒，兼利小便；薏苡仁、木通、滑石、大豆黄卷除湿利水；金银花、连翘、土茯苓、紫花地丁清热解毒；栀子、牡丹皮二药相伍，一走气分，一走血分，清气血之湿热毒邪；甘草不仅能调和诸药，还能解百药毒，与滑石为伍而成六一散，使湿热毒邪从小便而出。诸药合用，共奏除湿利水、清热凉血解毒之功效。除内服外，结合外用能更充分地发挥药物的治疗作用，达到减少渗出、消炎止痒、加速愈合之目的，用于治疗湿疹样药物皮疹可取得满意的疗效。

祛风化毒汤

【药物组成】　防风、白鲜皮、徐长卿、僵蚕、黄芩、柴胡各5～15 g，紫草2～7 g，黄连、苦参各1～5 g，甘草5～10 g。

加减：麻疹样者，加葛根5～10 g；猩红热样者，加玄参5～15 g；荨麻疹样者，加麻黄1～5 g；湿疹样者，加地肤子5～15 g；紫癜样者，加牡丹皮5～15 g。

【适用病症】　药物性皮炎（药疹）。

【用药方法】　每天1剂，水煎服。皮疹消退后用巩固扶正汤（由黄芪、生地黄各5～15 g，白术5～10 g，乌梅、桂枝各3～8 g，当归、五味子、甘草各1～5 g组成），继续治疗10～20天。

【临床疗效】　此方加减治疗药物性皮疹（药疹），可获得较好的疗效。

【病案举例】　祝某，男，14个月。患儿10天前因哮喘性支气管炎服中药治疗好转。1天前咳喘又重，注射青霉素后3 h患儿出现不安，头面见红色丘疹，渐及全身。诊见：类似麻疹，肤痒不安，精神状态尚可，体温不高。临床排除麻疹，以药疹论治。方用祛风化毒汤。处方：防风、白鲜皮、徐长卿、僵蚕、黄芩、柴胡各5 g，黄连1 g，紫草、苦参、葛根、甘草各2 g。治疗4天后，皮疹消，未留瘢痕而安。继服巩固扶正汤：黄芪、白术、生地黄各5 g，当归、桂枝、五味子各2 g，乌梅3 g，甘草1 g。服药14天病愈。

【验方来源】　王烈. 祛风化毒汤治疗5例重型药疹［J］. 天津中医药，2003，20（2）：81.

按：药物性皮炎（药疹）是因药物引起的过敏性皮疹，其起病大多快速，而且疹型变化多端。中医学认为，本病乃邪毒所致，而无毒不热，故化毒是治疗的关键。毒所致病，又与风有关，风为肝所主，若肝经蕴热，当药毒动肝则疹由毒发。祛风化毒汤由祛风和解毒两组药物组成，功能祛风化毒、凉血消疹，对药物过敏所致的皮疹疗效较好。方中的药物不仅具有抗炎、抗敏效果，而且对致敏过程尚有干扰作用。疹退病去，继服巩固扶正汤，可增强免疫，减少过敏，预防复发。祛风化毒汤除治疗麻疹样、猩红热样、荨麻疹样、湿疹样、紫癜样等过敏性药疹外，对药物性红斑、固定性药疹、水疱性药疹等治疗亦可收良好效果。

黄芪枳壳牛子汤

【药物组成】　黄芪、炒枳壳、牛蒡子各 15 g，当归、连翘、防风、桑叶、荆芥、玉竹各 10 g，生地黄、白芍、白鲜皮、地肤子各 20 g。

【适用病症】　药物性皮炎（药疹）。

【用药方法】　每天 1 剂，水煎 2 次，分早、中、晚温服。5 剂为 1 个疗程。

【临床疗效】　此方治疗药物性皮炎（药疹）21 例，18 例药疹全部消退，3 例药疹消失约 30%，症状减轻。

【病案举例】　某女，31 岁。患者半个月前因患精神分裂症服用抗精神病药物 4 天后，右小腿出现疹点，继后逐渐向上蔓延遍及全身，瘙痒难忍，面部亦现红肿。诊见：遍体散发疹点，起时成片扁平隆起，退时留有红斑，与皮肤相平，皮肤红赤，瘙痒剧烈，日夜不休，伴发寒热，口中干苦而黏，不思饮食，小便黄少，舌边尖红赤、苔白，脉滑。西医诊断为抗精神病药物所致药疹。方用黄芪枳壳牛子汤治疗 2 天，周身红斑大部分消退，仅于胸腹部隐约可见，瘙痒减轻；续服 3 剂后，红斑消退，基本痊愈。

【验方来源】 宋兆胤．中医治疗药物性皮炎21例［J］．四川中医，2001（5）：60．

按： 药物性皮炎（药疹）多为药物过敏反应所致，多见于颜面、躯干、四肢出现斑丘疹或荨麻疹。中医学认为，本病多因平素气虚血热，邪气乘袭，气虚则邪气易乘，血热则热毒内炽，热毒郁于皮毛腠理之间，则皮肤作痒，发生药疹。黄芪枳壳牛子汤中以黄芪生用，重在走表外达肌肤，益气固表，表固则邪不易入；当归、生地黄、白芍、玉竹滋阴养血，使阴血内守；牛蒡子泻热除风散结，消麻疹；防风、桑叶、荆芥疏散风邪，透热于外；以白鲜皮、地肤子清热除湿；方中重用枳壳，取其辛能发散，苦能燥湿，凉能清血热；更以连翘清热解毒，消肿散结。诸药合用，共奏益气滋阴、祛风泻火之功效，用于治疗药物性皮炎（药疹）有较好的疗效。

参白消疹汤

【药物组成】 苦参30 g，白鲜皮、白茅根各20 g，大青叶、蒲公英、生地黄各15 g，牡丹皮12 g，甘草6 g。

加减：若口干，小便短赤，舌红者，加车前草、淡竹叶；热甚者，加石膏、知母；瘙痒剧烈者，加地肤子、百部；浮肿、脂水渗出者，加泽泻、茵陈蒿；便秘者，加大黄、厚朴。

【适用病症】 抗精神病药所致药物性皮炎（药疹）。临床表现为服用抗精神病药1～4周后出现药疹，多见于颜面、四肢等暴露部位，以后扩展至胸背部，为斑丘疹，或多形性红斑，或荨麻疹样，瘙痒难忍，有灼热感，甚至出现浮肿、渗液、糜烂，肌肤结痂，脱屑，常常伴有烦躁不安，口干，小便黄赤，大便干结，舌红或绛，苔黄或腻，脉滑数。

【用药方法】　每天1剂，水煎2次，分早、晚服。治疗2～4周为1个疗程。若病情严重者，或水肿、有渗液、糜烂者，药渣再煎1次，待凉后湿敷患处。药疹特别严重者，适当配用抗生素、抗过敏药。

【临床疗效】　此方加减治疗抗精神病药所致药物性皮炎（药疹）66例，痊愈（药疹症状完全消失）43例，好转（药疹症状部分消失）22例，无效（药疹症状无明显改善）1例。总有效率98.5%。

【病案举例】　王某，女，37岁。患精神病多年，1个月前再次发作，口服西药卡马西平，每次3片，每天2次。治疗2周后，颜面、四肢、胸腹起大片丘疹，高出皮肤，触之碍手，其色潮红，奇痒，搔破肌肤后有脂水渗出，低热不退，彻夜难眠，舌红、苔黄腻，脉滑数。中医辨证属湿热毒壅盛。方用参白消疹汤去白茅根、大青叶、蒲公英、生地黄，加地骨皮15 g，泽泻12 g。服3剂药后，症状转轻；6剂后，皮肤结痂，大片脱屑；按原方加减续服治疗2周后，症状全部消失。

【验方来源】　李永坤．参白消疹汤治疗抗精神病药所致药疹66例［J］．浙江中医杂志，2002（5）：198.

按：药物性皮炎（药疹）是常见的变态反应性皮肤病。常因毒素入于营血，外侵肌肤所致。治宜清热祛湿，解毒凉血。参白消疹汤中重用苦参、白鲜皮以清热除湿、解毒止痒；大青叶、蒲公英清热解毒；牡丹皮、生地黄入营凉血消斑；白茅根清热生津；甘草泻热解毒、调和诸药。诸药合用，共奏清热解毒除湿之效。药疹消失后，应避免再用同类药治疗，以防复发。

清　热　方

【药物组成】　鱼腥草、浮萍各50 g，蒲公英、紫花地丁各

25 g，白茅根 30 g，丹参、土茯苓各 20 g，苦参、紫草各 15 g，甘草 10 g。

【适用病症】 迟发性药物过敏。临床表现为周身皮肤瘙痒，伴有皮下出血点。

【用药方法】 每天 1 剂，水煎服。

【临床疗效】 此方治疗迟发性药物过敏，疗效显著。

【病案举例】 周某，女，40 岁。因软组织感染应用氨苄青霉素治疗，5 天后出现周身皮肤瘙痒。诊见：四肢及胸腹、腰背部皮肤潮红，有大量散在小出血点，皮肤有搔抓痕迹，舌质红、苔薄黄，脉滑数。西医诊断为迟发性药物过敏。用清热方治疗 3 天后，痊愈。

【验方来源】 李秀波，王德军，董岩. 迟发性药物过敏的治疗与护理［J］. 中医药学报，1998，26（6）：60.

按：中医学认为，迟发性药物过敏常因热毒内蕴所致。清热方中的鱼腥草、浮萍、蒲公英、紫花地丁、土茯苓、苦参清热解毒，利湿止痒；白茅根、丹参、紫草活血祛瘀；甘草调和诸药。诸药合用，共奏清热解毒利湿、活血化瘀之功效，用于治疗迟发性药物过敏疗效显著。

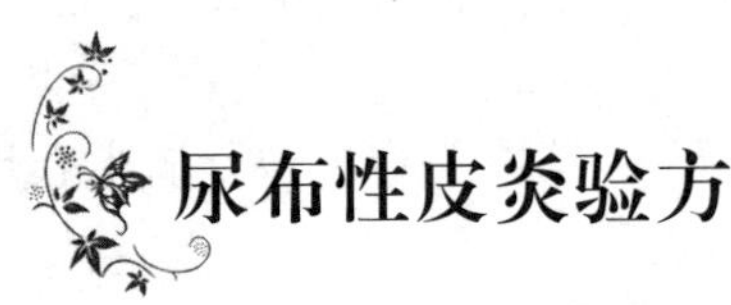

尿布性皮炎验方

云南白药痱子粉

【药物组成】 云南白药4瓶，小儿痱子粉1盒。

【适用病症】 尿布性皮炎。临床表现为初起时臀部和外生殖器附近的皮肤有斑块状或弥漫性发红，严重时则有糜烂现象，甚至表浅的溃疡。

【用药方法】 将云南白药中的保险子取出研成粉末，与痱子粉混合拌匀备用。婴幼儿大小便后用温水洗涤，以纱布吸干后，将配备好的药粉外扑于患处，用药次数不受限制，每次换尿布即可外扑药粉。

【临床疗效】 此方治疗婴幼儿尿布性皮炎，有较好的疗效。轻者用药1天后可见患处红斑、充血明显消退，2天后即可痊愈；重者有糜烂、渗出者，用药1天后患处渗出液明显减少，2天后患处皮肤干燥无渗出，3～5天后结痂，然后痂去痊愈。

【病案举例】 肖某，女，26天。患尿布性皮炎半个月，曾经服药打针及外用药物治疗未能痊愈。诊见：患儿外阴及肛门周围发红，腹股沟和臀部多处糜烂，渗出液较多。西医诊断为尿布性皮炎。即给予云南白药痱子粉外扑。2天后患处皮肤干燥无渗出；4天后患处结痂；6天后痂去痊愈。

【验方来源】 周嵘，俞玥. 云南白药治疗尿布性皮炎[J]. 江西中医药，2001，32（2）：61.

按：尿布性皮炎是婴幼儿在哺乳期中常见的皮肤病，主要由臀部和会阴部皮肤长期受湿尿布的刺激而引起。云南白药是伤科著名成药，具有良好的活血消肿、止血止痛之功效，用于治疗尿布性皮炎，疗效颇佳，还可以用于预防尿布性皮炎的发生或复发。

蒲黄粉单方

【药物组成】　蒲黄粉适量。

【适用病症】　尿布性皮炎。

【用药方法】　取蒲黄粉适量，外敷患处，每天 3 次。3 天为 1 个疗程。

【临床疗效】　此方治疗尿布性皮炎 120 例，显效（皮损消退 70% 以上）52 例，有效（皮损消退 30% ~70%）66 例，无效（皮损消退 30% 以下或无变化）2 例。总有效率 98. 3%。

【验方来源】　张陆峰. 蒲黄粉治疗尿布性皮炎 120 例[J]. 中医杂志，2002，43（5）：366.

按： 尿布性皮炎多发生于 6 个月以下的小婴儿，由于会阴部、臀部皮肤长期受湿尿布浸渍，尿液中的尿素以及尿布上残留的粪便均对局部皮肤产生刺激，使患儿的皮肤继发感染。蒲黄具有凉血收敛、行气止血、祛瘀消肿的作用，能使炎症消退，促进创面愈合，因此用于治疗尿布性皮炎疗效较佳。

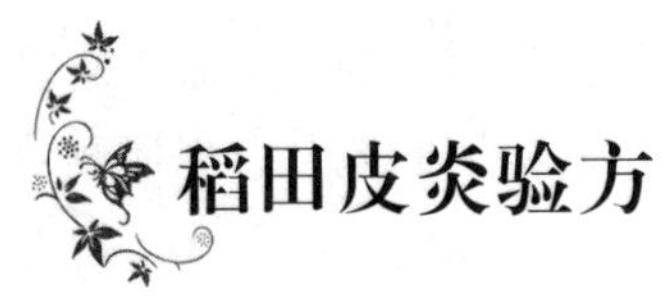

稻田皮炎验方

加味黄连解毒汤

【药物组成】　黄连、黄芩、黄柏、栀子、大黄、苦参、生地黄、黄芪各 30 g，鱼腥草 50 g，冰片（后下）5 g。

【适用病症】　稻田皮炎。临床表现为趾缝及其临近表皮肿胀，皮肤发白起皱，显示出浸渍现象，随着不断摩擦发生破损，伴有不同程度的瘙痒和疼痛，可因处理不当发生感染。

【用药方法】　上药除冰片外，加水2 500～3 000 mL，煮沸30 min 后，取药液趁热投入冰片，待药液温度适宜时浸洗患足，每次 30 min，每天 3 次。药液用后可倒入药渣加热后再用，每剂可连用 2 天。7 天为 1 个疗程。

【临床疗效】　此方治疗稻田皮炎 23 例，全部痊愈（炎症、糜烂、疼痛、瘙痒消失，淋巴结肿大和低热消退，白细胞计数恢复正常，5 个月内未见复发）。

【验方来源】　何运仲. 加味黄连解毒汤外洗治疗稻田皮炎23 例［J］. 广西中医药，2001，24（4）：40.

按：稻田皮炎治以清热解毒为大法。加味黄连解毒汤中的黄连、黄芩、黄柏、栀子、大黄、苦参清热燥湿，泻火解毒，并有广谱抗菌的作用；鱼腥草清热解毒，排脓抗菌；生地黄清热凉血；黄芪生肌消肿，有增强中性白细胞吞噬功能及杀菌作用；冰片有清热防腐、止痛止痒作用。诸药合用，具有清热燥湿、消肿止痛、凉血止痒、防腐收敛之功效，故对浸渍糜烂型皮炎继发感染疗效甚佳。

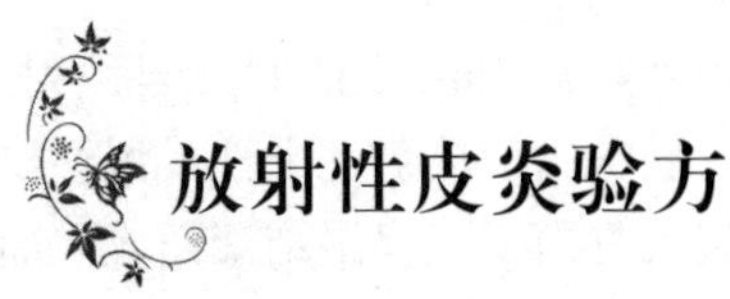

放射性皮炎验方

虎　杖　液

【药物组成】　虎杖 50 g。

【适用病症】　鼻咽癌放射治疗引起的放射性皮炎。临床表现为干性皮炎者，病见照射野皮肤瘙痒、潮红、灼痛、脱皮；湿性皮炎者，病见照射野皮肤初起瘙痒、灼痛，继而表面形成散在性水疱，水疱破裂后渗液，出现红色湿润的糜烂面。

【用药方法】　上药加清水 200 mL，武火煎取药液约 50 mL，用纱块蘸药液外洗、湿敷患部，每天 4～6 次。

【临床疗效】　此方治疗鼻咽癌放射治疗引起的放射性皮炎（干性或湿性）90 例，治疗 3 天症状消失 15 例，治疗 5 天症状消失 49 例，其余 26 例经 6～10 天治疗亦治愈。

【病案举例】　梁某，女，58 岁。鼻咽癌放射治疗第 1 个疗程完毕第 2 天，左侧颈部放射野出现皮肤瘙痒、灼痛，搔抓后形成边缘清楚的散在性小水疱，继而破裂、渗液。诊见：患部皮肤有红色湿润的糜烂面。西医诊断为放射性皮炎（湿性）。中医辨证属湿热蕴蒸肌肤。治宜清热利湿，去腐生肌。方用虎杖水煎外洗患处。治疗 3 天后，患处皮肤瘙痒、灼痛、渗液基本消失，糜烂面干燥并开始结痂；守上方继续治疗 3 天，患处痂皮基本脱落，局部皮肤有少许脱色。其后行第 2 疗程放疗至完毕时未再复发。随访半年，左颈部照射野皮肤光滑如常。

【验方来源】　杜志强. 虎杖外洗治疗放射性皮炎 90 例

［J］. 新中医，1995（11）：41.

按：鼻咽癌患者在放射治疗期间，当照射达到较高的剂量时，颈部照射野皮肤常出现放射性干性或湿性皮炎反应。中医学认为，鼻咽癌多属火毒内困、痰湿结聚而成。而放射治疗本身又属暴热，外热与内毒相结合，则火毒壅盛搏结于肌肤；或外热与内湿相结合，则湿热蕴蒸郁于肌肤，致颈部放射野皮肤出现放射性皮炎的临床表现。虎杖性味苦寒，具有清热解毒、利湿去腐生肌等功效，可用于多种热毒证。现代药理抗菌试验证明，其对绿脓杆菌、金黄色葡萄球菌有较强的抑制作用。因此对烧伤（包括放射性烧伤）的患者用煎剂局部外洗或湿敷患处，可有效地防治继发性细菌感染及加速创面的愈合。本方治疗放射性皮炎，简单易行，效果显著，而且药液对患部皮肤无刺激性，患者易接受。用本药煎液外洗时，药液宜稍温即可，以免太热烫伤患部皮肤，洗时动作宜轻柔，勿用力擦洗而加重皮肤的损伤。

红斑、皮炎类疾病验方

荆芥清风汤

【药物组成】 荆芥、莪术各 12 g，防风 10 g，生地黄 30 g，土茯苓、刺蒺藜、皂角刺各 20 g，玄参、知母、连翘各 15 g，全蝎 5 g，甘草 4 g。

加减：风热证者，加黄芩 12 g，黄柏 15 g，升麻 6 g，蝉蜕 4 g，去莪术；血热型者，加茜草 20 g，白茅根 30 g，木通 6 g；血瘀兼热者，加三棱、赤芍各 12 g，半枝莲 15 g，薏苡仁 30 g；血虚兼热者，加牡丹皮、何首乌各 20 g，玉竹 15 g。

【适用病症】 红斑、皮炎类疾病，包括红斑病、药物性皮炎、玫瑰糠疹、扁平苔藓等。临床表现初起为丘疹、水疱，或红色风团，自觉灼热瘙痒；若皮损发展迅速或延治误治，可全身泛发大片红斑、水疱；后期可形成大片糜烂、渗出、多形红斑，或皮损增厚，色素加深，苔藓样变，甚至形成结痂型丘疹，或因搔抓形成斑片状结痂鳞屑性损害。

【用药方法】 每天 1 剂，水煎服。

【临床疗效】 此方加减治疗红斑、皮炎类疾病 60 例，均获得较好的疗效。

【验方来源】 侯云飞，冯爱萍，段秀琴. 荆防清风汤治疗红斑、皮炎类疾病的体会［J］. 中医药研究，2001，17（4）：26.

按：红斑、皮炎类疾病大都起病急、发展快，皮损呈多种形态。中医学认为，本类疾病主要是由风、热、湿聚于皮肤、经络，使气血受阻所致，而热贯穿于疾病始终。荆防清风汤中的荆芥、防风祛风胜湿；皂角刺、刺蒺藜、连翘、知母、土茯苓清热化湿；玄参、生地黄、莪术、全蝎凉血化瘀，通络散结；甘草调和诸药。诸药合用，共奏清风化湿、凉血化瘀之功效。据现代药理研究，方中许多药物可增强皮肤血液循环，抑制表皮增生，对真菌、细菌、病毒等有不同程度的抑制作用。因此本方用于治疗红斑、皮炎类疾病有较好的疗效。

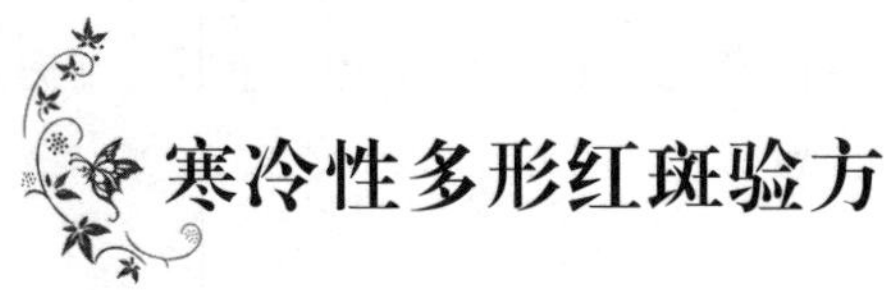

寒冷性多形红斑验方

祛寒化瘀汤

【药物组成】　当归、白芍、玄参各 12 g，桂枝、红花、熟附子各 9 g，干姜、炙甘草各 6 g，大枣 7 枚。

【适用病症】　寒冷性多形红斑。

【用药方法】　每天 1 剂，水煎 3 次。第 1、2 煎分早、晚服；第 3 煎温洗患处，每天 2 次，每次 10 min。12 天为 1 个疗程。

【临床疗效】　此方治疗寒冷性多形红斑 25 例，痊愈（红肿痒痛消失，皮疹消退愈合）23 例，显效（大部分皮疹消退愈合，自觉症状减轻，无新发皮疹）2 例。总有效率 100%。

【验方来源】　周珏平. 祛寒化瘀汤治疗寒冷性多形红斑[J]. 湖北中医杂志，2003，25（2）：26.

按：寒冷性多形红斑是冬季常见的皮肤病。当机体在一定条件下，对多种原因发生的一种反应性炎症表现，寒冷是最主要的诱因；感染、药物、食物也可引发或使症状加重。本病属中医学血瘀范畴，多为卫阳不足，腠理不固，寒湿之邪侵袭肌表，致营卫不和，血行不畅而瘀结。其因在寒，其根在瘀。治宜温卫阳、祛寒湿、化瘀滞为主。祛寒化瘀汤中的桂枝温经散寒通络；熟附子、干姜、炙甘草温煦卫阳、祛寒胜湿；当归、红花活血祛瘀；白芍、大枣调和营卫；玄参能扩张血管，改善四肢末梢血液循环，消炎解毒。玄参与大队温药为伍，可制诸多刚燥之弊。诸药合用，共奏祛寒化瘀之功效，而且内服外用，可提高机体抗寒能力，加速本病痊愈。

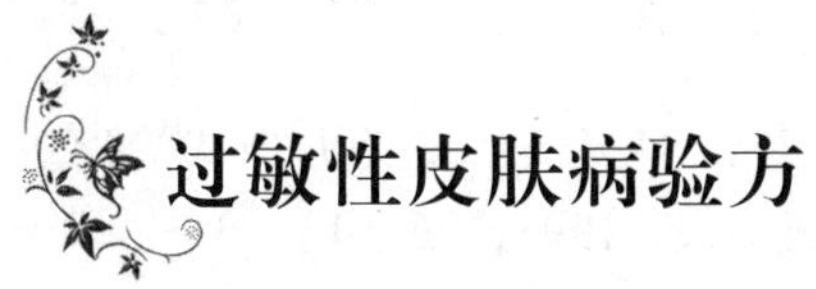

过敏性皮肤病验方

皮　炎　方

【药物组成】　金银花、黄芩、龙骨、牡蛎各 25 g，苦参、荆芥、防风、白鲜皮各 15 g，生地黄、麦冬各 20 g。

加减：皮疹发于上部者，加桑叶、薄荷各 15 g；发于中部者，加柴胡、郁金各 15 g；发于下部者，加黄柏、苍术各 15 g；热重者，加石膏 20 g，栀子 15 g；大便秘结者，加大黄 10 g，桃仁 15 g。

【适用病症】　过敏性皮肤病（荨麻疹、接触性皮炎、药物性皮炎）。临床表现为皮肤出现风团或红色丘疹、红斑或水疱、糜烂，自觉瘙痒难忍。

【用药方法】　每天 1 剂，水煎服。

【临床疗效】　此方加减治疗过敏性皮肤病（荨麻疹、接触性皮炎、药物性皮炎）67 例，痊愈 61 例，显效 5 例，好转 1 例。总有效率 100%。

【病案举例】　张某，女，26 岁。周身红色风团反复发作 2 年，每因遇热或精神刺激而复发，或因食用牛肉、鸡蛋而发作。诊见：近 1 周风团反复出现，瘙痒无度，寝食不安，伴咽痛咽干，鼻塞，神疲乏力，舌淡、苔薄黄，脉濡细。西医诊断为荨麻疹。中医诊断为瘾疹。证属气阴两亏，风热外侵。服皮炎方 2 剂后，症状明显减轻，风团渐消；继服 5 剂后，风团基本消失；因自觉神疲，上方加黄芪 20 g，党参 15 g，生地黄、麦冬加至

25 g，减金银花、黄芩，再服 10 剂，诸症状悉除。随访 2 个月未复发。

【验方来源】　栾天庆. 皮炎方加减治疗过敏性皮肤病 67 例［J］. 中医药学报，1998，26（1）：31.

按：中医学认为，过敏性皮肤病多由风热外侵、气阴两亏所致。治以祛风清热、安神止痒为主。皮炎方中的金银花、黄芩、苦参、白鲜皮清热解毒，祛风止痒；荆芥、防风、生地黄、麦冬疏风清热，凉血养阴；龙骨、牡蛎安神。诸药合用，共奏清热安神、祛风止痒之功效，用于治疗过敏性皮肤病疗效显著。

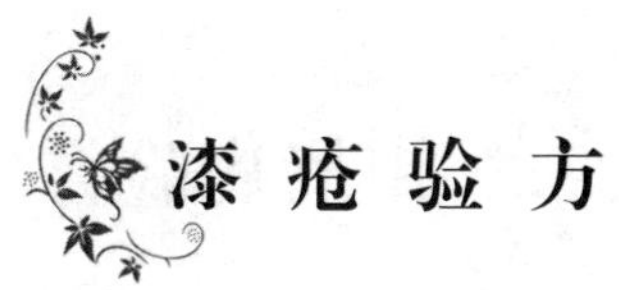

漆疮验方

苦地丁单方

【药物组成】　苦地丁 100 ~ 200 g。

【适用病症】　漆疮。临床表现多发生在暴露部位，损害范围常与接触物形态相同，程度有轻有重。轻者皮肤红肿，重者甚至溃烂、流水，呈慢性苔藓样肥厚片块，奇痒难忍，伴有灼热感。

【用药方法】　水煎，取药液外洗擦患处，每天数次。

【临床疗效】　此方治疗漆疮 100 例，治愈 98 例，好转 2 例。总有效率 100%。

【验方来源】　宋根福. 单味苦地丁治疗漆疮的疗效初探［J］. 中医药学报，1998，26（5）：34.

按：漆疮又称漆毒，是常见的接触性皮炎的一种，多由植物漆树所产生的有毒物质漆酚引起的皮肤病。苦地丁性味苦寒，具有清热解毒、活血消肿等作用，并有很强的抑菌作用，对多种细菌均有抑制作用。故采用大剂量的苦地丁外用治疗漆疮，有良好的治疗效果。

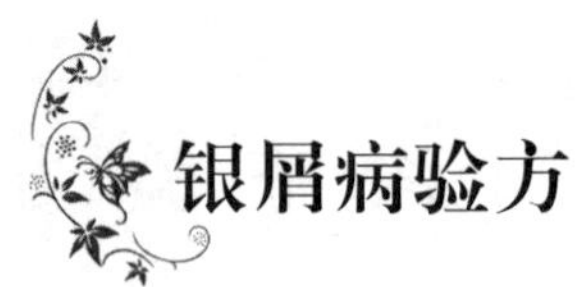

银屑病验方

地皮芍草茅根汤

【药物组成】 生地黄 30 g，牡丹皮、赤芍、白茅根、板蓝根、白花蛇舌草、苦参各 15 g，山豆根 12 g。

加减：热甚者，加石膏 20～30 g，黄芩 15 g；皮疹痒甚者，加刺蒺藜、白鲜皮各 15 g；夹湿者，加土茯苓、陈皮各 15 g；有血瘀者，加丹参 15 g，红花 12 g。

【适用病症】 银屑病进行期。临床表现为全身泛发或散发红色斑、丘疹，表面有多层银白色鳞屑，周围有红晕，剥除鳞屑有薄膜现象及点状出血，部分患者皮损呈点滴状或斑块状，不断有新发皮疹或旧皮疹扩大，并有不同程度的痛痒。

【用药方法】 每天 1 剂，水煎服。连续治疗 1 个月为 1 个疗程。

【临床疗效】 此方加减治疗银屑病进行期 56 例，基本痊愈（皮损消退大于 90%）20 例，显效（皮损消退 60%～90%）11 例，有效（皮损消退 30%～60%）19 例，无效（皮损消退不足 30% 或无变化）6 例。总有效率 89. 39%。

【验方来源】 乐奇. 中药治疗进行期银屑病 56 例［J］. 成都中医药大学学报，2001，24（2）：63.

按：银屑病为皮肤顽疾，不易根治。中医学认为，本病大多数患者是素体血热，燥热内蕴，毒伏营血；或饮食失节，过食辛辣燥热之品，脾胃失和，气机失畅，郁久化火。若风邪侵袭人体，则风热毒邪入于血分而出现皮肤红色斑、丘疹。根据银屑病进行期的临床表现，辨证为血热风燥。治以清热解毒，凉血祛风为主。地皮芍草茅根汤中的生地黄、牡丹皮、赤芍、白茅根清热凉血消斑；板蓝根、白花蛇舌草、山豆根清热解毒；苦参祛风止痒。诸药合用，内可清血中热毒，外可疏肌表之风邪，故能取得较好的治疗效果。

除癣汤

【药物组成】　生地黄、玄参、牡丹皮、赤芍、山药、白芍、白术、法半夏、当归、金银花、蒲公英、白鲜皮、刺蒺藜、僵蚕。(原方无药量)

加减：热重者，加黄芩、紫草；虚寒者，加太子参、肉桂；病程缠绵，皮损反复发作，久治不愈者，加黄芪、威灵仙。

【适用病症】　银屑病（牛皮癣）。临床表现以皮肤出现散在的红色丘疹或斑块、皮损表面覆盖白色鳞屑为特点。

【用药方法】　每天 1 剂，水煎服。同时外用乳没蛋清膏(将乳香、没药、白及、黄柏各等份磨成粉，加水调成糊状，用文火煮开后，待温度适宜时外涂于患处揉搓 3 min，再将新鲜鸡蛋清涂上揉搓 15 min，2 ~ 4 h 后用温水洗去)。20 天为 1 个疗程。

【临床疗效】　此方加减治疗银屑病（牛皮癣）43 例，痊愈（皮损完全消退，自觉症状消失）31 例，显效（皮损消退 60% 以上，偶有瘙痒）10 例，有效（皮损消退 30% ~60% ，仍有瘙痒）2 例。总有效率 100% 。

【病案举例】　王某，女，36 岁。主诉：头部散在斑疹、瘙痒、脱皮 4 年，加重 2 个月。诊见：头皮上有大小不等的癣斑，后脑较密，表情痛苦，纳差，月经量少、经色紫暗，舌质红、苔白，脉弦细。西医诊断为牛皮癣（银屑病）。中医诊断为头癣，证属血虚风燥型。方用除癣汤加减。处方：当归、白术、白芷、蝉蜕、荆芥、玄参、牡丹皮、赤芍、法半夏、刺蒺藜各 10 g，生地黄、金银花、党参、蒲公英各 15 g，白芍、茯苓各 12 g，何首乌 6 g，山药 20 g。每晚涂乳没蛋清膏。治疗 10 天后，诸症状明显好转。治疗 2 个疗程而愈。随访多年未复发。

【验方来源】 蔡新兰，张玉华．乳没蛋清膏外涂合除癣汤内服治疗牛皮癣 43 例［J］．湖南中医杂志，2002，18（5）：38.

按：银屑病（牛皮癣）是常见的慢性炎症性皮肤病。中医学认为，本病是由湿热内蕴，六淫之邪客于肌肤，以及情志忧郁，或过食辛辣厚味、鱼虾酒酪等因素诱发，以致热毒、顽痰滞于经络肌肤，外发而成本病。此外，因滥用药物致使皮损鳞屑层层脱落，血虚化燥，肌肤失养，更是迁延不愈。治以清热解毒为主。除癣汤中以大量清热解毒药为主，如金银花、蒲公英、牡丹皮、玄参、生地黄、赤芍等，配合祛风止痒的白鲜皮、刺蒺藜，再以法半夏、白术、僵蚕、山药健脾化痰；当归活血养血。诸药合用，共奏凉血解毒、祛风止痒、养血润燥、健脾化痰之功效，并配合外用药以清热燥湿、泻火解毒、调气活血。内外合用治疗牛皮癣（银屑病），疗效显著。

清热凉血汤

【药物组成】 生地黄、紫草、刺蒺藜、乌梢蛇各 12 g，牡丹皮、防风、当归、金银花、白鲜皮、土茯苓、苍耳子、蝉蜕、蛤蟆各 10 g，甘草 5 g。

【适用病症】 银屑病。临床表现为皮肤红斑上反复出现多层银白色干燥鳞屑，抓去脱屑可有点状出血。

【用药方法】　每天1剂，水煎服。配合外用大黄合剂（由大黄、硫黄、雄黄等用花生油调制成）涂搽患处，每天2次。20天为1个疗程。

【临床疗效】　此方治疗银屑病62例，痊愈（临床症状和体征消失，半年后未复发）46例，显效（病情稳定，皮疹缩小逐渐消失，偶有复发但病情明显减轻）16例。总有效率100%。

【病案举例】　彭某，女，14岁。7个月前无明显诱因双上肢皮肤出现红色丘疹，高出皮面，上覆白色银屑，轻刮之可脱落，皮肤轻微瘙痒，皮疹渐累及头皮、躯干。予中药清热凉血汤内服、大黄合剂外用。治疗1个疗程后，红色丘疹开始消退，皮肤脱屑，不再瘙痒。共服中药60剂后，症状、体征完全消失。随访1年未复发

【验方来源】　施永安，叶彬华．中药内服与外用治疗银屑病62例［J］．吉林中医药，2000，20（6）：28.

按：银屑病是非传染性慢性多发性皮肤病。属于中医学白疕范畴。多因情志内伤、饮食失节、过食腥发之动风食物等，导致脾胃失和，内有蕴热，外受风热毒邪而致。若反复发作，阴血被耗，肌肤失养，气血失和，邪热凝滞于皮肤，致皮肤出现红斑丘疹上覆以银白色鳞屑等症状。治以凉血、解毒、祛风、活血为主。清热凉血汤中以生地黄、紫草、牡丹皮清热凉血；金银花、白鲜皮、土茯苓、蛤蟆清热解毒；苍耳子、防风、蝉蜕祛风；加上乌梢蛇性能祛风通络，善治皮肤顽癣、皮肤瘙痒等较重的风病。诸药合用，配伍严谨，紧扣病因病机，使风邪去，而经络自通，可使鳞屑逐渐脱落，皮肤红斑消退。

白疕Ⅰ、Ⅱ、Ⅲ号方

【药物组成】　白疕Ⅰ号方：水牛角（先煎）60 g，生地

黄、玄参、石膏、白花蛇舌草、露蜂房、乌梢蛇各 15 g，半枝莲、大黄、赤芍、当归各 10 g，甘草 6 g。

加减：痒甚者，加白鲜皮、防风；夹湿者，加土茯苓、茵陈蒿、泽泻；因咽炎、扁桃体炎而诱发者，加大青叶、板蓝根、马勃、黄芩等。

白疕Ⅱ号方：生地黄、麦冬、玄参、槐花、水牛角（先煎）各 30 g，赤芍、当归、丹参、乌梢蛇、露蜂房各 15 g，蜈蚣 2 g，甘草 6 g。

加减：阴虚热象明显者，加知母、秦艽。

白疕Ⅲ号方：桃仁、红花、当归各 20 g，赤芍、川芎、丹参、路路通、乌梢蛇各 15 g，三棱、莪术各 10 g，蜈蚣 2 g，甘草 6 g。

加减：血热者，加水牛角、玄参、槐花；阴津亏损者，加麦冬、生地黄、天花粉。

【适用病症】　银屑病，中医辨证属血热、血燥、血瘀三型。

【用药方法】　每天 1 剂，水煎服。血热型用白疕Ⅰ号方，血燥型用白疕Ⅱ号方，血瘀型用白疕Ⅲ号方。20 天为 1 个疗程，共治疗 2 个疗程。

【临床疗效】　白疕Ⅰ、Ⅱ、Ⅲ号方治疗银屑病 56 例，痊愈（皮疹全部消退，自觉症状消失，仅残留色素沉着斑或色素斑减退）27 例，显效（皮损消退 80% 以上，自觉症状消失）16 例，好转（皮损消退 30% ~70%，自觉症状减轻）8 例，无效（用药后皮损及自觉症状无明显改善）5 例。总有效率 91.1%。

【验方来源】　宋广英．从“血”论治寻常型银屑病 56 例［J］．广西中医药，1999，22（5）：32.

按：银屑病是常见、易复发、顽固性的慢性炎症性皮肤病。本病属中医学的松皮癣、白疕等范畴。其病机与“血”关系最为密切，日久皆可化热、化燥、化瘀。血热者治宜清热凉血解毒，佐以活血化瘀。白疕Ⅰ号方中的水牛角、生地黄、玄参清热凉血解毒；石膏、白花蛇舌草、半枝莲助其清热泻火解毒；当归、赤芍活血祛瘀；大黄泄腑实除燥结；露蜂房、乌梢蛇祛风止痒；甘草调和诸药。诸药合用，可使热毒得解，血分之热得清，肌肤得润，诸症状自愈。

血燥者治宜滋阴凉血润燥，佐以活血化瘀。白疕Ⅱ号方中的生地黄、麦冬、玄参、水牛角、槐花滋阴凉血润燥；乌梢蛇、蜈蚣、露蜂房祛风止痒；丹参、赤芍、当归活血化瘀；甘草调和诸药。诸药合用，具有滋阴凉血润燥、祛风止痒、活血化瘀之功效。

血瘀者治宜活血化瘀，祛风通络。白疕Ⅲ号方中的桃仁、红花、当归、川芎、赤芍活血化瘀为主；丹参、莪术、三棱助活血散瘀之力；气行则血行，川芎为血中之气药，得其相助，使瘀去而不滞；乌梢蛇、蜈蚣、路路通增其祛风通络止痒之功；甘草调和诸药。诸药合用，共奏活血化瘀、祛风通络之功。因此，白疕Ⅰ、Ⅱ、Ⅲ号方治疗银屑病，能够改善全身及局部的血液循环，使瘀血去，新血生，脉络通，气血调，诸症状愈。

消癣解毒汤

【药物组成】　当归、赤芍、丹参、黄柏、槐花、白鲜皮、苦参、蒲公英、黄黏土（纱布包）、明矾。按年龄、病情确定用量。

加减：血热夹瘀者，加牡丹皮、紫草；血虚夹风者，加生地黄、荆芥；血瘀风燥者，加何首乌、鸡血藤；风寒湿痹者，加威灵仙、川芎；热毒炽盛者，加黄连、金银花。

【适用病症】　银屑病。

【用药方法】　每天1剂，水煎服。配合自制祛癣水晶膏（由百部、蛇床子等组成，此药膏有刺激性），分次外涂患处，一般每次外涂2～3处，每处8 cm×8 cm，涂药后可根据年龄大小、发病部位、耐受程度等，使药膏在患处保留2～4 min，然后用清水将药膏洗去。

【临床疗效】　此方加减治疗银屑病386例，治愈（患处皮损消退，遗留色素沉着或减退斑）319例，显效（皮疹停止发展，鳞屑逐步减少，自觉症状减轻）67例。总有效率100%。

【病案举例】　申某，男，67岁。患全身性银屑病24年，头皮、四肢、躯干部皮损散在分布，瘙痒难忍，影响睡眠。先后在多家医院求治，未能治愈，并因服激素类药物出现全身浮肿。经内服消癣解毒汤5剂，并在患处涂抹祛癣水晶膏7次后获愈。随访1年未复发。

【验方来源】　丁平，丁世聚．中药内服外用治疗银屑病386例［J］．国医论坛，2001，16（2）：36.

按：中医学认为，银屑病的病机为内有血虚燥热，外受风邪，气血运行失调，气滞血瘀，血行不畅，皮肤失养所致。本病的主要特点是皮疹、鳞屑和刮除鳞屑后出血点的存在，部分患者有舌质暗紫、有瘀点或瘀斑，均是血瘀的表现。因此，活血化瘀是治疗本病的主要法则。消癣解毒汤中的当归补血活血；赤芍、丹参活血祛瘀；黄柏泻火解毒；苦参清热燥湿；蒲公英清热解毒；白鲜皮除湿祛风；槐花清热凉血；黄黏土健脾护胃；明矾收敛解毒。诸药合用，共奏活血化瘀、清热凉血、除湿解毒之功效，而且活血化瘀药有抑制结缔组织增生、减少渗出的作用，能改善局部微循环，使皮肤气血畅行。同时可促进患处皮肤的新陈代谢，改善皮肤营养状况，并结合外治，可获较好的治疗效果。

清毒活血方

【药物组成】 乌梢蛇、金银花、蒲公英、生地黄、土茯苓、何首乌、玄参各 30 g，牡丹皮 15 g，紫草 60 g，蜈蚣 2 条，全蝎 10 g，斑蝥 3 g，蝉蜕 12 g，当归 24 g，甘草 9 g。

加减：热毒偏盛者，加七叶一枝花、槐花；血燥偏甚见肌肤粗糙、皮损肥厚、瘙痒重者，加海桐皮、黑芝麻、鸡血藤；湿邪偏盛见皮损红斑糜烂或有脓痂者，加虎杖、苍术；夹瘀血见皮损紫暗、皮层厚、关节不利者，加三棱、莪术、僵蚕。

【适用病症】 银屑病。

【用药方法】 每天 1 剂，水煎服。先将乌梢蛇、全蝎、斑蝥、蜈蚣放锅内加少许香油微火烘焙至黄脆，分别研细末，混匀冲服。8～12 周为 1 个疗程。治疗期间忌食辛辣刺激之品。

【临床疗效】 此方加减治疗银屑病 60 例，治愈（红斑消退，鳞屑消失，瘙痒消失，皮损恢复正常，随访 2 年未复发）32 例，基本治愈（红斑及鳞屑性皮损消退，留有色素斑，瘙痒消失，随访 1 年未复发）16 例，好转（皮损消退不再发展，红晕消失，或留有一苍白环）8 例，无效（临床症状、体征未见明显变化，甚或加重）4 例。总有效率 93.3%。

【验方来源】 孙修合，秦元业，陈富医. 从毒论治银屑病 60 例临床观察［J］. 国医论坛，2001，16（3）：28.

按：银屑病属中医学白疕、干癣、疕风等范畴。其病因病机多由素体血热蕴毒，复感外邪，内外合邪，久蕴成毒，搏结于皮肤；或素体血热偏盛，化火化毒，搏结于肌肤，日久入络成瘀成毒。其病机重点是血热毒盛。治以解毒凉血、清热祛风为主，佐以养血、润燥、化瘀、除湿诸法。清毒活血方中的紫草、乌梢蛇清热解毒、凉血祛风，为主药，且用量较大；由于本病的病邪深遏肌腠，有难散难除、反复发作的特点，故选用部分虫类药物，如蜈蚣、全蝎、斑蝥等，利用虫药毒性之偏，善行之性入络剔毒，直捣病所，以毒攻毒；土茯苓、金银花、蒲公英清热解毒；牡丹皮、生地黄、玄参、当归凉血化瘀；蝉蜕祛风透疹；何首乌补血活血；甘草调和诸药。诸药合用，从毒论治，对于银屑病的疗效满意。但应注意本方斑蝥等有一定的毒性作用，使用时一定要谨慎。

益气活血方

【药物组成】　党参、板蓝根各 15 g，紫草、玄参、黄柏、陈皮、荆芥、川芎、丹参、甘草各 9 g，红花 6 g，土茯苓 30 g。

加减：风盛瘙痒者，加乌梢蛇、花椒；口干便秘者，加大黄、连翘；脓疱重者，加皂角刺；病损在头部者，加何首乌、山楂；腰骶、肘膝部位者，加炒杜仲、熟大黄；红斑为主者，加牡丹皮。

【适用病症】　银屑病。

【用药方法】　每天 1 剂，水煎服。配合欢乐膏（硫黄 30 g，雄黄、轻粉、红粉、花椒各 20 g，砒石、狼毒、冰片各 10 g，上药共研细末过筛，加入凡士林混匀）外涂患处。

【临床疗效】　此方加减治疗银屑病 56 例，治愈（皮损完全消退或消退 95% 以上）52 例，好转（皮损消退 50% 以上）4 例。总有效率 100%。

【验方来源】　何建国．内外结合治疗银屑病 56 例［J］．吉林中医药，1999，19（3）：26.

按：银屑病中医称之为白疕，多因营血亏损，化燥化风，肌肤失养而成。益气活血方中的党参益气补中；丹参、红花、川芎化瘀通络、活血退斑；土茯苓除湿解毒；紫草、玄参凉血活血、解毒透疹；黄柏清热燥湿、滋阴降火、解毒敛湿；板蓝根清热解毒；陈皮理气健脾、燥湿化痰。欢乐膏以解毒燥湿、杀虫敛疮为主。内外合治，共奏祛邪扶正、祛热解毒、活血凉血、化瘀消斑等作用，可调节机体免疫功能，并使肌肤腠理得荣，顽疾得以解除。

清热解毒活血方

【药物组成】 黄芪、生地黄、鸡血藤各 30 g，赤芍、黄芩、白花蛇舌草各 15 g，丹参 20 g。

加减：湿重者，加茯苓、泽泻各 10 g，茵陈蒿 15 g；热甚者，加白鲜皮 15 g，桑枝 10 g；伴咽炎者，加玄麦桔甘汤。

【适用病症】 银屑病。

【用药方法】 每天 1 剂，加水 500 mL 煎 30 min，取药液 300 mL，分早、晚服。7 天为 1 个疗程，一般治疗 4～8 个疗程。皮损局部外用大黄酊涂搽。

【临床疗效】 此方加减治疗银屑病 38 例，痊愈（皮损完全消退或消退 90% 以上）13 例，显效（皮损消退 60%～90%）15 例，有效（皮损消退 30%～60%）9 例，无效（皮损消退不足 30%）1 例。总有效率 97.4%。

【验方来源】 杨擎宇，皮先明. 中药治疗银屑病 38 例疗效观察［J］. 湖北中医杂志，2002，24（2）：35.

按：银屑病是一种难治性皮肤病。中医学认为，本病多因七情内伤，气机郁滞，郁久化火，热毒蕴伏营血；或因饮食失节，脾胃失和，郁滞蕴热，复感风热毒邪，以致经脉阻滞，气血凝结，肌肤失养而发病。若病久或反复发作，阴血耗动，气血失和，化燥生风，则易致血燥。清热解毒活血方中的黄芪补脾益气；赤芍、丹参、鸡血藤、生地黄清热凉血、活血祛瘀，其中生地黄又可滋养肾阴；黄芩、白花蛇舌草清热解毒燥湿。诸药合用，共奏清热解毒、凉血活血、补脾益气之功效，用于治疗银屑病有较好的疗效。

凉血化瘀疏风汤

【药物组成】 生地黄、鸡血藤各30 g，赤芍、当归、白鲜皮各20 g，土茯苓、紫草、金银花各15 g，乌梢蛇、七叶一枝花、白芷、防风各10 g。

加减：属血瘀者，加丹参、桃仁；血热者，加玄参、大青叶；湿热蕴结者，加龙胆草、黄芩。

【适用病症】 银屑病。

【用药方法】 每天1剂，水煎，分早、晚服。另将药渣煎取药液熏洗患部，每次约30 min，每天1次；局部外涂恩肤霜合醋酸去炎松尿素软膏，每天2次。30天为1个疗程，共治疗2个疗程。

【临床疗效】 此方加减治疗银屑病62例，治愈（皮损全部消退或仅残留色素沉着斑或色素减退斑）41例，显效（皮疹消退达80%以上）12例，有效（皮损消退达50%以上）7例，无效（皮损消退不足50%，或仍有新皮疹出现）2例。总有效率96.77%。

【病案举例】 刘某，男，34岁。躯干、四肢的皮肤反复发作性红斑、丘疹，伴有鳞屑、瘙痒4年，经多方治疗，时轻时重。诊见：近半月来复发加重，自感剧痒不适，伴口干，烦躁，面色不华，舌质暗红边有瘀点、苔薄黄，脉沉细涩；躯干、四肢的皮肤出现散在分布指甲盖至钱币大暗红色斑片、丘疹，表面覆有多层银白色的鳞屑，刮去鳞屑显露薄红光亮的薄膜，再刮有露珠状出血。皮损以背部及双下肢外侧为甚，部分已融合成片。西医诊断为银屑病。中医辨证属血热夹瘀，兼有血虚风燥，肌肤失养。治宜清热凉血，活血化瘀，和营通络，疏风润燥。方用凉血化瘀疏风汤加丹参，局部外涂恩肤霜合醋酸去炎松尿素软膏。治疗 10 天后，局部皮损鳞屑明显减少，表皮软化，部分皮损已渐消退，瘙痒消失；治疗 20 天后，大部分皮损消退；治疗 35 天后，全身皮损全部消退，仅残留部分色素沉着斑；再服 5 剂以巩固疗效。随访 1 年未见复发。

【验方来源】　彭明高，李风玲，张太成，等. 凉血化瘀疏风汤治疗银屑病 62 例［J］. 陕西中医，2001（3）：154.

按：银屑病属皮肤病疑难病症之一，中医学称之为白疕。本病的病因多由风热湿邪外袭，侵犯肌肤，阻塞营卫以致外不能宣泄，内不能通利，营血亏损，气血瘀滞，阻于肌肤而致。病机主要是血热夹瘀，兼有风湿燥热，其证型以血瘀、血热为多。治以清热凉血、活血化瘀并重，佐以解毒利湿、疏风通络、和营润燥为法。凉血化瘀疏风汤中的生地黄、赤芍、紫草清热凉血，兼有活血化斑作用；当归、鸡血藤活血化瘀，和营润燥；土茯苓、金银花、七叶一枝花清热利湿解毒；白鲜皮、防风、乌梢蛇加强疏风止痒之功；白芷辛香开窍，活血散结，可使药力透达皮表。诸药合用，共奏清热凉血、活血化瘀、和营通络、利湿解毒、疏风润燥之功效。同时用药液局部熏洗，可使药力直达病所，起内外兼治双重作用，使热清血活，瘀行营通，肌肤得养而病自愈。现代药理研究证明，活血化瘀药能增强免疫，改善微循环，增强吞噬细胞功能，抑制组织的代谢，促进增生性病变的软化和吸收，也有利于本病的康复。

消　银　汤

【药物组成】　生地黄、石膏、珍珠母各 30 g，牡丹皮、赤芍、知母、乌梢蛇、乌梅各 10 g，白茅根、槐花、土茯苓、板蓝根各 15 g，甘草 6 g。

加减：进行期，加水牛角 15 g；静止期，加鸡血藤 15 g，当归 10 g。

【适用病症】　银屑病。

【用药方法】　每天 1 剂，水煎，分 2 次服。同时口服迪银片（市售），每次 3 ~5 片，每天 2 次。1 个月为 1 个疗程。

【临床疗效】　此方加减治疗银屑病 70 例，痊愈（皮疹全部消退，或仅残留几个不明显的小块皮损）30 例，显效（皮疹消退 70% 以上）21 例，有效（皮疹消退 30% 以上）14 例，无效（皮疹消退 30% 以下或皮损无变化或加重）5 例。总有效率 92.9%。

【验方来源】　胡阳．中西医结合治疗银屑病 70 例［J］．山西中医，2000，16（4）：32.

按：银屑病是常见的慢性炎症性皮肤病，病情顽固。本病属中医学白疕、松皮癣等范畴。血分有热是其主要原因。治宜凉血解毒为主。消银汤中的生地黄、牡丹皮、槐花、赤芍、白茅根凉血活血，清热养阴；土茯苓、板蓝根清热解毒；石膏、知母清热泻火，滋阴润燥；珍珠母平肝熄风止痒；乌梢蛇祛风通络止痒；乌梅生津润燥；甘草调和诸药。诸药合用，共奏凉血解毒、养阴润燥、祛风止痒的功效，用于治疗银屑病疗效明显。

土槐五根汤

【药物组成】　土茯苓、板蓝根、白茅根各 30 g，槐花 15 g，生地黄 15 ~30 g，紫草根、苦参根各 10 g，赤芍、丹参各 10 ~15 g，山豆根 6 g。

加减：皮疹鲜红呈点滴状丘疹，发展迅速，新疹不断出现，心烦，口干，大便秘结者，加大黄、白英、蛇莓、龙葵；伴发热者，加羚羊角粉；伴有咽痛者，加牛蒡子；女性经期皮损加重者，加益母草、柴胡；全身散发斑片状红斑皮损，鳞屑厚大干燥或燥裂，经久不愈者，加玄参、天冬、麦冬、石斛、天花粉、三棱、莪术；皮损痒痛者，加白鲜皮、露蜂房；皮损较厚呈大片状浸润，皮疹暗红，经久不退，舌绛或有瘀斑者，加桃仁、红花、三棱、莪术、虎杖。

【适用病症】　银屑病。

【用药方法】　每天1剂，水煎2次，分早、晚饭后服。30天为1个疗程，连用2～3个疗程。配合外用5%～10%京红粉软膏或薄肤膏（市售），同时服用扶正荡邪合剂（市售），每天100 mL，早、晚饭前分服或顿服。

【临床疗效】　此方加减治疗银屑病118例，痊愈（皮疹完全消退或消退95%以上）76例，好转（皮损消退50%以上）33例，未愈（皮损消退不足50%）9例。总有效率92.38%。

【验方来源】　时水治. 土槐五根汤配合扶正荡邪合剂治疗银屑病118例［J］. 北京中医，2001，24（1）：29.

按：银屑病是易复发的慢性炎症性、表皮细胞过度增殖角化脱屑性的常见皮肤病。本病属中医学白疕、松皮癣、蛇风等范畴。中医学认为，本病的发生，血热是主要根源，内因禀赋不足，卫气不固，或七情所伤；外因六淫之邪侵袭机体，搏于气血，日久化热，热毒流注肌肤所致。治以清热解毒、凉血攻下、活血化瘀为主。土槐五根汤中的土茯苓、槐花、板蓝根、苦参、山豆根清热解毒，渗湿利咽喉，有抗菌、抗病毒作用，能减轻炎症反应，促进细胞免疫功能；紫草根、生地黄、赤芍、丹参、白茅根扶正清热凉血，滋阴养血，抑制浮阳升腾，使浮阳归源，斑片皮疹得阴血濡养而消散。现代研究证明方中所用药物具有调节免疫、增加局部血氧供给、提高皮肤新陈代谢、促进表皮细胞慢性炎症吸收等作用。诸药合用，共奏扶正祛邪、清热解毒、凉血活血、滋阴养血、淡渗利湿、柔肝熄风、透疹消斑之功效，用于治疗银屑病疗效满意。

双山克银片

【药物组成】　生地黄、鸡血藤、金银花、连翘各 150 g，紫草、山豆根、土茯苓、防风、荆芥各 100 g，七叶一枝花 75 g，白鲜皮 50 g。

【适用病症】　银屑病。

【用药方法】　将上药提取浓缩后制成片剂，每次服 5 片，每天 3 次。一般治疗 4 ~ 12 周。

【临床疗效】　此方治疗银屑病 390 例，临床痊愈（皮损全部消退或仅残留几个不明显的小块皮损）256 例，显效（皮损消退 70% 以上）82 例，好转（皮损消退在 30% ~ 70%）35 例，无效（皮损消退 30% 以下，或未被控制反而加重）17 例。总有效率 95.64%。

【验方来源】　段秀峰，赵红果，祁春芝. 双山克银片治疗银屑病 390 例 [J]. 吉林中医药，2001，21（3）：31.

按：银屑病是常见的皮肤病。中医学认为，本病多因营血亏损，化燥生风，肌肤失养而成。治以清热解毒、凉血活血为主。双山克银片中以生地黄、紫草清热凉血；鸡血藤养血活血；山豆根、金银花、连翘、土茯苓、七叶一枝花清热解毒利湿；白鲜皮、防风、荆芥祛风止痒。诸药合用，用于治疗银屑病有较好的疗效。

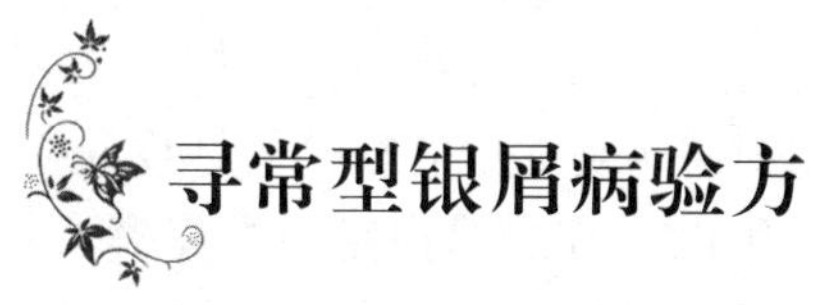

寻常型银屑病验方

消　银　方

【药物组成】　白茅根、槐花、鸡血藤、土茯苓各 30 g，生地黄、紫草、茜草、白鲜皮各 15 g，板蓝根 20 g，牡丹皮、赤芍各 10 g。

加减：兼夹湿邪，舌淡、苔白腻，皮损浸润较深者，加薏苡仁 30 g，防己 10 g；大便秘结者，加大黄 10 g；热盛者，加龙胆草、黄芩各 10 g；因咽炎、扁桃体诱发者，加大青叶 30 g，山豆根 6 g，玄参 15 g；舌质暗或有瘀斑，皮疹深红者，加莪术、红花各 10 g。

【适用病症】　寻常型银屑病。起病缓慢，易于复发，有明显季节性，一般冬重夏轻，好发于头皮、四肢伸侧，以肘关节面多见，常泛发全身。临床表现为皮损初为针尖至扁豆大的红色丘疹，常呈点滴状分布，迅速增大，表面覆盖银白色多层鳞屑；鳞屑剥离后，可见薄膜现象及筛状出血，基底浸润，陈旧皮疹呈钱币状、盘状、地图状等。

【用药方法】　每天 1 剂，水煎服。30 天为 1 个疗程。

【临床疗效】　此方加减治疗寻常型银屑病 50 例，基本痊愈（皮损全部消退或仅残留少数点滴性损害，瘙痒消失）24 例，显效（皮损消退 60% 以上，偶有瘙痒）12 例，有效（皮损消退 30% 以上，仍有瘙痒，可以忍受）10 例，无效（皮损消退 30% 以下或无改善，明显瘙痒，难以忍受）4 例。总有效率 92%。

【验方来源】 黄国林．消银方治疗寻常型银屑病 50 例［J］．湖南中医杂志，2002，18（6）：45．

按：寻常型银屑病是常见的红鳞屑性皮肤病，具有病程长、易复发的特点。中医学称之为白疕、牛皮癣。其发病有内外两端：内因血热，是发病的根本；外因是外受风邪或夹杂燥热之邪客于肌肤，内外合邪而发病。消银方中的白茅根、槐花、生地黄清热凉血；紫草、茜草、牡丹皮、赤芍、鸡血藤凉血活血；板蓝根、土茯苓、白鲜皮清热解毒、祛风止痒。诸药合用，共奏清热凉血、活血解毒之功，用于治疗血热寻常型银屑病，可取得满意疗效。

芳香宣透解毒汤

【药物组成】 杏仁、石菖蒲各 6～9 g，青蒿、茵陈蒿、白花蛇舌草、忍冬藤、猪苓、茯苓、合欢皮各 15～30 g，红藤、丹参、赤芍各 9～25 g，路路通、地肤子、桑白皮各 9～30 g。

加减：进行期，忍冬藤、白花蛇舌草、红藤、赤芍、青蒿宜加大剂量；静止期，杏仁、石菖蒲、合欢皮宜加大剂量；痒甚者，加白鲜皮；纳呆者，加谷芽、鸡内金。

【适用病症】 寻常型银屑病。

【用药方法】 每天 1 剂，水煎 2 次，分早、晚饭后服。连服 1 个月为 1 个疗程。

【临床疗效】 此方加减治疗寻常型银屑病 56 例，治愈（皮损完全消退或消退 95% 以上）15 例，好转（皮损消退 50% 以上）35 例，无效（皮损消退不足 50%）6 例。

【验方来源】 朱波刚，沈悦，岳辉清，等．芳香宣透解毒法治疗寻常型银屑病 56 例［J］．江苏中医，2001（3）：20．

按：中医学认为，银屑病与湿毒之邪郁于肌肤，血行不畅，肌肤失养，或蕴结化火，灼阴伤及血分，以致肌肤失荣有关。因此本病的治疗应多从清热解毒、凉血活血、养血祛风等法着手，而芳香宣透解毒法是重要的一环。因肺主皮毛，芳香宣透法可宣通肺气，宣化湿邪，宣畅气血，透邪外出；解毒则通过3个方面来实现：一为宣通肺气，透邪出表，使邪毒从肌表而解；二为清解；三为利水，使湿毒之邪从小便而解。芳香宣透解毒汤中取杏仁、桑白皮宣通上焦肺气，气化湿亦化，气行血亦行，亦能助石菖蒲、青蒿透邪外出达表；石菖蒲、青蒿、猪苓、茯苓、茵陈蒿、路路通有利水除湿泄热之功；合欢皮解郁活血；丹参、红藤、赤芍活血祛瘀，清热解毒，协助白花蛇舌草、忍冬藤增强清热解毒之力；地肤子既能利水除湿，又能清热止痒；路路通，《本草纲目拾遗》谓其能“通行十二经”，合杏仁、桑白皮能引诸药直达病所，更好地发挥药效。现代药理研究认为，青蒿具有调节人体免疫功能的作用；赤芍具有抗菌消炎、抗病毒、增加人体免疫功能的作用；石菖蒲具有明显的抑菌和镇静作用；合欢皮不仅能增加细胞膜的稳定性，还有镇静、抗过敏作用；杏仁亦有免疫促进作用；白花蛇舌草能显著增强人体免疫功能；活血化瘀药如丹参、赤芍等具有改善微循环、促进炎症吸收、调节机体免疫作用。诸药合用，共奏芳香宣透解毒之功效，用于治疗寻常型银屑病，见效快，近期疗效较好。

复方消银汤

【药物组成】　生地黄、白茅根、土茯苓、鸡血藤、板蓝根各15 g，赤芍、紫草、当归、丹参、白鲜皮、刺蒺藜各10 g。

加减：如血热较重者，可酌加槐花、七叶一枝花、白花蛇舌草、半枝莲；病情稳定、红斑色暗者，可选加桃仁、红花、三棱、莪术；口干渴者，可加麦冬、玄参等养阴药；大便干者，加火麻仁；痒重者，可酌加乌梢蛇、露蜂房、威灵仙。

【适用病症】 寻常型银屑病。

【用药方法】 每天1剂，水煎，取药液400 mL，分早、晚饭后服。最短服4周，最长12周。

【临床疗效】 此方加减治疗寻常型银屑病153例，痊愈（皮疹全部消退）56例，显效（皮疹消退超过60%）76例，有效（皮疹消退30%～60%）14例，无效（皮疹消退不足30%）7例。总有效率95.4%。

【病案举例】 李某，男，25岁。周身起鳞屑性红斑5年，加重4个月，曾多方医治均未能控制病情发展。诊见：皮损瘙痒难忍，部分皮损部位干裂疼痛，全身除面部及四肢有小片状及点滴状正常皮肤外，均被红斑鳞屑覆盖，有大量鳞屑脱落，头发呈束状发，指甲呈顶针状；口干，大便干，舌红、苔白，脉弦滑。西医诊断为银屑病。中医辨证属血分郁热。拟清热解毒、活血凉血法治之。方用复方消银汤加槐花、白花蛇舌草各15 g，七叶一枝花10 g。服药13天后，瘙痒减轻；上方去刺蒺藜，又继续服10天，鳞屑减少，口不干，大便正常；上方去槐花、紫草，连续治疗两个半月后，全身皮肤如常人；又服半个月以巩固疗效。随访多年未复发。

【验方来源】 吴自勤，孙双田．复方消银汤治疗寻常型银屑病153例疗效观察［J］．新中医，1996（4）：45.

按：复方消银汤中的生地黄、白茅根、板蓝根、紫草清热解毒凉血；当归、丹参、赤芍、鸡血藤活血养血改善微循环及血液黏稠度，促进血液流通，有扶正调节人体气血的功能；土茯苓、白鲜皮、刺蒺藜燥湿止痒。诸药合用，共奏清热燥湿、解毒活血之功效，用于治疗银屑病有较好的疗效。此外，因银屑病患者有较大的精神压力，对治疗信心不足，因此要重视精神调养，这对治疗无疑是起促进作用。但对女性尤其是月经过多的患者，活血化瘀药的应用要慎重，用量不宜过大，以免出现不良反应。

凉血解毒方

【药物组成】　水牛角 40 g，生地黄、丹参、土茯苓、白花蛇舌草各 30 g，刺蒺藜、七叶一枝花各 20 g，牡丹皮、赤芍各 12 g，当归 10 g，莪术 6 g，青黛 3 g。

加减：血热盛者，去当归，加羚羊骨 15 g；服药后腹泻者，加白术 15 g。

【适用病症】　寻常型银屑病，中医辨证属风热血燥型。

【用药方法】　每天 1 剂，水煎服。

【临床疗效】　此方加减治疗寻常型银屑病辨证属风热血燥型 86 例，治愈（皮损完全消退或消退 95% 以上）53 例，好转（皮损消退 50% 以上）28 例，未愈（皮损消退不足 50%）5 例。总有效率 94.2%。

【验方来源】　曹雪辉，廖烈辉．凉血解毒方治疗风热血燥型寻常型银屑病 86 例［J］．中医杂志，2001，42（10）：633．

按：中医学认为，寻常型银屑病的病因为血分有热，复因外感六淫邪气，饮食失节，内伤七情，以致气机郁滞，郁久化火，火热毒邪内蕴血分，发于肌肤而致病；或由于热毒内蕴血分，耗伤阴血，或因伏火郁蒸血液，煎熬成瘀，致经脉阻滞；或阴血耗伤，肌肤失养，化燥生风，故皮肤干燥脱屑。治以清热凉血解毒为主，佐以活血祛瘀、祛风养血润燥。凉血解毒方中的水牛角、生地黄、土茯苓、白花蛇舌草、七叶一枝花、牡丹皮、青黛清热凉血解毒为主，其中生地黄又可滋阴润燥；丹参、赤芍、当归、莪术活血化瘀，兼以养血；刺蒺藜祛风止痒。诸药合用，共奏清热凉血解毒、活血祛瘀、祛风养血润燥之功效，使火热毒邪得解，营血之热得清，风燥能除，肌肤得润，故疗效显著。

消 银 汤

【药物组成】 蛇床子、生地黄、丹参、黄柏各 15 g，苦参、地肤子、蒲公英各 20 g，苍术 12 g，蝉蜕、荆芥、防风、当归、花椒各 10 g。

【适用病症】 掌跖银屑病。临床表现皮损为点滴状角化过度性损害，上覆白色或灰白色鳞屑，或为大小不一、边缘清楚的角化斑片，常伴有皲裂。

【用药方法】 每天 1 剂，水煎 20 min，取药液约 250 mL，待水温适宜时浸泡手足皮损处，每次 20 min，每天早、晚各 1 次。连续治疗 10 天为 1 个疗程，一般治疗 1 ~3 个疗程。

【临床疗效】 此方治疗掌跖银屑病 30 例，治愈（皮疹完全消退，仅留有色素沉着斑）9 例，显效（皮疹消退 70% 以上）8 例，好转（皮疹消退 30% 以上）10 例，无效（皮疹消退不足 30%）3 例。总有效率 90%。

【病案举例】 郎某，男，33 岁。双手掌皮肤鳞屑性斑片皲裂反复发作 5 年，曾多次用过激素软膏、尿素霜、水杨酸软膏等治疗，效果不明显。诊见：双手掌大鱼际旁皮肤见鸡蛋大小、对称性鳞屑性斑片，鳞屑为白色、较厚，时有皲裂疼痛，伴有皲裂，边界清楚，伴瘙痒。西医诊断为掌跖银屑病。方用消银汤浸泡治疗。用药 1 周后，皮疹明显变薄，脱屑减少；治疗 2 个疗程后，皮疹消退。

【验方来源】 单筠筠. 消银汤浸泡治疗掌跖银屑病 30 例［J］. 浙江中医杂志，2001（1）：16.

按：银屑病是慢性、顽固性红斑鳞屑性皮肤病，而掌跖银屑病是一种局限于手掌、足底部位的寻常型银屑病。对掌跖银屑病的治疗目前尚无特效药，西药一般采用水杨酸软膏、激素软膏及维 A 酸等外用，疗效不太理想。中医学认为，治疗本病从风、热、毒、瘀入手，辨证辨病相结合，选用消银汤浸泡治疗。消银汤中的苍术、蝉蜕、花椒、荆芥、防风祛风化湿止痒；蛇床子、苦参、地肤子除湿解毒止痒；蒲公英、黄柏、生地黄清热泻火，凉血解毒；当归、丹参活血化瘀通络。诸药合用，共奏祛风化湿止痒之功效，用于治疗掌跖银屑病疗效较好。

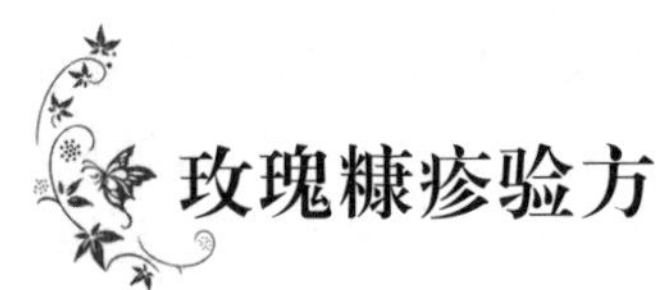

玫瑰糠疹验方

紫草三味汤

【药物组成】　紫草、大枣、生甘草各 30 g。

【适用病症】　玫瑰糠疹。临床表现为皮疹多发于躯干和四肢，皮损为大小不一的圆形或椭圆形的斑疹或丘疹，长轴与皮纹一致，伴见游离鳞屑，可伴有瘙痒，或全身症状如低热、咽痛、全身乏力。

【用药方法】　每天 1 剂，水煎，分早、晚服。并配合双侧足三里穴位注射黄芪针，每穴 2 mL，隔天 1 次。10 天为 1 个疗程。

【临床疗效】　此方治疗玫瑰糠疹 27 例，痊愈（皮疹全部消退，瘙痒消失）14 例，显效（皮疹消退 70% 以上，瘙痒基本消失）8 例，好转（皮疹消退 30% 以上，瘙痒程度有所改善）3 例，无效（皮疹消退不足 30%，瘙痒程度无明显改善）2 例。总有效率 92. 5%。

【病案举例】　陈某，男，17 岁。躯干、双上肢皮疹 1 周。近来因考试较疲劳，1 周前突然发现左侧腰肋部有硬币大小、淡红色的皮疹，伴少许鳞屑、轻度瘙痒，自觉咽痛，全身乏力。3 天后皮疹增多，波及躯干、双上肢。西医诊断为玫瑰糠疹。诊见：躯干、双上肢可见满布大小不一、淡红色、圆形的斑疹，其长轴与皮纹一致，表面覆有灰白色细白鳞屑、边线游离，舌质红、苔薄白，脉弦滑。方用紫草三味汤，配合双侧足三里穴位注射黄芪针。治疗6天后，皮疹逐步消退，未见新发皮疹，自觉症状好转，无瘙痒、咽痛不适；继续治疗4天后，皮损全部消退。

【验方来源】 王冬梅，施园．紫草三味汤配合穴位注射治疗玫瑰糠疹27例［J］．浙江中医杂志，2003（4）：161．

按：玫瑰糠疹是临床常见的红斑鳞屑性皮肤病，多见于青少年。中医学认为，本病的病机是由于起居不慎，或劳汗当风，腠理开泄，风热之邪乘机内袭郁于肌肤，闭塞腠理，或血热化燥，外泛肌肤；或情志不遂，五志化火；或过食肥甘厚味，酿生湿热，热伤阴液，血热化燥，外泛肌肤所致。治以清热、凉血、祛风。紫草三味汤中的紫草凉血活血，清热解毒斑；大枣补中益气，养血安神，调和营卫；生甘草补脾益气，清热解毒，调和诸药。诸药合用，共奏清热解毒、凉血祛风、调和营卫之功效。配合双侧足三里穴位注射黄芪针，不仅能补气养血、强筋壮骨，还能激发经络运行气血，协调阴阳，抗御病邪，使免疫机能得到加强。因此，紫草三味汤配合穴位注射治疗玫瑰糠疹，可获得较好的疗效。

桑叶汤

【药物组成】 桑叶、金银花、黄芩、生地黄、赤芍、玄参各10 g，龙胆草、蝉蜕、甘草各5 g，紫草、芦根各30 g。

【适用病症】 玫瑰糠疹。临床表现为皮肤有玫瑰红色斑或淡红色糠秕样鳞屑斑疹，呈圆形或椭圆形，陆续成批出现，好发于躯干和四肢近端，有明显程度不同的瘙痒症状，但皮疹无渗出物，无灼痛感。检查：见斑疹对称分布，胸腹部椭圆形斑或梭形斑的长轴与肋骨平行，皮疹为糠秕样鳞屑，鳞屑不易刮去。

【用药方法】 每天1剂，水煎服。配合外用颠倒散洗剂（硫黄、大黄各7.5 g，研极细末，加100 mL石灰水混合即成）

摇匀后外涂，每天 2 次。1 周为 1 个疗程，共治疗 2 周。

【临床疗效】 此方治疗玫瑰糠疹 71 例，治愈（皮疹全部消退，炎症消失）44 例，显效（皮疹消退 80% 以上，炎症明显减轻）16 例，有效（皮疹消退 50% 以上，炎症减轻）8 例，无效（皮疹无明显改善）3 例。总有效率 95.1%。

【病案举例】 赵某，女，32 岁。右胸胁瘙痒，并见鳞屑样小斑片，用肤轻松软膏外涂无好转。近 7 天来胸背、腹部及两大腿内侧均瘙痒，无烧灼疼痛感，并见淡红色糠秕样小圆斑。诊见：胸腹部及双大腿内侧有椭圆形斑疹，大小约 1 cm × 2 cm，无渗液，白色鳞屑不易刮去，呈对称分布；舌质红、苔薄，脉细弦。西医诊断为玫瑰糠疹。中医诊断为风热疮、风癣。辨证属血热生风，腠理闭塞。治以疏风散热，凉血化瘀。方用桑叶汤内服，外用颠倒散洗剂。经治疗 1 周后，红斑转暗，鳞屑减少，瘙痒减轻；效不更方，守上方再进 5 剂，皮疹基本消退，瘙痒消失。

【验方来源】 袁国辉，龚加兵. 中药内服外洗治疗玫瑰糠疹 71 例［J］. 四川中医，2001，19（7）：59.

按：玫瑰糠疹是常见的原因不明的炎症性自限性皮肤病。其病程长，持续 4 ~ 10 周，甚至更长，严重影响患者的工作和学习。本病属中医学风热疮、风癣范畴。根据临床表现皮疹色红、无渗液、糠秕样鳞屑，舌质红、苔薄，脉细弦的特征，辨证属血热生风，腠理闭塞。治以疏风散热、凉血化瘀为主。桑叶汤用金银花、黄芩、龙胆草、芦根清热解毒；生地黄、赤芍、紫草、玄参凉血化瘀；蝉蜕、桑叶疏风散热。诸药合用，共奏散风清热、凉血化瘀之功效，并配合颠倒散止痒排毒，用于治疗玫瑰糠疹可取得满意效果，明显缩短了治疗时间。

祛玫汤

【药物组成】　黄芩、野菊花、浮萍、紫草、知母、徐长卿各 9 g，大青叶、牡丹皮、白鲜皮各 15 g，蝉蜕 6 g，土茯苓 30 g。6 ~ 10 岁患者的剂量为以上剂量的 2/3。

加减：病程长者，加鸡血藤 15 g，当归 20 g。

【适用病症】　玫瑰糠疹。临床表现为躯干及四肢近端出现椭圆形斑疹，边线微高起，上附白色糠秕样鳞屑，躯干部皮疹长轴与皮肤纹理相平行，伴有轻重不等的瘙痒感。

【用药方法】　每天 1 剂，水煎服。10 天为 1 个疗程，一般治疗 1 ~ 2 个疗程。

【临床疗效】　此方加减治疗玫瑰糠疹 46 例，痊愈（皮疹完全消退）40 例，好转（皮疹消退 50% 以上）6 例。总有效率 100%。

【验方来源】　王颖. 祛玫汤治疗玫瑰糠疹 46 例 [J]. 浙江中医杂志，2002（5）：201.

按：玫瑰糠疹是常见的炎症性皮肤病。本病属中医学风癣范畴，病机多为血热之体复感风邪，风热毒邪外发于肌肤而成红斑，内滞于体内又可酿湿。祛玫汤中的黄芩、大青叶、野菊花、知母清热解毒；蝉蜕、浮萍疏风清热透疹；牡丹皮、紫草清热凉血；徐长卿祛风止痒；白鲜皮、土茯苓清肌肤湿热。诸药合用，共奏清热凉血、祛风化湿之效，用于治疗玫瑰糠疹，可获良效。

地黄饮子加减方

【药物组成】　生地黄 15 g，熟地黄 10 g，何首乌、刺蒺藜各 12 g，当归、玄参、牡丹皮、僵蚕各 9 g，红花 3 g，甘草 6 g。

加减：痒甚者，加白鲜皮 30 g，地肤子、苦参各 9 g；血热明显者，加白茅根 20 g，栀子 15 g，紫草 10 g，黄芩 6 g；心烦口渴者，加天花粉、麦冬各 10 g，酸枣仁 6 g。

【适用病症】 玫瑰糠疹。临床表现为躯干、四肢等出现 1 个或数个指甲大小的圆形或椭圆形玫瑰红色斑，1 周后逐渐扩大，边界清楚，上覆浅棕色细薄鳞屑，皮损数天后逐渐增多，损害大小不等，孤立存在，互不融合。

【用药方法】 每天 1 剂，水煎，分早、晚服。连服 10 剂为 1 个疗程，可治疗 1 ~3 个疗程。

【临床疗效】 此方加减治疗玫瑰糠疹 83 例，全部治愈（诸症状消失，皮损消退）。其中 1 个疗程治愈 47 例，2 个疗程治愈 23 例，3 个疗程治愈 13 例。治愈率 100%。

【验方来源】 彭希亮. 地黄饮子加减治疗玫瑰糠疹 83 例[J]. 国医论坛，2001，16（4）：18.

按：玫瑰糠疹是一种以皮肤椭圆形斑疹、上覆糠秕样皮屑、皮损边缘呈玫瑰色为主的炎症性皮肤病。中医学称之为风热疮、风癣等，外因感受风热之邪，闭塞腠理；内因热邪伤阴，血热化燥，外泛肌肤所致。地黄饮子加减方中的当归、生地黄、熟地黄、红花补血活血，通络凉血；牡丹皮清热祛斑；玄参滋阴润燥；何首乌、僵蚕、刺蒺藜熄风止痒；甘草调和诸药。诸药合用，共奏养血润肤、化斑止痒之功效，能迅速控制病情，用于治疗玫瑰糠疹有较好的疗效。

凉血解毒汤

【药物组成】 白茅根 30 g，凌霄花、鸡冠花、槐花、丹参、防风各 15 g，大青叶、牡丹皮、金银花、荆芥、紫草、赤芍各 10 g。

加减：热重于湿者，加大黄 10 g，水牛角 30 g ；瘙痒剧烈者，加白鲜皮 15 g，地肤子 10 g；湿重于热者，加威灵仙 15 g，苦参 10 g，土茯苓 30 g，萆薢 20 g。

【适用病症】 玫瑰糠疹。临床表现为皮肤出现椭圆形淡红斑，其长轴排列常与皮肤纹理或肋间平行，边缘高起而清楚，表面覆有糠秕样细薄鳞屑，多半于躯干部先出现先驱斑，后向四肢近端出现继发斑，伴有不同程度的瘙痒，多见于春、秋两季。

【用药方法】 每天 1 剂，水煎服。4 剂为 1 个疗程。

【临床疗效】 此方加减治疗玫瑰糠疹 108 例，痊愈（皮损全部消退，临床症状消失）80 例，显效（皮损全部消退，仅有轻微痒感）17 例，有效（皮疹斑块有所消退，瘙痒减轻）9 例，无效（临床症状无变化）2 例。总有效率 98.2%。

【病案举例】 李某，男，26 岁。1 个月前胸背部出现淡红色椭圆形红斑，伴轻微痒感，曾用皮炎平外擦、氯苯那敏口服及静脉推注葡萄糖酸钙，疗效不佳，红斑向四肢扩展，瘙痒加剧。诊见：躯干及四肢近端处可见成片椭圆形红斑，上附鳞屑，抓之脱落，胸背处红斑与肋间平行，舌质红、苔黄，脉稍数。西医诊断为玫瑰糠疹。中医辨证属内蕴湿热，外感风毒。治宜凉血解毒，除湿止痒。方用凉血解毒汤去紫草，加土茯苓 20 g，苦参、地肤子各 10 g，萆薢 、威灵仙各 15 g。连服 8 剂后，皮损全部消退，瘙痒症状消除。随访 2 年无复发。

【验方来源】 袁飞跃，戴先华. 凉血解毒祛风除湿止痒法治疗玫瑰糠疹 108 例［J］. 湖南中医杂志，2000，16（4）：38.

按：玫瑰糠疹是以椭圆形淡红色糠秕样鳞屑斑疹为主要表现的皮肤病。中医学认为，本病因内有血热，外感风毒，内外合邪致病，尚夹有湿邪。根据“热宜凉之，风宜祛之，湿宜利之”的原则，凉血解毒汤中以白茅根、凌霄花、鸡冠花、槐花、牡丹皮清热凉血；地肤子、白鲜皮除湿止痒；大青叶、金银花清热解毒；荆芥、防风、紫草祛风除湿；赤芍、丹参活血，并有凉血而不凝血的作用。现代药理研究证明，大青叶、金银花具有良好的抗病毒作用；牡丹皮、凌霄花、槐花等具有抗变态反应作用。诸药合用，共奏凉血解毒、祛风除湿止痒之功，用于治疗玫瑰糠疹疗效满意。

多 皮 饮

【药物组成】　茯苓皮、白扁豆皮、大腹皮、冬瓜皮、牡丹皮、地骨皮、桑白皮、白鲜皮、川槿皮、干姜皮各 10 g。

加减：若发病较急，皮疹色泽鲜红，瘙痒较剧烈，舌质红、苔薄黄，脉数者，茯苓皮改为茯苓 15 g，加紫草、刺蒺藜各 10 g；若病程较长，皮肤干燥，鳞屑细少，舌质红、苔少，脉细者，加当归 12 g，鸡血藤 10 g。

【适用病症】　玫瑰糠疹。临床表现为胸背及四肢近端出现沿皮纹方向分布的椭圆形或圆形其上覆有糠秕样鳞屑的淡红色或黄褐色斑片，自觉瘙痒。

【用药方法】　每天 1 剂，水煎服。7 天为 1 个疗程，治疗 2 个疗程。

【临床疗效】　此方加减治疗玫瑰糠疹 43 例，治愈（皮损完全消退，自觉症状消失）20 例，显效（皮损消退 60% 以上，偶有瘙痒感）14 例，有效（皮损消退 30% ~60%，仍有瘙痒，可以忍受）6 例，无效（皮损消退 30% 以下或无变化）3 例。总有效率 93.02%。

【验方来源】　钱方. 多皮饮治疗玫瑰糠疹 43 例疗效观察[J]. 湖南中医杂志，2000，16（50）：24.

按：玫瑰糠疹是常见的红斑鳞屑性皮肤病。中医学认为，本病多有湿热，脾虚湿困，水饮内停，弥漫于皮肤腠理之间，郁久化热，加之复感风邪，内外合邪，热毒凝结，郁于肌肤，闭塞腠理而发病。治以清热利湿为主。多皮饮中的茯苓皮、白扁豆皮补益脾胃，渗湿利水；配以大腹皮、冬瓜皮清热利水，行气消肿；佐以牡丹皮、地骨皮、桑白皮凉血清热，活血散瘀，以清阴分伏热；白鲜皮、川槿皮祛风活血，杀虫止痒；干姜皮祛风散寒，温肺化饮。诸药合用，寒温并用，攻补兼施，用于治疗玫瑰糠疹，可收到良好的疗效。

紫草公藤连皮汤

【药物组成】　紫草 25 g，雷公藤 8 ~ 10 g，栀子、防己、荆芥、防风各 12 g，生地黄 20 g，牡丹皮、赤芍、连翘各 15 g。

【适用病症】　玫瑰糠疹。

【用药方法】　每天 1 剂，水煎服。配合口服西药氯苯那敏每次 4 mg，每天 2 次；特非那定片每次 60 mg，每天 2 次；维生素 C 每次 0.2 g，每天 3 次。治疗 2 周为 1 个疗程。

【临床疗效】　此方治疗玫瑰糠疹 68 例，治愈（皮疹全部消退，无新皮疹出现，炎症消失，仅留淡褐色斑）56 例，显效（皮疹消退 80% 以上，无新皮疹出现）5 例，有效（皮疹消退 30% ~80%，无新皮疹出现）4 例，无效（皮疹消退不足 30%，或皮疹无明显改善，或有新皮疹出现）3 例。总有效率 95.59%。

【验方来源】　姜志业. 中西医结合治疗玫瑰糠疹 68 例疗效观察［J］. 湖北中医杂志，2003，25（4）：25.

按：玫瑰糠疹是病毒或细菌感染后诱发的自身免疫性疾病。中医学称之为风热疮，多因风热之邪蕴于血分，热毒凝结，发于肌肤而致。治宜清热解毒、凉血化斑、祛风解表、透疹止痒为主，佐以除湿之品。紫草公藤连皮汤中的紫草广泛用于变态反应性皮肤病，对多种炎症有抑制作用；连翘、栀子、生地黄清热解毒，而且生地黄常用于红斑类和皮炎湿疹类皮肤病，并有抗炎抗过敏的作用；防己具有抗非特异性炎症和稳定肥大细胞膜的作用；雷公藤有抗炎抗过敏、免疫抑制的作用，但副作用大，故用量以每天 8 ~ 10 g 为宜；牡丹皮、赤芍清热凉血；荆芥、防风具有抗炎、抗过敏、抗补体的作用。紫草公藤连皮汤治疗玫瑰糠疹，可明显缩短病程，提高临床治愈率。

皮肤瘙痒症验方

清　血　合　剂

【药物组成】　当归、生地黄、川芎、刺蒺藜、何首乌、黄芪、威灵仙各 166 g，白芍、甘草、荆芥、防风各 111 g，土茯苓 222 g。

【适用病症】　皮肤瘙痒症。临床表现为皮肤阵发性瘙痒，以夜晚为甚，干燥季节或食用辛辣刺激食物、饮酒、情绪变化、遇热及搔抓、摩擦后，易诱发或加重。由于连续反复搔抓，皮肤上可引起条状表皮剥落和血痂，可见湿疹样变、苔癣样变及色素沉着等继发性损害。

【用药方法】　上药加水煎取药液 1 000 mL，每次服 30 mL，每天 3 次。7 天为 1 个疗程，病情严重者加服 1 ~ 2 个疗程。治疗期间禁饮酒、食海鲜等辛辣刺激物。

【临床疗效】　此方治疗皮肤瘙痒症 300 例，痊愈（皮肤瘙痒症状全部消除）221 例，显效（皮肤瘙痒程度好转 75% ~ 90%）26 例，有效（皮肤瘙痒程度好转 35% ~ 75%）41 例，无效（皮肤瘙痒程度无明显好转）12 例。总有效率 96%。

【验方来源】　王玉英，雷光云．清血合剂治疗皮肤瘙痒症临床研究［J］．湖北中医杂志，2003，25（3）：29.

按：皮肤瘙痒症是一个症状，而不是一种特异性疾病，开始时可仅有皮肤瘙痒而无原发性病变。中医学认为，本病发病机制为禀性不耐，血热内蕴，外邪侵袭，则易血热生风，因而致痒；

或年老体弱，久病体虚，气血亏虚，风邪乘虚而入，血虚生风，肌肤失养而致；或饮食不节，过食辛辣炙煿、油腻、酒类，损伤脾胃，湿热内生，化热生风，内不得疏泄、外不得透达，佛郁于皮肤腠理而发病；或因情志抑郁，烦恼焦虑，脏腑气机失调，五志化火，血热内蕴，化热动风而致皮肤瘙痒。此外，肿瘤、药物反应及妊娠等，均可引起皮肤瘙痒。清血合剂中的当归、川芎活血行气；生地黄、何首乌、白芍养血润燥；刺蒺藜、防风、荆芥疏风止痒；黄芪扶正祛邪；威灵仙、土茯苓清热利湿；甘草调和诸药。全方可调理气机、祛风除湿、清热凉血、补气补血，能有效地治疗皮肤瘙痒症。

润燥止痒汤

【药物组成】　何首乌、白芍、龙骨（先煎）、牡蛎（先煎）各 30 g，生地黄、山药各 15 g，茯苓、菟丝子、沙苑子各 12 g，五味子、甘草各 6 g。

加减：双目干涩者，加枸杞子、菊花各 12 g；口干多饮者，加玄参 10 g，麦冬 12 g；失眠多梦者，加合欢皮、夜交藤各 12 g；怕冷而脉沉迟者，加淫羊藿 15 g，仙茅 6 g；大便干结者，加火麻仁 15 g。

【适用病症】　全身性皮肤瘙痒症。临床表现为皮肤干燥，糠秕样脱屑较多，抓痕、血痂明显，瘙痒以夜间为甚，夜寐不安，舌红微绛、苔少或无苔，脉细数或沉细。

【用药方法】　每天 1 剂，水煎 2 次，分早、晚服。2 周为 1 个疗程。

【临床疗效】　此方加减治疗全身性皮肤瘙痒症 48 例，治愈（瘙痒消失）31 例，好转（瘙痒减轻）15 例，无效（瘙痒改善不明显或进一步加重）2 例。总有效率 95. 8%。

【病案举例】 某男，71 岁。3 年前出现全身皮肤瘙痒，反复发作，入夜尤甚，冬重夏轻。诊见：躯干、四肢皮肤干燥，伴有少许糠秕样脱屑，全身多处皮肤见线状抓痕，伴口干，大便秘结，舌质红、少苔，脉细数。西医诊断为全身性皮肤瘙痒症。中医诊断为风瘙痒。证属肝肾阴虚。予润燥止痒汤加火麻仁、玄参、麦冬各 12 g，服用 1 个疗程后，痒感消失，抓痕、血痂消退而告愈。随访 1 年无复发。

【验方来源】 钟江. 自拟润燥止痒汤治疗全身性皮肤瘙痒症 48 例［J］. 广西中医药，2000，25（3）：29.

按：全身性皮肤瘙痒症多由皮脂腺机能减退、皮肤干燥和退行性萎缩等因素引起。本病属于中医学痒风、风瘙痒等范畴。内因多责之于虚，以虚为本。润燥止痒汤中的何首乌不寒不燥，为滋补良药，与生地黄合用滋养肝肾，养血祛风；辅以菟丝子、沙苑子补肾益精。现代医学研究认为，通过补益肾阴、肾阳，可对机体老化的多器官、多功能系统进行综合性调节，从而调节皮脂腺机能，改善皮肤干燥状况，使瘙痒减轻。五味子宁心滋肾；山药味甘性平，不寒不热，作用缓和，既能补气，又能滋阴，补而不滞，滋而不腻，与茯苓合用既能健脾补虚，益心安神，又能润泽肌肤；甘草、白芍酸甘化阴，养血柔肝；配以龙骨、牡蛎重镇平肝安神。诸药合用，使肝肾之虚得补，风邪之实得祛，而瘙痒自除。

银 蝉 汤

【药物组成】 金银花、连翘、生地黄、牛膝、白鲜皮、苦参、丹参、蒲公英各 15 g，土茯苓 30 g，当归 12 g，蝉蜕、红花各 9 g。

加减：湿重者，重用蒲公英、土茯苓、薏苡仁，加苍术、白术、茯苓，另加用外洗方（藿香、黄柏、苦参、蛇床子、薏苡仁各 30 g，芒硝、独角莲各 15 g，水煎外洗，隔天 1 次）；血虚者，加大当归、生地黄用量；血热者，加玄参、黄柏、板蓝根；血瘀者，加川芎、赤芍；风邪为重者，加防风、荆芥、桂枝、地龙、僵蚕；表虚者，加防风、白芷、黄芪。

【适用病症】 皮肤瘙痒症。

【用药方法】 每天 1 剂，水煎 2 次，分早、中、晚服。治疗期间忌食辛辣肥甘之品，停用激素类药物，避免接触引起过敏的药物、食物。

【临床疗效】 此方加减治疗皮肤瘙痒症 59 例，痊愈（皮肤瘙痒消失，皮疹消退）42 例，好转（皮肤瘙痒消失但皮疹未完全消退，或皮疹消退但皮肤瘙痒未完全消失）15 例，无效（皮肤瘙痒无减轻，皮疹无消退）2 例。总有效率 96.6%。

【病案举例】 蔡某，男，76 岁。间歇性皮肤瘙痒 14 年多，复发伴出疹 2 周。诊见：皮肤瘙痒、干燥，全身出现红色丘疹，伴潮热，口渴咽干，小便黄，大便干燥，舌红光无苔，脉细弦数。西医诊断为皮肤瘙痒症。中医辨证属肝肾阴虚，热毒内蕴。治以清热滋阴，凉血解毒。方用银蝉汤，去白鲜皮、丹参，加玄参 15 g，牡丹皮、川芎各 12 g，滑石 18 g。服 3 剂后，皮肤瘙痒明显减轻，潮热止，大便正常；上方去滑石、牛膝，蝉蜕、土茯苓减量，加沙参、麦冬、枸杞子；续服 3 剂后，皮肤瘙痒消失，皮疹消失。随访半年未复发。

【验方来源】 吕晓英，任河泉．银蝉汤治疗皮肤瘙痒症 59 例临床观察［J］．贵阳中医学院学报，2002，24（2）：21.

按：皮肤瘙痒症是常见皮肤病之一，病因多样，临床表现也多样。根据中医学“治风先治血，血行风自灭”的原则，以疏风解表、清热解毒、凉血活血为主。银蝉汤中的金银花、连翘、白鲜皮、蝉蜕、蒲公英疏风解表，清热解毒；配以生地黄、红花、丹参、当归等大量活血化瘀药凉血活血，使血行风自灭；苦参、土茯苓清热利湿。诸药合用，共奏疏风清热、凉血止痒之功效，用于治疗皮肤瘙痒症疗效满意。

凉血解毒汤

【药物组成】 牡丹皮、赤芍、益母草各 20 g，生地黄、玄参各 15 g，金银花、连翘、芦根各 12 g，木通、竹叶各 10 g，大黄、甘草各 6 g。

【适用病症】 皮肤瘙痒症。

【用药方法】 每天 1 剂，水煎 2 次，共取药液 400 mL，分早、晚服。皮肤瘙痒严重者，可加用外洗方（蛇床子、苦参、白鲜皮、地肤子、土茯苓、野菊花各 30 g），每天 1 剂，水煎 2 次，取药液约 500 mL，温洗患处，每天 1～2 次，清洗前先用温热水洗澡或清洁患处皮肤。

【临床疗效】 此方治疗皮肤瘙痒症 30 例，全部治愈（皮肤瘙痒等症状消失，皮疹消退）。一般服药 1～2 剂后症状、体征缓解，服药 2～3 剂后症状、体征明显减轻，平均 12 天治愈。

【病案举例】 夏某，女，50 岁。全身皮肤瘙痒难忍、起红色疹块 3 天。曾口服西药、外搽皮炎平等治疗，症状无好转，且逐日加重。诊见：皮损处有明显抓痕，伴口干喜饮，大便干结难解，夜难入眠，舌质暗红、苔黄厚，脉细。遂给予凉血解毒汤 4 剂，加外洗方 2 剂。治疗 2 天后，皮肤瘙痒消失，皮疹消退；为巩固疗效，继续治疗 2 天。随访半年皮肤瘙痒症未复发。

【验方来源】 桂裕江，张压西，艾都凤. 凉血解毒汤治疗皮肤瘙痒症 30 例［J］. 湖北中医杂志，2002，24（3）：43.

按：皮肤瘙痒伴皮疹色红者，属中医学风热疹范畴。中医学认为，本病为感受风热之邪，热郁于内，侵入营血所致。治以疏风清热、凉血活血为主。凉血解毒汤中的金银花、连翘清热解毒，祛风透疹；芦根、木通、竹叶、大黄利尿通腑泻热，使热毒随二便而除；生地黄、玄参、牡丹皮、赤芍、益母草凉血活血；甘草调和诸药。诸药合用，共奏清热解毒、凉血活血、祛风止痒之功效，达到“治风先治血，血行风自灭”之目的。因此，凉血解毒汤在清热祛风基础上，妙用凉血活血法，故获效满意。但本方对皮肤瘙痒症属风寒者效不佳。

血 风 汤

【药物组成】　生地黄、何首乌各 20 g，当归、赤芍、白芍、刺蒺藜、丹参各 15 g，紫草、牡丹皮、蝉蜕各 10 g，甘草 6 g。

加减：病发于夏季者，加石膏、大青叶；病发于冬春季，伴恶风寒或遇风而痒剧者，加黄芪、桂枝；大便干结者，加玄参、火麻仁；大便溏薄者，减生地黄、何首乌用量，加山药、白术；病久顽固难愈者，加乌梢蛇、全蝎等。

【适用病症】　皮肤瘙痒症。

【用药方法】　每天 1 剂，水煎 2 次，分早、晚服。治疗期间忌烟酒及辛辣刺激食物。

【临床疗效】　此方加减治疗皮肤瘙痒症 52 例，痊愈（全身瘙痒及皮肤继发性损害消失）47 例，显效（瘙痒及皮肤继发性损害基本消失）5 例。总有效率 100%。

【病案举例】　某女，周身瘙痒反复发作 2 年余，经多方治疗，效果不佳，缠绵难愈。诊见：全身散布条状抓痕及血痂，舌质暗红、苔薄黄，脉细数。西医诊断为皮肤瘙痒症。中医辨证属血虚风燥。治宜养血凉血祛风。方用血风汤加大青叶 20 g，玄参 15 g。治疗 3 天后，痒止体安，皮肤继发性损害亦渐消失。为巩固疗效，续服原方3剂以善后调理。随访多年未见复发。

【验方来源】 张国安，杨经健. 血风汤治疗皮肤瘙痒症52例［J］. 湖南中医杂志，2000，16（1）：42.

按：皮肤瘙痒症属于中医学痒风之范畴，与心、肝二脏相关。因心主血脉，肝主藏血，若心、肝二脏功能失调，必导致血虚、血热、血瘀等病理变化，以致肌肤失养，化热化燥而生风，从而出现皮肤瘙痒等症状。治疗当遵循“治风先治血”的原则。血风汤中以当归、白芍、何首乌养血祛风；生地黄、牡丹皮、紫草凉血熄风；丹参、赤芍活血散风；蝉蜕、刺蒺藜疏风止痒，且无温燥伤阴之弊。诸药合用，血虚得养，血热得清，血瘀得行，风邪得散，则瘙痒自愈。

老年性皮肤瘙痒症验方

荆防牛蒡汤

【药物组成】　荆芥、防风、金银花、菊花、连翘、薄荷、甘草各 10 g，牛蒡子、生地黄、玄参、牡丹皮、赤芍、当归、刺蒺藜、白鲜皮各 15 g，土茯苓 30 g。

加减：湿热毒气偏重者，加黄芪、黄连、黄柏、蒲公英、紫花地丁；夜间失眠、心烦易怒者，加茯神、酸枣仁、柏子仁、龙骨、牡蛎；胸闷气短心悸者，加檀香、黄芪、琥珀、川芎、丹参；湿困脾阻者，加藿香、厚朴、苍术、白豆蔻、沉香；糖尿病、阴虚内热者，加旱莲草、女贞子。

【适用病症】　老年性皮肤瘙痒症。临床表现为全身瘙痒，入夜体热后加剧，睡眠差，可伴有头晕，心慌胸闷，四肢乏力、麻木，因睡眠差而夜尿次数增多。诊见：全身皮肤粗糙，多无渗出液，但有不同程度的抓痕及点状血痂。少数可伴有局部皮肤湿疹样改变。

【用药方法】　每天 1 剂，水煎 3 次，混合药液，分早、中、晚服。2 周为 1 个疗程，可治疗 1 ~ 4 个疗程。服药期间，忌食辛辣、腥腻食物，避免使用热水烫洗及刺激性皂液。若局部伴有湿疹样改变者，可用药渣煎水湿敷。

【临床疗效】　此方加减治疗老年性皮肤瘙痒症 60 例，治愈（瘙痒消失，睡眠平稳，皮损愈合，半年后无复发）39 例，显效（瘙痒明显减轻，睡眠有改善，偶有瘙痒发生）17 例，无效（治疗后临床症状无明显改善）4 例。总有效率 93%。

【验方来源】 田安宁，龙渊. 荆防牛蒡汤治疗老年性皮肤瘙痒症 60 例疗效观察［J］. 云南中医中药杂志，2003，24（2）：24.

按：中医学认为，老年性皮肤瘙痒症是由于多种原因引起气阴不足或火热熏灼，致耗气伤津燥血，内有气阴不足，外加六淫风邪，肌肤失于濡养，血虚则风动，阴虚则化热，风盛则化燥，燥热生风，风动则痒，若伴有其他病症则病情更复杂。治疗应以养血润燥、活血祛风、清热除湿为主，标本兼治。荆防牛蒡汤中的牛蒡子疏散风热，宣毒透疹，并能增强代谢，促进血液循环而通经络；生地黄、当归、赤芍、玄参清热凉血活血，养阴生津；荆芥、防风、白鲜皮、土茯苓祛风除湿止痒；刺蒺藜舒肝解郁，宣散肝经风邪而祛风止痒；连翘、金银花、菊花、薄荷则加强疏风解热解毒之功，并有抗菌杀菌的作用，同时还能扩张外周血管，增强毛细血管通透性；甘草调和诸药。诸药合用，共奏调和气血、养血润燥、疏风清热、渗湿解毒之功，用于治疗老年性皮肤瘙痒症疗效显著。

七味地黄益母汤

【药物组成】 熟地黄、山茱萸各 20 g，山药、益母草各 30 g，泽泻、牡丹皮、茯苓各 10 g。

【适用病症】 老年皮肤瘙痒症。临床表现为皮肤出现痒感，但无原发器质性损害，大多间歇发作，以夜间较为显著，瘙痒发作无定处，可波及全身，亦可局限于一个或数个区域。局限于一个区域为局限型瘙痒症，除有抓痕外，还有继发色素沉着过度和苔癣样变，甚至有糜烂和渗液；若全身发作为泛发性瘙痒症，以散在抓痕为主。

【用药方法】 每天1剂，水煎服。10天为1个疗程。治疗期间室内保持适当温度，防止皮肤过度干燥。

【临床疗效】 此方治疗老年皮肤瘙痒症60例，痊愈（瘙痒消失，1年内未复发）38例，好转（瘙痒明显减轻或瘙痒消失，但半年内又复发）17例，无效（瘙痒无改变）5例。总有效率91.7%。

【验方来源】 刘艳平，刘艳杰．七味地黄益母汤治疗老年皮肤瘙痒症［J］．湖北中医杂志，2002，24（8）：44.

按：皮肤过度干燥是引发老年皮肤瘙痒症的主要原因。本病属中医学痒风、风瘙痒、风痒等范畴。由于年老体弱，虚风内动，精血不足，筋脉失养，水湿郁滞，阴虚内热，热扰内风，风扰筋脉皮肤，则发为瘙痒。治宜滋阴补肝肾，平熄内风，调和营卫。七味地黄益母汤中的熟地黄滋阴补血，补益精髓，清热熄风；山茱萸补益肝肾，收敛固涩，收营卫，止汗液；山药益气养阴，补脾肺肾。此三味共成三阴并补，功能滋阴降火。泽泻利水降浊；牡丹皮泻肝火、凉血活血散瘀通络；茯苓健脾化湿、安神消肿；益母草活血祛瘀，利尿消肿。诸药合用，共奏补血滋阴养血、安神熄风、通络化湿止痒之功效，用于治疗肝肾阴虚的老年瘙痒症有较好的疗效。

当归补血汤加味方

【药物组成】 黄芪、生地黄、熟地黄各30 g，何首乌、玄参各15 g，当归、麦冬、防风、荆芥、蝉蜕、川芎各10 g，炙甘草3 g。

加减：病延日久或顽痒不解者，加全蝎、蜈蚣以搜风止痒；四肢痒者，加威灵仙；下肢痒者，加川牛膝；夜间痒甚者，加炙鳖甲；气虚者，加党参；便秘者，加郁李仁；失眠者，加龙骨；

食欲不振者，加白术、山药等。

【适用病症】 老年性皮肤瘙痒症。临床表现为皮肤干燥，遍布抓痕，入夜痒甚，上覆有鳞屑如糠秕样，或遍布血痂，或可伴有色素沉着、湿疹化、苔癣样变等继发损害，一般多发于秋冬两季，夏季减轻或消失。

【用药方法】 每天1剂，水煎2次，分早、晚服。服药期间禁食辛辣刺激性食物。

【临床疗效】 此方加减治疗老年性瘙痒症26例，临床治愈（瘙痒等自觉症状消失，皮损消退，皮肤康复，观察2个月未见复发）22例，有效（瘙痒症状明显减轻，皮肤大部分好转）3例，无效（治疗3周后，自觉症状无任何改善，皮损无任何减轻）1例。总有效率96.1%。

【验方来源】 吴磊．中药治疗老年性皮肤瘙痒症26例［J］．湖南中医杂志，2002，18（1）：39.

按：老年性皮肤瘙痒症是临床上常见的皮肤病，以反复瘙痒为主要表现，病情严重时甚至影响睡眠。中医学认为，由于老年患者肝肾精亏，气血不足，气虚血运受阻，血虚风燥，肌肤失养，故皮肤萎缩、干燥，全身性瘙痒，日久不愈，遂致皮肤肥厚如革或呈苔藓样变而成顽疾。本病与肝、肾、气血密切相关。治以益气养血为主。当归补血汤加味方以当归、黄芪活血补气，润肤止痒；熟地黄、何首乌养血活血，益气固表；生地黄、玄参、麦冬养阴润燥；防风、荆芥、蝉蜕、川芎祛风止痒；甘草和中，调和诸药。诸药合用，共奏养血润燥、祛风止痒之功效，使血虚得养，风邪得除，故瘙痒自愈。

消痒合剂

【药物组成】 生地黄30 g，何首乌、肉苁蓉、白芍、白鲜皮、丹参、酸枣仁各 15 g，黑芝麻 18 g，牡丹皮、侧柏叶、地肤子、乌梢蛇、蝉蜕各 9 g，仙鹤草、紫草各 12 g，朱砂（冲服）1 g。

【适用病症】 老年性皮肤瘙痒症。临床表现为泛发性皮肤瘙痒，夜间为甚，遇热、遇冷易诱发或加重，搔抓后引起表皮剥脱和血痂，伴有烦躁，睡眠欠佳，口干，舌质暗红或红绛、苔薄白或燥，脉弦细或细数。

【用药方法】 每天 1 剂，水煎 2 次，分早、晚服。10 天为 1 个疗程，治疗 3 个疗程。

【临床疗效】 此方治疗老年性皮肤瘙痒症 30 例，获得较好的疗效。

【验方来源】 聂秀香. 消痒合剂治疗老年性皮肤瘙痒症 30 例［J］. 吉林中医药，2002，22（3）：24.

按：老年性皮肤瘙痒症是常见皮肤病，多因皮脂腺功能减退，皮肤干燥和退行萎缩及激素水平下降所致。中医学认为，本病的主要病机是年老肾气亏虚，阴血不足，津液匮乏，不能滋养皮肤而生风，风盛则作痒。而阴虚内热煎熬血液，血行受阻致瘀血内停，日久化火生风亦可作痒。因此，阴虚、肾亏是本，内热、瘀血是标。治疗当标本兼治。消痒合剂中的何首乌、黑芝麻、肉苁蓉滋肾益阴，润燥熄风；生地黄、牡丹皮滋阴清热，凉血止痒；仙鹤草、侧柏叶、丹参润燥养血，活血祛瘀，兼止血祛痒熄风；蝉蜕、地肤子、白鲜皮、乌梢蛇祛风止痒；酸枣仁、朱砂清热养心安神除烦，神安热除则痒止。诸药合用，共奏滋肾养阴、养血活血、祛风止痒之功效，用于治疗老年性皮肤瘙痒有较好的疗效。

坎　离　丸

【药物组成】　生地黄、山药、泽泻、杜仲炭、苦参、蛇床子各 20 g，山茱萸、牡丹皮、茯苓、知母、黄柏、防风、蝉蜕、土鳖虫、秦艽各 15 g，红花 10 g。

加减：便秘者，加当归 15 g，大黄（后下）10 g；偏阳虚、气虚者，去黄柏、知母，加桂枝、白术各 15 g；瘀血偏重者，加水蛭 10 g，重用红花；局部瘙痒者，可用蛇床子、黄柏各 20 g，苦参 50 g，水煎取药液外洗。

【适用病症】　老年性皮肤瘙痒症。

【用药方法】　每天 1 剂，水煎服。

【临床疗效】　此方加减治疗老年性皮肤瘙痒症 30 例，治愈（痒症消失，停药 2 周后不再复发）26 例，无效（服药 1 周后无明显改善）4 例。总有效率 89%。

【病案举例】　某男，62 岁。诊见：全身皮肤瘙痒，尤以夜间为甚，皮肤干燥粗糙，甲错、色黑，脉沉细涩。西医诊断为老年性皮肤瘙痒症。方用坎离丸加蛇床子 20 g。服药 1 周后瘙痒症状减轻。1 个月后治愈。

【验方来源】　付晓颖，鄂桂艳. 坎离丸加减治疗老年性皮肤瘙痒症 30 例疗效观察［J］. 吉林中医药，2001，21（2）：31.

按：中医学认为，老年性皮肤瘙痒症的病机为肾阴不足。治以养阴化瘀为主。坎离丸中的生地黄、杜仲炭、山茱萸、知母滋阴补肾；山药、茯苓健脾养阴；泽泻、牡丹皮、知母、黄柏清热利湿；苦参、蛇床子、蝉蜕、土鳖虫、秦艽祛风止痒化瘀；红花活血化瘀。诸药合用，标本兼治，共奏养阴补肾、祛风止痒之功效，用于治疗老年性皮肤瘙痒症疗效显著。

地锦草单方

【药物组成】　鲜地锦草 200 g。

【适用病症】　老年性皮肤瘙痒症。

【用药方法】　每天 1 剂，水煎，分 2 次服。另将药渣加水再煎，取药液适温时擦洗皮肤，每晚睡前 1 次。7 天为 1 个疗程，治疗 1 ~3 个疗程。

【临床疗效】　此方治疗老年性皮肤瘙痒症 11 例，治愈（临床症状消失，1 年内未复发）7 例，显效（临床症状消失，但停药后 1 年内又复发，用药后仍有效）4 例。总有效率 100%。

【病案举例】　庞某，男，72 岁。皮肤瘙痒已 3 年，晚间睡前尤甚，常需服氯苯那敏方能入睡。诊见：消瘦，皮肤粗糙干涩，随处可见搔痕，舌淡红、苔白，脉弦细。西医诊断为老年性皮肤瘙痒症。中医辨证属血虚生风。治以养血祛风为主。用鲜地锦草治疗 7 天后，痒止；又服 7 天，病愈。随访 2 年未复发。

【验方来源】　郭吟龙. 单味地锦草治疗老年性皮肤瘙痒症[J]. 中医药研究，2001，17（2）：30.

按：中医学认为，老年性皮肤瘙痒症多因气血虚衰，气虚则血不行，血虚则生风化燥，使皮肤干燥瘙痒。地锦草性味辛平、无毒，可清热活血，止血养血。血得养则风不行，血行则风自灭，故用于治疗老年性皮肤瘙痒症颇为合拍。

尿毒症合并皮肤瘙痒症验方

祛风养血化瘀泄浊汤

【药物组成】　荆芥炭、防风、蝉蜕、白鲜皮、地肤子、刺蒺藜、当归、丹参、大黄。(原方无药量)

加减:血热者,加生地黄、紫草、苦参、牡丹皮、炒槐花;睡眠不安者,加莲子心、栀子、连翘;血虚者,加黄芪、熟地黄、白芍、鸡血藤;虚烦不眠者,加酸枣仁、茯神、知母、甘草;肌肤甲错明显或皮肤血斑较多者,加桃仁、红花、赤芍、全蝎等。

【适用病症】　尿毒症合并皮肤瘙痒症。中医辨证属血热者和血虚者。血热者临床表现为病程较短,贫血程度较轻,皮肤瘙痒,搔破呈条状血痕,遇热尤甚,得寒则减,伴口干心烦,脉弦数或滑数,舌红、苔黄垢厚;血虚者临床表现为病程较长,贫血程度较重,皮肤干燥,遍布抓痕,经常搔抓处可呈苔藓样改变,或皮肤脱屑如糠秕样,或遍布血痂,伴面色无华,心悸失眠,头晕眼花,舌淡、苔白浊,脉弦细。

【用药方法】　每天1剂,水煎,分早、晚服。外用1%石炭酸炉甘石洗剂涂搽患处。1个月为1个疗程。原发病仍用西药对症治疗,包括维持性血液透析、降血磷、补钙以及纠正代谢性酸中毒、降血尿酸和其他对症治疗。

【临床疗效】　此方加减治疗尿毒症合并皮肤瘙痒症36例,痊愈(瘙痒消失,皮损消退,1个月以上无反复)4例,显效

（瘙痒由中、重度转为轻度，或持续发作转为偶发，不影响工作和睡眠）13 例，有效（瘙痒由重度转为中度，或由持续发作变为间歇性发作，或皮疹由泛发性转为局限性）9 例，无效（瘙痒、皮损无改善，甚或加重）10 例。总有效率 72. 2%。

【验方来源】 洪泉生，朱良伟. 祛风养血化瘀泄浊法治疗尿毒症合并皮肤瘙痒症 36 例［J］. 中医杂志，2001，42（2）：120.

按：尿毒症合并皮肤瘙痒症属于中医学血风疮之范畴。中医学认为，本病多由于营血不足，血不养肝，风从内生，风胜反致血枯，肌肤不润而致奇痒。治以清热凉血、消风止痒。治疗血热动风，以养血润燥、祛风止痒。祛风养血化瘀泄浊汤中的荆芥、防风、蝉蜕、白鲜皮、地肤子、刺蒺藜均有祛风止痒、抗过敏功效，其中荆芥炒炭更能入血分治疗血虚、血热生风诸症状；当归养血润燥；丹参活血祛瘀；大黄清热泻火、攻积泄浊。血热型加用生地黄、紫草、苦参、牡丹皮、炒槐花等清热凉血，有助于减少皮肤炎症反应；血虚型加用黄芪、当归、白芍、熟地黄、鸡血藤益气养血润燥，有助于改善贫血及营养状态。而且合用丹参、桃仁、红花、赤芍、全蝎等活血祛瘀通络之品，更能改善肾脏及皮肤的微循环，从而有效清除蓄积在皮肤的毒素，改善皮肤营养。因此，祛风养血化瘀泄浊汤治疗尿毒症合并皮肤瘙痒症有较好的疗效。

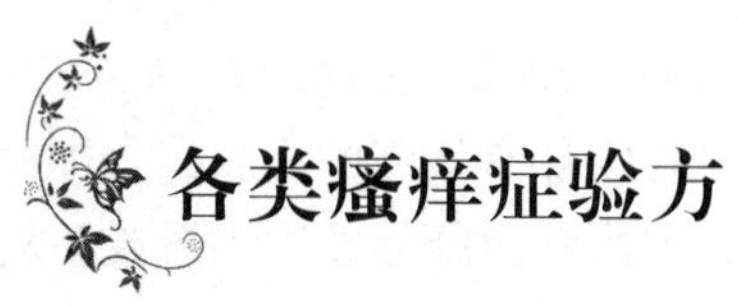

各类瘙痒症验方

止 痒 汤

【药物组成】　黄芪、马齿苋、生地黄各 30 g，当归、浮萍、荆芥、蝉蜕、白鲜皮、刺蒺藜、僵蚕、地肤子各 10 g，白芍、防风、丹参各 15 g，何首乌 12 g，全蝎（研末冲服）8 g，甘草 6 g。

【适用病症】　各类瘙痒症，包括湿疹、荨麻疹、结节性痒疹、皮肤过敏、皮肤瘙痒症等。

【用药方法】　每天 1 剂，水煎 2 次，分早、中、晚服。

【临床疗效】　此方治疗皮肤瘙痒症 56 例，治愈（皮肤病变完全消退，瘙痒消失，半年内未复发）38 例，显效（皮肤病变消退 80%，瘙痒明显减轻，停药后半年内未见明显加重）12 例，有效（皮肤病变消退约 50%，瘙痒减轻）4 例，无效（治疗后皮肤病变及自觉症状无明显改善）2 例。总有效率 96%。

【病案举例】　赵某，女，59 岁。1 个月前因汗出受风而产生皮肤瘙痒，经常出现大小不等的风疹团，时隐时现，瘙痒剧烈，遇冷加重，时有头昏眼花，动则汗出。诊见：体质瘦弱，皮肤干燥，四肢及腹背部有数片皮疹及大小不等的风疹块，略高出皮面，皮肤划痕征阳性；舌质淡边有齿痕、苔薄白，脉沉细。西医诊断为荨麻疹。中医诊断为瘾疹。证属血虚肌肤失养，腠理不密，汗出外感风寒，留而不去。方用止痒汤去生地黄，加熟地黄、肉桂、白术。服 9 剂药后诸症状消失。随访 2 年未发作。

【验方来源】　谷瑞甫，陈惠忠．止痒汤治疗皮肤瘙痒症 56 例［J］．新疆中医药，2002，20（2）：13．

按：临床常见各类伴有瘙痒的皮肤病，中医学认为，此类疾病多因禀赋不受，或因食鱼虾等荤腥动风或不新鲜的食物；或因饮食失节，饮酒过量，胃肠积滞，复感风寒、风热之邪；或七情内伤，营卫失和，卫外不固，风邪郁于皮毛腠理之间而发病。治以祛风为主，根据夹寒、夹热不同，酌用清热或散寒之法。止痒汤中的当归、生地黄、白芍、何首乌养血润肤；丹参、蝉蜕活血散风；防风、刺蒺藜、荆芥、地肤子疏风除湿止痒；浮萍穿透表里，疏散风邪；全蝎、僵蚕祛风解痉，祛顽固性风邪，且祛风止痒，并搜血中之余风；黄芪益气固表；马齿苋、白鲜皮清热除湿；甘草和中。诸药合用，共奏滋阴养血、疏散风邪、除湿止痒之功效，用于治疗各类伴有瘙痒的皮肤病疗效显著。此外，治疗期间应注意饮食宜忌，不食鱼虾、辣椒等腥发动风、辛辣刺激性食物，避免诱发因素，以免引起本类疾病的复发。

消　痒　酊

【药物组成】　木槿皮 3 份，炉甘石 6 份，蝉蜕 2 份，樟脑、枯矾、花椒各 1 份。

【适用病症】　各类瘙痒症，包括荨麻疹、丘疹性荨麻疹、虫咬皮炎、春季皮炎、全身性皮肤瘙痒症、接触性皮炎等，以瘙痒为主要症状。

【用药方法】　将炉甘石及枯矾粉碎成极细粉末备用。除樟脑外，将木槿皮、蝉蜕、花椒粉碎成粗粉，取 60 g 放入有盖容器中，加 50% 乙醇 2 000 mL 中密盖，浸渍 10 天，每天搅拌 2 次，倾取上清液；残渣中再加乙醇 1 000 mL，浸渍 5 天，倾取上清液。将 2 次浸出液合并，最后加入樟脑、炉甘石和枯矾共

80 g，搅拌均匀，并加乙醇至 3 000 mL 即得。使用时用棉签蘸摇匀的消痒酊药液涂擦皮肤损害区，每次涂 3～4 遍，每天 3～4 次。

【临床疗效】　此方治疗各类痒症 156 例，痊愈（皮损全部消退）144 例，有效（皮损消退 30%）9 例，无效（皮损经 3 天治疗无变化及皮损消退少于 30%）3 例。总有效率 98.1%。

【病案举例】　龚某，女，46 岁。2 天前因食鱼虾而出现全身瘙痒，且痒而欲抓，1 天后诸症状加重，并伴口渴心烦，舌质红、苔黄，脉弦。西医诊断为荨麻疹。予以消痒酊外涂治之。治疗 1 次后即感瘙痒明显好转，且局部清凉；继续治疗 2 天后瘙痒消除。

【验方来源】　刘成秀. 消痒酊治疗皮肤病 156 例 [J]. 湖南中医杂志，2001，17（1）：47.

按：各类痒症在临床上常见，多由热邪内蕴所致。治以疏风清热解毒、杀虫止痒为大法。消痒酊中以木槿皮为主药，有清热解毒、杀虫之效；配枯矾、花椒加重解毒杀虫之力；炉甘石解毒收涩；蝉蜕疏风；樟脑止痒。诸药合用，具有止痒见效快、无色素沉着、无瘢痕形成等优点，用于治疗各类痒症疗效显著。

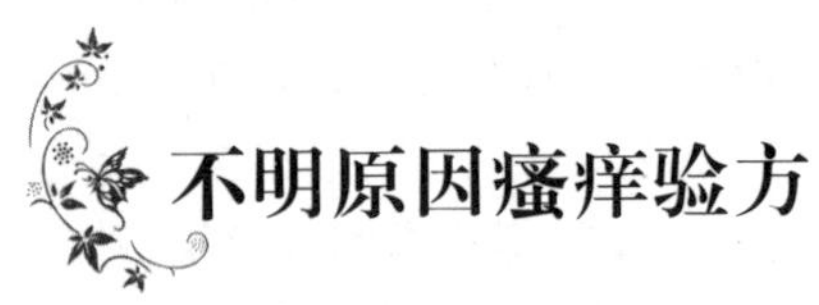

不明原因瘙痒验方

苦参单方

【药物组成】 苦参40～60 g。

【适用病症】 不明原因瘙痒。

【用药方法】 每天1剂，水煎，取药液，待温，浸泡患处，每天2～3次，每次15 min。

【病案举例】 例1：余某，女，69岁。3天来突发十指指甲内奇痒难受。曾内服氯苯那敏、地塞米松，并注射葡萄糖酸钙及甲沟内涂皮炎平软膏，无效。诊见：指甲和周围皮肤无红肿、无异样改变，坐卧不安，影响睡眠。取苦参40 g，水煎，取浓汁稍凉，将十指浸泡在药液内，每天至少3次，每次不少于15 min。1天后，奇痒锐减；连用3天，奇痒止。

例2：陆某，男，63岁。1周来肛门口奇痒难忍，初以为蛲虫作祟，曾服噻嘧啶片、赛庚啶片、西米替叮胶丸及驱虫剂，外用去烟松软膏、炉甘石洗剂，均无效。诊见：肛口皮肤肿胀、潮红，压之不褪色，抓痕累累并渗液糜烂，小便赤，舌苔薄黄腻，脉细数。治以清热解毒杀虫。每晚用硫黄香皂洗净肛门，取苦参60 g，水煎，取药液待适温时坐浴，每天至少2次，每次不少于15 min。并嘱其忌穿化纤内裤，忌食辛辣油炸之品。2天后痒减，4天后痒除。

【验方来源】 庄逸群. 苦参治愈不明原因奇痒2则［J］. 江西中医药，2001，32（4）：61.

按：苦参苦寒，入肺、大肠、小肠经，具有清热燥湿、杀虫止痒之功效，可用于治疗湿热疮毒、皮肤瘙痒等。因此，用苦参煎汤外洗治疗不明原因瘙痒，可获得较好的疗效。

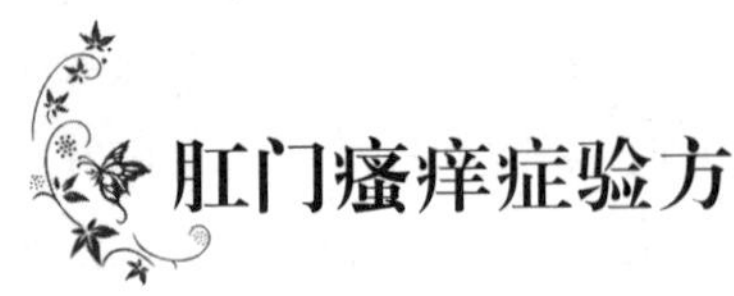

肛门瘙痒症验方

忍冬藤皮汤

【药物组成】　忍冬藤、黄柏、明矾、秦皮、苍术各 30 g，新疆苦豆子（捣碎）20 g，乳香、没药、开口花椒、冰片（后下）各 10 g。

【适用病症】　肛门瘙痒症。临床表现重症见肛周皮肤糜烂，有渗液，刺痛并瘙痒交加，或肛周皮肤色素脱失、皮纹增粗、皲裂、脱屑，甚至蔓延至阴囊或阴唇；轻症见肛周皮肤及会阴部皮肤瘙痒。多伴有间歇发作，时轻时重，且多以夜间为重。

【用药方法】　每天 1 剂，加冷水 3 500 mL，浸泡 30 min，用武火煮沸后，再用文火煎取药液 2 500 mL，纱布滤过倒入盆中，再将冰片入药液中搅拌至化，先熏后洗，坐浴 20 ~ 30 min，早、晚各 1 次。8 天为 1 个疗程。

【临床疗效】　此方治疗肛门瘙痒症 56 例，治愈（肛周皮肤糜烂、渗出、瘙痒不适或皲裂、脱屑及皮纹增粗恢复正常）37 例，有效（临床症状明显减轻，间歇发作）17 例，无效（治疗前后肛周症状无明显变化）2 例。总有效率 96. 43%。

【病案举例】　赵某，男，36 岁。肛门瘙痒并间歇发作 3 年余，加重半月余，曾用多种药膏及抗生素治疗效果不佳，发作时肛周奇痒难忍，且多以夜晚入睡前为甚。诊见：肛周皮肤糜烂并连至会阴，表面见淡黄色渗出物，肤色泛白，周边皲裂脱屑。经用忍冬藤皮汤治疗 3 个疗程，病愈。随访半年未复发。

【验方来源】 潘玉荣. 忍冬藤皮汤坐浴治疗肛门瘙痒症 56 例［J］. 新疆中医药，2001，19（2）：28.

按：肛门瘙痒症是肛肠疾病中常见的疾病之一。忍冬藤皮汤中的忍冬藤、黄柏、秦皮清肛门湿热；苍术、新疆苦豆子苦寒燥湿；乳香、没药活血化瘀止痛；花椒辛散肛毒；明矾、冰片收敛止痒。诸药合用，以清肛周湿热为本，泄毒为辅，止痒为标，标本兼治，故疗效显著。但本病多与嗜食辛辣食物及饮酒有关，因此应保持合理的膳食，并保持肛门清洁卫生，可防范本病复发。

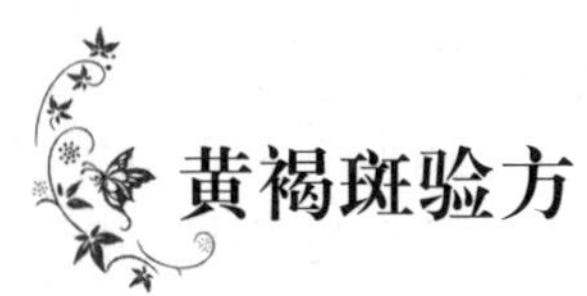

黄褐斑验方

柴胡二芍汤

【药物组成】 柴胡 8 g，赤芍、白芍、白术、茯苓、当归、益母草各 10 g，丹参 15 g，桃仁、红花各 12 g。

加减：便秘者，加大黄（后下）3 g，便秘改善后加大黄（同煎）6 g；口干舌红者，加生地黄 10 g，天花粉 12 g。

【适用病症】 黄褐斑。临床表现均伴有不同程度的月经不调，经前两胁胀满，小腹胀痛，平素性情急躁易怒。

【用药方法】 每天 1 剂，水煎服。1 个月为 1 个疗程。同时外敷面膜（方为制附子、僵蚕、白芷、杏仁、天冬各等份研末备用），取适量加入硬膜底霜均匀敷于面部，有色斑部位敷稍厚，然后加当归热倒膜（市售），30 min 后取下洗净，再以维生素 C 研末加入营养霜拍于面部，隔天 1 次。1 个月为 1 个疗程。

【临床疗效】 此方加减治疗黄褐斑 60 例，治愈 42 例，有效 16 例，无效 2 例。总有效率 96.7%。

【验方来源】 杜虹. 中药内服外敷治疗黄褐斑 60 例［J］. 陕西中医，2001（3）：153.

按：中医学认为，黄褐斑多有肝郁气滞之表现，且兼有不同程度的月经不调，治疗应注重疏肝理气，活血调经祛斑。柴胡二芍汤中的柴胡为疏肝理气之要药；配桃仁、红花、赤芍、当归、白芍养血活血；丹参祛瘀消斑，除烦安神；益母草调经；茯苓、白术健脾生血。诸药合用，共奏疏肝化瘀祛斑、养颜美容之功效。外敷药物均有祛黑灭黯润面之效，通过热倒膜使药力直达病所，从而促进面部气血流通，起到消斑祛黯的作用，故而内外合治，用于治疗黄褐斑有较好的疗效。

祛斑养颜汤

【药物组成】 熟地黄、枸杞子、菟丝子各 15 g，当归、白芍、丹参各 12 g，川芎、桂枝各 10 g，白僵蚕 8 g。

加减：肝郁气滞者，加柴胡、郁金各 12 g；眩晕耳鸣者，加旱莲草、女贞子各 12 g；火燥血热者，加牡丹皮、栀子各 10 g；月经不调者，加益母草 12 g，香附 10 g；带下量多者，加黄柏、苍术各 10 g；脾气虚弱者，加黄芪 20 g，党参 15 g；腰膝酸软者，加桑寄生 15 g，楮实子 12 g；血虚生风者，加白芷、荆芥各 10 g；心悸失眠者，加酸枣仁 15 g，夜交藤 12 g。

【适用病症】 黄褐斑。临床表现为皮疹淡褐色或淡黑色，大小不等，形状不规则，表面不光华，无炎症及脱屑，对称分布于面部，以颧部、前额、双颊、鼻翼最突出，若鼻翼与颧部皮疹融合，则形似蝶翼状。

【用药方法】 每天 1 剂，水煎服。30 天为 1 个疗程，一般治疗 2 个疗程。

【临床疗效】 此方加减治疗黄褐斑 36 例，治愈（颜面皮肤呈正常肤色）29 例，好转（皮损消退 30% 以上）6 例，未愈（皮损无明显变化，或消退不足 30%）1 例。总有效率 97.2%。

【验方来源】 马国均，马坤. 祛斑养颜汤治疗黄褐斑 36 例［J］. 云南中医中药杂志，2003，24（1）：10.

按：黄褐斑属中医学面尘、黧黑斑等范畴，以青春期、妊娠期及绝经前后之妇女为常见。病机多因情志失调，肝气郁结，痰瘀内生，血脉瘀滞，精气不能上荣于面而致。治以滋补肝肾、益精养血、活血通络为主，方用祛斑养颜汤治之，可获得较好的疗效。

滋肾益气解郁活血方

【药物组成】　熟地黄、白芍、茯苓、茜草、丹参各 20 g，当归、柴胡、菟丝子各 15 g，白术 30 g，薄荷 8 g，白豆蔻 5 g，甘草 10 g。

加减：热象明显者，加牡丹皮、栀子。

【适用病症】　黄褐斑。临床表现为面部皮损为黑斑，平于皮肤，色如尘垢，淡褐色或淡黑色，无痒痛，常发生在额、眉、颊、鼻背、唇等颜面部位，起病有慢性过程。多见于女性中青年，与妊娠及月经失调有关，或与日晒及化妆品等有关。

【用药方法】　每天 1 剂，水煎 2 次，分 3 次服。30 天为 1 个疗程。用药期间避免日光暴晒、过度疲劳，保持心情舒畅，忌食刺激性食物。

【临床疗效】　此方加减治疗黄褐斑 56 例，治愈（颜面皮肤呈正常肤色）11 例，好转（皮损消退 30% 以上）39 例，未愈（皮损无明显变化，或消退不足 30%）6 例。总有效率 89.29%。

【验方来源】　黄晓梅，刘亚虹，杨梅. 滋肾益气解郁活血方治疗黄褐斑 56 例疗效观察［J］. 云南中医中药杂志，2003，24（2）：22.

按：现代医学认为，内分泌功能紊乱，尤其是性激素水平的异常是导致黄褐斑的重要因素。中医学认为，形成黄褐斑的病理基础与脏腑气血失调密切相关，多为肝郁脾虚，肝肾阴虚，或气滞血瘀，使面部气血失和而发病。治当从肝、脾、肾三脏入手，以疏肝解郁、健脾养血、滋补肝肾、活血化瘀为主。滋肾益气解郁活血方中的熟地黄、白芍、当归、柴胡、茯苓、白术、薄荷疏肝解郁，健脾养血；菟丝子滋补肝肾；当归、丹参、茜草活血化瘀，增加面部血液循环；白豆蔻顾护脾胃。诸药合用，共奏补肝益肾、疏肝解郁健脾、调畅气血之功，用于治疗黄褐斑疗效较佳。

益肾化瘀饮

【药物组成】　旱莲草、淫羊藿各 30 g，菟丝子 20 g，枸杞子、仙茅、制何首乌、当归、生地黄、熟地黄、赤芍、白芍、桑叶、益母草、茯苓各 15 g，红花、水蛭、川芎、白芷各 10 g，熟附子 6 g，大黄 4 g。

加减：胸胁刺痛、月经有血块、性急易怒者，加柴胡、枳壳各 10 g，泽兰、栀子各 15 g；腰痛膝软者，加炒杜仲 12 g，续断 15 g；食少纳差、神疲乏力者，加党参、白术、焦三仙各 10 g，陈皮 15 g。

【适用病症】　黄褐斑。临床表现为颧、颊、额、唇等处有大片色素沉着，或散在小片、点状色素沉着，可伴有月经不调或痛经，或经期提前、延后，月经血色紫暗并夹有血块，经前情绪不稳等。

【用药方法】　每天 1 剂，水煎，分早、晚服。20 天为 1 个疗程，可治疗 2～6 个疗程，疗程间隔 10 天。治疗期间忌食辛辣、刺激、油腻食物，保持心情舒畅及足够的睡眠。

【临床疗效】　此方加减治疗黄褐斑 140 例，痊愈（面部色素沉着斑片完全消失）44 例，显效（色素沉着斑片明显缩小，斑色不显现）56 例，好转（色素沉着斑片有所缩小，斑色较显现）32 例，无效（色素沉着斑片大小、斑色无改变）8 例。总有效率 94.2%。

【病案举例】　张某，女，40 岁。面部黄褐斑 9 年。诊见：

面部大片色素沉着、色黄褐，平素性情急躁，心烦易怒，经前双侧乳房胀痛，经血色暗有块，舌质红、苔薄黄，脉弦细。中医辨证属肝肾不足，肝火夹瘀。方用益肾化瘀饮加柴胡、枳壳、黄芩、龙胆草各 10 g，泽兰、栀子各 15 g。共治疗 3 个疗程，黄褐斑及伴随症状完全消失。

【验方来源】　邹世光，段平，张琴．益肾化瘀饮治疗面部黄褐斑 140 例［J］．湖北中医杂志，2002，24（7）：27.

按：黄褐斑俗称蝴蝶斑，好发于面部，多见于中年女性。中医学认为，本病与肾关系密切。中年女性因肾气渐衰、肾精不充，加之工作、家务劳累，心理压力大，易致情志不舒，肝气郁滞，气郁血瘀。精血不足，血脉瘀滞于内，精血不能濡润颜面，故产生黄褐斑。益肾化瘀饮中的旱莲草、枸杞子、仙茅、菟丝子、淫羊藿平补肾精、肾气；制何首乌、当归、生地黄、熟地黄、白芍滋养肝肾精血；红花、水蛭、益母草、川芎、赤芍活血行瘀化滞；白芷、桑叶、熟附子祛风散斑，引药上行；茯苓健脾和胃，以免诸药碍脾；大黄既可泻下排毒，又可增白皮肤，可增强祛斑增白效果。诸药合用，共奏益肾养肝、化瘀祛风、增白消斑之功，用于治疗黄褐斑可获良效。

调　理　汤

【药物组成】　党参、女贞子、牡丹皮、葛根、白芍、白果、白术各 15 g，山药、当归各 20 g，炒白扁豆 30 g，香附、醋柴胡各 10 g。

【适用病症】　黄褐斑。临床表现以病程较长、发病缓慢、日晒后加重为特征，斑块多对称分布于颧、额、口周、眼眶周围，表面光滑，边界清楚，压之不褪色，形状、大小不一，无鳞屑，无痛痒。

【用药方法】　每天1剂，水煎2次，分早、中、晚饭后1 h服，每次服100 mL。并配合外涂祛斑糊（由白芷、熟附子、密陀僧按3∶2∶1配制，共研成末过筛，再以鲜牛奶200 g、蜂蜜50 g用微火浓缩至一半，待冷却后加入鸡蛋清1个，加适量祛斑方同时搅拌成糊状），早、晚各涂1次。15天为1个疗程。

【临床疗效】　此方治疗黄褐斑9例，痊愈（黄褐斑全部消退）8例，显效（黄褐斑消退80%）1例。总有效率100%。

【验方来源】　杨洁. 调理汤加外涂祛斑方治疗黄褐斑9例［J］. 新疆中医药，2001，19（4）：29.

按：黄褐斑是面部出现黄褐斑或棕褐色斑片的一种皮肤病。中医学认为，本病多因肝郁气滞，脾虚生湿，郁久化热，湿热瘀阻，气血瘀滞于颜面，使面部气血失和所致。调理汤是调和肝脾、疏肝解郁之要方，且能温肾健脾。方中的当归、白芍、党参补气养血；白术、白扁豆、白果健脾祛湿；山药、女贞子补益肝肾；柴胡、香附疏肝解郁；牡丹皮、葛根清热消斑。诸药合用，使运化有权，气机通畅，周流不休，促进面部血液循环恢复正常。内外合治，从而达到面部皮肤增白、祛白、祛皱的效果，用于治疗黄褐斑疗效颇佳。

活血消斑汤

【药物组成】　桃仁、红花、柴胡、川芎、当归、赤芍、香附各9 g，泽兰15 g，丹参20 g，大枣10枚，生姜1片。

加减：经期者，加益母草30 g，郁金9 g。

【适用病症】　黄褐斑。临床表现以颜面皮肤出现局限性、浅黄色或褐色的色素改变为特征。

【用药方法】　每天1剂，先用冷水1 000 mL浸泡30 min，武火煮开后，再以文火煎煮20 min，取药液分早、中、晚温服。

1 个月为 1 个疗程，一般治疗 3 个疗程。

【临床疗效】 此方加减治疗黄褐斑 30 例，基本治愈（色斑面积消退 >90%，颜色基本消失，治疗后指数下降≥0.8）18 例，显效（色斑面积消退 >60%，颜色明显变淡，治疗后指数下降≥0.5）9 例，好转（色斑面积消退 >30%，颜色变淡，治疗后指数下降≥0.3）3 例。总有效率 100%。

【病案举例】 桂某，女，38 岁。面部黄褐斑 3 年，曾在美容院行换肤治疗后黄褐斑消失。半年后黄褐斑又恢复如初，以夏季最为严重。诊见：黄褐斑为蝶形，斑色秽暗，月经正常，舌淡暗、舌下脉络迂曲，脉细弦。方用活血消斑汤治疗。3 个月后色斑消退 90%，颜色基本消失，治疗后指数下降为 0.8。

【验方来源】 戴忠灿. 活血消斑汤治疗黄褐斑临床观察[J]. 湖北中医杂志，2001，23（10）：39.

按：黄褐斑是一种多因素综合作用所致的色素性皮肤病，妊娠、口服避孕药、紫外线辐射、氧自由基与铜蓝蛋白升高、雌激素和孕激素水平升高、情绪长期不佳、使用化妆品等是黄褐斑的重要致病因素，尤其多见于中青年女性。本病属中医学肝斑、黧黑斑范畴。中医学认为，内伤七情、孕产、外受风火侵袭是致病主因，气血瘀滞、经络不通是基本病理。治以活血化瘀为主。活血消斑汤中的桃仁、红花、丹参、泽兰、川芎、赤芍通经活血；当归补血活血祛瘀；柴胡、香附疏肝理气，调和气血；柴胡、川芎具上升之性，能助诸药上行头面；生姜辛散发表，引药直达病所；大枣补脾胃，缓和诸药。诸药合用，共奏行气活血化瘀、促进血液循环、祛斑美容之功效。而且方中的赤芍有改善微循环的作用；当归能防止酪氨酸氧化形成色素；柴胡、川芎能增强 SOD 活性，清除氧自由基，抗脂质过氧化，降低血浆纤维蛋白原浓度，改善血流状况等作用。本方用于治疗黄褐斑，疗效较佳。

养颜祛斑汤

【药物组成】 枸杞子、刺蒺藜、黄芪、白芍、紫草、丹参、白芷各 15 g，菊花、益母草、红花、皂角刺各 10 g，浮萍、芦荟各 6 g。

加减：便秘者，加大黄 3 g；烦躁易怒、胸胁疼痛者，加柴胡、香附各 10 g；盗汗、五心烦热、腰膝酸软者，加牛膝、山茱萸各 10 g。

【适用病症】 黄褐斑。

【用药方法】 每天 1 剂，水煎 2 次，分早、晚服。15 天为 1 个疗程，一般治疗 8～12 个疗程。

【临床疗效】 此方加减治疗黄褐斑 50 例，痊愈（面部色素斑消失，肤色恢复正常，伴随症状消失）40 例，显效（面部色素斑消退 80% 以上，或色素斑明显变淡，伴随症状好转）4 例，有效（面部色素斑消退 50%，色素斑变淡）2 例，无效（治疗 2 个疗程以上面部色素斑无变化）4 例。总有效率 92%。

【病案举例】 花某，女，41 岁。面部黄褐斑、色素沉着 19 年。因妊娠后面颊色素沉着，面部有散在小块黄褐斑，此后逐渐加重并形成片状，伴有月经不调，月经量少、色淡，经后腹痛，舌质淡、苔薄白，脉细数。此乃肝肾亏损，气血不足。方用养颜祛斑汤加山茱萸、山药各 10 g。服药 3 个月后，片状黄褐斑开始消退，色素变淡；服药 6 个月后，黄褐斑消失，色素变浅，仅存极少量色素沉着。随访 1 年无复发。

【验方来源】 张德兴，张长富. 养颜祛斑汤治疗黄褐斑 50 例 [J]. 中国医药学报，2002，17（4）：254.

按：黄褐斑与内分泌失调、代谢障碍、某些继发性疾病有关，尤其是性激素紊乱、黄体酮分泌失调、维生素缺乏等均可引起皮肤基底层色素细胞代谢障碍。本病属中医学蝴蝶斑、妊娠斑等范畴。肝肾亏损、气血逆乱、脾肺虚弱、气血不足等是其发病的基本病理过程。养颜祛斑汤中的枸杞子、刺蒺藜、菊花补肝肾，滋阴血，养颜祛斑；黄芪、丹参、益母草、红花、紫草益气活血，化瘀祛斑；白芷、皂角刺、浮萍、芦荟化痰通络，润肤祛斑。诸药合用，共奏益气滋阴、养血补肝肾、理气活血、化痰通络、养颜润肤祛斑等功效，用于治疗黄褐斑疗效显著。

补肾活血汤

【药物组成】　熟地黄、当归、川芎各 10 g，赤芍、桑椹子、枸杞子、女贞子、山药、山茱萸各 15 g，珍珠母（先煎）30 g，炙甘草 6 g。

加减：兼瘀血者，加桃仁、泽兰各 15 g，三七 5 g；兼肾阳虚者，加熟附子 12 g，细辛 6 g ；兼肝郁热重者，加柴胡 10 g，栀子、生地黄各 15 g。

【适用病症】　黄褐斑。

【用药方法】　每天 1 剂，水煎服。

【临床疗效】　此方治疗黄褐斑 50 例，痊愈（褐色斑块全部消退，肤色恢复正常）18 例，显效（褐色斑块消退 70% 以上）17 例，有效（褐色斑消退 50% 以上或明显转浅）10 例，无效（褐色斑块无变化）5 例。

【病案举例】　刘某，女，35 岁。10 年前人工流产术后出现失眠、腰痛、心烦、口干，月经常推迟，面部黄褐斑明显，曾经中西医治疗效果欠佳。诊见：面部斑块占面部面积约 2/3，舌边红、苔薄白，脉细。中医诊断为黄褐斑。证属肝肾阴虚血瘀型，治拟补益肝肾，佐以活血。方用补肾活血汤加泽兰、桃仁、郁金各 15 g。服药 1 周后，腰痛、寐差等症状改善，面部斑块变浅；

治疗2个疗程后斑块缩小；连服3个疗程，斑块全部消失，伴随症状亦除。

【验方来源】 郑君莉. 中药治疗黄褐斑50例［J］. 新中医，1995（1）：45.

按：黄褐斑又称肝斑、黧黑斑、面尘，是面部黑变病的一种，与内分泌失调有关。中医学认为，本病发病与肝、肾两脏有密切关系，因此大多表现为肝肾阴虚兼有气机不畅、血瘀现象，治以滋补肝肾、活血祛瘀为治则，可获得较好的疗效。

益肾化瘀汤

【药物组成】 熟地黄、山药各20 g，山茱萸、丹参、菟丝子、肉苁蓉、茯苓各15 g，牡丹皮、僵蚕各10 g，红花、泽泻各8 g。

加减：偏肾阴虚者，熟地黄易生地黄，加枸杞子15 g；偏肾阳虚者，加鹿角霜12 g；兼气虚者，加黄芪30 g；兼肝郁气滞者，加柴胡8 g；兼夹湿滞者，去熟地黄、牡丹皮，加薏苡仁、赤小豆各30 g。

【适用病症】 黄褐斑。

【用药方法】 每天1剂，水煎3次，分4次服。15天为1个疗程，一般治疗1～3个疗程。

【临床疗效】 此方加减治疗黄褐斑34例，治愈（黄褐斑完全消退，停药半年以上未复发）14例，显效（黄褐斑消退2/3以上）10例，有效（黄褐斑消退1/4以上）7例，无效（治疗3个疗程仍无明显变化）3例。总有效率91.18%。

【病案举例】 刘某，女，37岁。面颊、前额起黄褐斑，边界清楚，大小不一，表面光滑，相互融合成蝴蝶状3年余，曾内服维生素C、维生素E，外涂色斑露无效，面颊部黄褐斑日渐增多。诊见：面色不华，头晕神疲，情怀不畅，口苦咽干，月经量少，舌红、苔薄黄，脉弦涩。西医诊断为黄褐斑。中医辨证属肝郁肾虚，脉络瘀阻。治以滋肾通络为主，佐以疏肝解郁。方用益肾化瘀汤，熟地黄易生地黄，加柴胡 8 g。服药 10 剂后，黄褐斑逐渐变淡，余症状减轻；续服 10 剂后，面颊、额部黄褐斑片完全消退；再服 10 剂以巩固疗效。随访 1 年未复发。

【验方来源】 莫太安，周智春．益肾化瘀汤治疗黄褐斑 34 例［J］．新中医，1995（5）：47.

按：黄褐斑属中医学面尘、黧黑斑等范畴。本病的病机多因情志失调，肝气郁结，痰瘀内生，血脉瘀滞，精气不能上荣于面而致。而且本病以青春期、妊娠期及绝经前后之妇女为常见。这期间生理变化较大，肾气易受损伤，肾气不足，五脏失充，血脉瘀滞，头面肌肤失濡而发为黄褐斑。益肾化瘀汤中以六味地黄丸补肾阴，加菟丝子、肉苁蓉助肾阳；丹参、红花、僵蚕化瘀通络。诸药合用，使瘀滞去，阴血足，肾气充，从而达到不同程度的消除色斑和阻滞黑色素之形成，增强血液循环，促进新陈代谢，恢复皮肤光滑洁白。此外，治疗期间应调情志，少食肥甘之品，多食水果和蔬菜，慎勿滥涂外用药，避免日光暴晒等，可增强疗效和减少复发。

疏肝解郁汤

【药物组成】 柴胡、当归、郁金、生地黄、何首乌各 15 g，赤芍、僵蚕、牡丹皮、白芷、香附各 10 g，丹参 20 g。

加减：偏气虚者，加黄芪；血虚者，重用当归，加熟地黄、黄精；阴虚者，加麦冬；偏肾阴虚者，加重生地黄，并加枸杞子、覆盆子；偏肾阳虚者，加淫羊藿、鹿角霜；兼夹湿滞者，去牡丹皮、生地黄，酌加茯苓、薏苡仁等。

【适用病症】　黄褐斑。

【用药方法】　每天1剂，水煎，分2次服。7天为1个疗程，一般治疗1～4个疗程。药渣再加水3 000 mL煮沸，待温后湿洗并湿敷患处20 min，每天1～2次。睡前用维生素E 5粒，挤出药油涂患处。5天做1次面部美容护理并用中药倒模。自配中药倒模粉（当归、牡丹皮、制附子、白及、白芷、白蔹、僵蚕、茯苓、白术各等份，烘干研细，过80目筛2次），每次取药粉20 g，用水适量加热煮成糊状，待温度至37 ℃左右时将药糊均匀涂于面部，厚约0.05 cm，再敷上一层厚0.5～1 cm的石膏模，约30 min后取下。

【临床疗效】　此方加减治疗黄褐斑45例，治愈（黄褐斑完全消退）20例，好转（黄褐斑明显缩小，与正常皮肤无明显差别）21例，无效（临床症状无明显改善）4例。

【病案举例】　龙某，女，35岁。面颊部出现黄褐斑1年余，近月来逐渐扩大，颜色加深，如蝴蝶状分布于两颊，曾用各种祛斑霜、口服多种维生素未见效。诊见：面色不华，头晕神疲，经行不畅，量时多时少，乳房胀甚，情绪不安，寐差，舌暗紫、苔薄白，脉弦缓兼涩。西医诊断为黄褐斑。中医辨证属肝郁气滞，络脉瘀阻不能上荣于面。治以疏肝解郁、理气活血祛瘀为主。方用疏肝解郁汤去白芷、香附，加益母草15 g，五味子、桃仁各10 g。7剂。药渣加水煮沸后熏蒸并湿敷患处，睡前用维生素E 5粒挤出药油涂患处，5天做1次面都美容护理，并用自配中药粉倒模，并常做面部按摩。经以上治疗，黄褐斑逐渐变淡，面色较润，余症状明显改善。继续服药15剂，黄褐斑消失，诸症状消失而愈。

【验方来源】　陈玉华. 疏肝解郁为主治疗黄褐斑［J］. 新中医，1995（2）：45.

按：中医学认为，面部黄褐斑多由情志失调，肝气郁结，气机不畅，痰瘀内生，血脉瘀滞，精气不能上荣于面所致，尤以青春期、妊娠期及绝经前后之妇女为常见。治以疏肝解郁为主，辅以活血祛瘀通络之品。疏肝解郁汤中用柴胡、郁金、香附疏肝解郁；当归、丹参、赤芍、僵蚕活血化瘀通络。诸药合用，郁解则瘀滞去。并配合中药熏蒸、倒模等治疗，可使药力直达病所。此外在治疗期间尚须适调情志，少食辛燥肥甘、多食水果和蔬菜，勿滥用外用药，避免日光暴晒，保持充足的睡眠，也是不可忽视的方面。

逍遥散加减方

【药物组成】　当归、白芍、白术各 15 g，茯苓、柴胡、甘草各 10 g，薄荷（后下）6 g，生姜 3 片。

【适用病症】　黄褐斑。

【用药方法】　每天 1 剂，水煎 2 次，分早、晚服。并配合口服西药维生素 E 胶丸，每次 100 mg，每天 3 次。另用维生素 E 胶丸用针刺破取油，外涂面部，早、晚各 1 次。

【临床疗效】　此方治疗黄褐斑 100 例，痊愈（面部色斑完全消退）66 例，显效（面部色斑减少，色淡）8 例，好转（面部色斑范围缩小）7 例，无效（经治疗后色斑无改善）19 例。

【病案举例】　赵某，女，37 岁。1 年前因精神受刺激后，面额部出现黄褐色斑片，对称如蝴蝶状，后色斑逐渐增多，累及额和眼眶周围，边缘清楚，遇日晒加深，伴两胁作痛，月经不调，量少色淡，头晕乏力，急躁易怒，舌淡红，脉弦细。西医诊断为黄褐斑。中医辨证属肝气郁滞，气血虚弱。治宜疏肝和脾养血。方用逍遥散加减方。服药 10 剂后，面部色斑变淡，两胁胀痛减轻，头晕乏力、急躁易怒好转；继进 20 剂后，色斑消失。随访 2 个月未见复发。

【验方来源】 潘桂．中西医结合治疗黄褐斑100例［J］．新中医，1994（7）：50.

按：黄褐斑与雌激素和黄体酮分泌过多有关，是由于真皮中噬黑细胞有较多色素，表皮中色素过度沉着引起的皮肤色素增深性皮肤病。本病属中医学肝斑范畴。多因气机郁结，肝疏泄功能失调，脾运乏力，肝气郁滞，可致肝血不足，又可影响脾胃运化。脾虚不运，不能化生营血以养肝，则肝血愈虚，肝气愈郁，气血不荣于头面，故面部色斑沉着不退。逍遥散加减方以柴胡疏肝解郁为主药；当归、白芍补血和营以养肝为辅药；茯苓、白术、甘草健脾补中为佐药；生姜和中，与白芍配伍，能调和气血，助薄荷以增强柴胡疏肝解郁之功效。诸药合用，共奏疏肝解郁、健脾补中之功效，用于治疗黄褐斑有较好的疗效。

桃红四物汤加味方

【药物组成】 桃仁、红花各9 g，当归18 g，川芎、赤芍、香附、白芷各12 g，生地黄、益母草各15 g，珍珠母30 g，蝉蜕6 g。

加减：兼有神疲乏力、气短懒言、经行量少色淡、唇舌色淡等气血虚弱等表现者，加黄芪15 g，党参12 g，阿胶（烊化）9 g；兼有胸胁胀满、情志抑郁、经前乳房胀痛、行经不畅等肝气郁滞者，加柴胡9 g，木香6 g，合欢皮10 g；兼有心烦易怒、口苦咽干、便秘等肝郁化火表现者，加牡丹皮、栀子各9 g，菊花10 g；兼有腰膝酸软、手足心热、口咽干燥等肾阴不足表现者，加女贞子、山茱萸各12 g，旱莲草15 g，地骨皮20 g。

【适用病症】 黄褐斑。

【用药方法】 每天1剂，水煎2次，每煎30 min，混合2次药液约400 mL，分早、晚温服。

【临床疗效】 此方加减治疗黄褐斑50例，痊愈（色素基本退尽或仅有隐约可见的色素斑，皮损消退90%～100%）8例，显效（皮损消退60%以上）15例，好转（色素有一定程度变淡，皮损消退30%以上）20例，无效（皮损无明显改变）7例。总有效率86%。

【验方来源】 陈建宗，李晓苗．桃红四物汤加味治疗黄褐斑50例临床观察［J］．湖南中医学院学报，2000，20（4）：60.

按：黄褐斑是发生于颜面部的黄褐色色素沉着，常见于妇女。本病属于中医学面尘、黧黑斑、蝴蝶斑等范畴。其病机多因气血瘀滞而成。治以养血活血为主。桃红四物汤加味方中的桃仁、红花、当归、川芎、赤芍、生地黄养血活血；香附疏肝理气；益母草养血活血、祛瘀调经；珍珠母、蝉蜕疏风祛斑；白芷散风祛斑，引药上行。诸药合用，共奏养血活血、理气祛斑之功效，用于治疗黄褐斑疗效满意。

六白化斑汤

【药物组成】 柴胡30 g，茯苓、白花蛇舌草各20～30 g，白芷15 g，白（刺）蒺藜10～15 g，当归、僵蚕、白术各10 g，白芍9 g，甘草8 g，大枣6枚。

【适用病症】 黄褐斑。

【用药方法】 每天1剂，水煎，分早、晚服。另将药渣加适量水煎取药液洗面，每天1次，洗面后用温水冲洗干净。1个月为1个疗程，共治疗2～5个疗程。

【临床疗效】 此方治疗黄褐斑49例，痊愈（皮肤色素斑消退，皮色接近正常）5例，显效（皮肤色素斑消退80%以上，斑色明显变淡）19例，好转（皮肤色素斑消退50%以上，斑色有所变淡）22 例，无效（连续用药 1 个月后，皮肤色素斑无改善或加重）3 例。总有效率 94%。

【病案举例】 孙某，女，36 岁，已婚。2 年前额部和面部出现淡黄褐斑，未经治疗，斑色逐渐加深，呈咖啡色，且发展至鼻部及口周，并伴有月经不调。诊见：纳差，胁胀，善叹息，舌淡红、苔薄白，脉弦滑。西医诊断为黄褐斑。中医辨证属肝气郁结，脾失健运，久郁化热。治宜疏肝解郁，调和气血，清热解毒。方用六白化斑汤加白花蛇舌草量至 30 g。连服 23 剂后，黄褐斑完全消退，诸症状消失。随访 1 年未复发。

【验方来源】 任涛，任心荣．六白化斑汤治疗黄褐斑 49 例［J］．吉林中医药，2001，21（1）：34．

按：中医学认为，黄褐斑与肝、脾、肾三脏关系密切，以气血不能上荣面部为主要病机。六白化斑汤中的当归、白术、白芍、茯苓、大枣、甘草健脾益气，滋阴养血，调和气血，营养肌肤；大剂量的柴胡疏肝解郁，鼓舞胃气，益气升阳，诱导气血上达头目，力专效宏；白芍柔肝敛阴；白芷、僵蚕、白（刺）蒺藜、白花蛇舌草祛风化痰，清热解毒。诸药合用，共奏健脾益气、滋阴养血、疏肝解郁、清热解毒等功效，用于治疗黄褐斑疗效颇佳。

桃红地黄汤

【药物组成】 生地黄、当归、益母草各 25 g，赤芍、红花、桃仁各 15 g，柴胡、川芎、山茱萸、山药各 10 g，牡丹皮、茯苓、泽泻各 12 g。

【适用病症】 黄褐斑。

【用药方法】 每天 1 剂，水煎，分早、晚空腹服。15 天为 1 个疗程，连续治疗 2 个疗程。

【临床疗效】　此方治疗黄褐斑50例，显效（面部色素斑全部消退，无新色素斑出现）25例，有效（面部色素斑部分消退）20例，无效（面部色素斑无明显变化）5例。总有效率90%。

【验方来源】　柴子君. 中药治疗黄褐斑50例［J］. 山西中医，2000，16（6）：31.

按：黄褐斑是常见的色素沉着性皮肤病。中医学称之为肝斑。其病机是因肾阴不足，肾水亏虚不能上荣于面，或肝郁气结，肝失条达，郁久化热，热灼阴血，使颜面气血失和而发病。桃红地黄汤中的生地黄、当归清热凉血，滋阴生津；山药、山茱萸补益脾阴，滋养肝肾；茯苓、泽泻淡渗脾湿，清泄肾火；牡丹皮清泄肝火；桃仁、红花、赤芍、川芎、益母草活血调经，破血化瘀；柴胡疏肝解郁，升达清阳。诸药合用，共奏疏肝养阴、补血化瘀之功效，用于治疗黄褐斑有较好的疗效。

化　斑　汤

【药物组成】　制附子、肉苁蓉各15 g，僵蚕、当归、赤芍、女贞子、知母各12 g，白芷9 g。

【适用病症】　黄褐斑。

【用药方法】　每天1剂，水煎，分早、晚服。配合中药熏蒸方水煎（药用白芷、熟附子、茯苓、僵蚕、蜜陀僧、红花、透骨草、入地金牛各等份组成）熏蒸面部，每天1次。30天为1个疗程，一般治疗1～3个疗程。

【临床疗效】　此方配合中药熏蒸方治疗黄褐斑120例，临床治愈（皮肤色素斑全部消退，皮色接近正常）54例，显效（皮肤色素斑消退80%以上，斑色明显变浅）26例，有效（皮肤色素斑消退50%以上，斑色有所变浅）36例，无效（连续治疗 1 个疗程后，皮肤色素斑无改善或加重）4 例。总有效率 96.7%。

【验方来源】 耿丽，黎凤燕，刘晓哲，等. 内服外熏治疗黄褐斑 120 例［J］. 安徽中医学院学报，2002，21（6）：23.

按：黄褐斑是对称性缓慢发展的面部褐色黑变病。中医学称之为肝斑、黧黑斑、面黯等。本病的病机多为痰浊、湿毒、血瘀、外风或肝肾不足、经络不畅而致。化斑汤中以辛温之制附子治面上百病，行药势，去面部瘢疵；僵蚕祛浊痰；配以咸寒之知母滋肾水，泻命门相火；肉苁蓉益精气，滋肾水，益髓悦颜色；白芷引药上行，治寒热头风。诸药合用，共奏宣通面部气血、益精祛浊之效，可引药上行通头面之经络、祛头面之邪毒，用于治疗黄褐斑疗效满意。

二子祛斑膏

【药物组成】 白芷、熟附子、僵蚕、白及、茯苓、赤芍、当归、冬瓜仁各等份，珍珠粉适量。

【适用病症】 黄褐斑（黧黑斑）。临床表现为面部出现大小、形状不一的黄褐色或灰黑色斑，常对称分布于额、面、颊、鼻、上唇等部位，不高出皮肤，边界清楚，色枯不泽如尘垢，病程缓慢，无自觉痛苦。

【用药方法】 将上药烘干，研成粉末，配香霜制成药膏。取药膏适量，按经络走行及皮纹、肌肉排列方向施以按摩手法，同时进行离子喷雾机喷面部 15 ~ 20 min，并局部辨证取穴进行穴位按摩。每周 1 次，12 次为 1 个疗程。治疗期间应调节情志，多食水果和蔬菜，少食辛辣肥甘之品，勿滥用化妆品，避免日晒，保证有充足的睡眠时间。

【临床疗效】 治疗黄褐斑（黧黑斑）87 例，治愈（面部色斑完全消退，停药后无复发）45 例，好转（面部色斑颜色减退，面积缩小 50% 以上）39 例，无效（面部色斑消退不足 50%，且停药后如故）3 例。总有效率 96.5%。

【验方来源】　朱晓华．二子祛斑膏合面膜治疗黧黑斑 87 例疗效观察［J］．湖南中医学院学报，1999，19（3）：54.

按：黄褐斑（黧黑斑）多见于中年妇女，是常见的色素性皮肤病，与全身脏腑气血阴阳失调相关，多为肝肾阴虚，肝气郁结或气滞血瘀，致颜面气血失和而发病。二子祛斑膏中的当归、赤芍养血凉血敛阴；白芷、熟附子、珍珠滋补肝肾，凉血增白；白及、茯苓、僵蚕活血祛瘀通络。诸药合用，共奏润肤祛斑、增白防皱、活血化瘀之功效，而且外用可加速药物的渗透和吸收，有助于病情治愈。

逍遥祛斑丸

【药物组成】　柴胡、香附、当归、白芍、茯苓、薄荷、生姜、何首乌、生地黄、赤芍、牡丹皮、丹参、桃仁、红花、刺蒺藜、蝉蜕。(原方无药量)

【适用病症】　黄褐斑。

【用药方法】　上药共研细末，炼蜜丸，10 g 为 1 丸。每次服 1 丸，每天 3 次。并配合中药面膜（由白芷、附子、僵蚕、蜜陀僧、冰片、细辛、白及、白蔹、白芍、牵牛子、茯苓、白扁豆等组成，共研末，与滑石粉、氧化锌混匀备用），先清洁面部，再用热气熏蒸面部 5 min，然后取面膜 30 g，加蛋清调成糊状，涂于整个面部（口、眼周除外），20 min 后用凉水洗净。

【临床疗效】　此方治疗黄褐斑 80 例，治愈（颜面皮肤呈正常肤色）32 例，显效（面部色素斑消退 50% 以上）21 例，有效（面部色素斑消退 30% 以上）24 例，无效（面部色素斑无明显变化或消退不足30%）3例。总有效率96.3%。

【验方来源】 史毅军．逍遥祛斑丸为主治疗黄褐斑80例［J］．湖南中医杂志，2000，16（4）：39.

按：黄褐斑属中医学肝斑、黧黑斑等范畴。本病多由于忧思伤脾，脾失健运，郁怒伤肝，疏泄失常，使脏腑功能失调，气血不荣，脉络不畅，瘀而成斑，故肝郁、脾运不及、阴虚、瘀血为其主要致病因素。逍遥祛斑丸中的柴胡、香附、当归、白芍、茯苓、薄荷、生姜具有疏肝健脾、调养气血之功，使肝脾调则气血和；丹参、桃仁、赤芍、红花行气活血调经；何首乌、白芍、当归、生地黄滋阴凉血养血；刺蒺藜引药上行，搜风散结祛斑，华颜益气血；丹参一味功同四物，可加强养血活血。诸药合用，共奏疏肝健脾、滋阴养血、活血化斑之功效。因此采用逍遥祛斑丸治其本，祛其病源，协调脏腑功能，调整内分泌；外用中药面膜治其标，有祛斑增白、抗皱养颜作用。内外合治，用于治疗黄褐斑疗效满意。

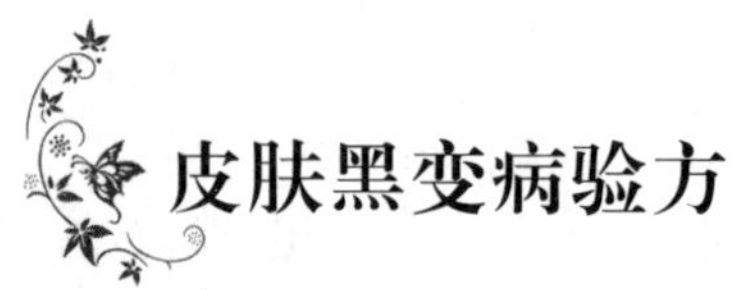

皮肤黑变病验方

益肾活血汤

【药物组成】　熟地黄 20 g，山茱萸、山药各 15 g，茯苓、桃仁、牡丹皮、泽兰各 10 g，僵蚕 9 g，泽泻、红花、川芎、熟附子各 6 g。

【适用病症】　皮肤黑变病。临床表现好发于中年妇女，慢性病程，皮损多发于面颈部，其边缘模糊，伴有毛孔点状灰褐色，黑色素沉着斑。

【用药方法】　每天 1 剂，水煎 2 次，分早、晚服。连服 30 剂为 1 个疗程，共治疗 2 个疗程。

【临床疗效】　此方治疗皮肤黑变病 58 例，治愈（皮肤色素斑完全消失）29 例，显效（皮肤色素斑明显减退及部分消失）14 例，有效（皮肤色斑变淡）10 例，无效（皮肤色斑无改善）5 例。总有效率 91.38%。

【病案举例】　刘某，女，29 岁。面部生黑斑 2 年。2 年前左面颊部出现青灰褐色斑，不痛不痒，因不断加大而到当地医院诊为黄褐斑，服用维生素 C 及逍遥丸等未见明显好转。今夏开始，黑斑加重。西医诊断为皮肤黑变病。中医辨证属肝肾阴虚，气滞血瘀。治以益肝补肾、活血化瘀为主。方用益肾活血汤治疗。服药 10 剂后，色斑明显减轻；1 个疗程后色素斑完全消失。

【验方来源】　杨坚真．益肾活血汤治疗皮肤黑变病 58 例［J］．湖南中医学院学报，1999，19（1）：55.

按：皮肤黑变病是主要发生于面部的色素沉着病。本病属中医学黑斑范畴，大多数患者可伴有月经不调。中医学认为，黑为肾色，肝肾不足之人，肾水不能上润肌肤，易生黑斑。治以益肾活血为主。益肾活血汤中以熟地黄、山茱萸、泽泻、山药、牡丹皮等滋阴补肾以治本；桃仁、红花、川芎、泽兰活血化瘀通络以治标；熟附子、僵蚕取其以色治色，引药入经，且有疏风通络之效。诸药合用，共奏滋阴补肾、养血活血之功效，用于治疗皮肤黑变病疗效显著。

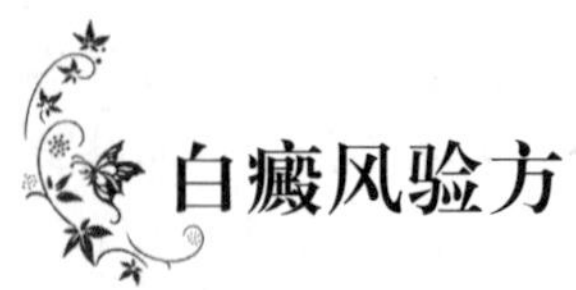

白癜风验方

活血祛风汤

【药物组成】　何首乌 30 g，当归、丹参、白花蛇、防风、荆芥、白芷、桃仁各 15 g，桑椹、黑芝麻、补骨脂、刺蒺藜、百合各 20 g，红花、浮萍各 10 g，西红花（另煎）1 g。

加减：伴有瘙痒者，加地肤子、白鲜皮；伴有毛发变白者，重用何首乌、黑芝麻。

【适用病症】　白癜风。临床表现为皮损色素全部脱失，边界清楚，或伴有毛发变白，或伴有皮损轻度瘙痒。

【用药方法】　每天 1 剂，水煎 2 次，分早、晚服。局限型者可配合外用药（补骨脂、西红花适量，用 40% 乙醇浸泡 1 周，忌用乙醇度太高的浸泡药物，因使皮肤变硬化吸收不好），外搽患处，每天 1 次。病程较长者，可将上药研成细末装入胶囊，每次服 10 粒，每天 3 次。对于泛发型因面积较大或皮损在眼睑及黏膜部位，则不宜使用外用药。

【临床疗效】　此方加减治疗白癜风 52 例，治愈（皮损全部消失，如正常肤色，毛发变黑）38 例，显效（皮损大部分消失）8 例，有效（皮损周围色素加深，内部出现黑岛，皮损不再扩大）5 例，无效（治疗前后无改变）1 例。总有效率 98%。

【病案举例】　魏某，女，22 岁。1 年前面部开始出现白斑，多方求治效果不佳。诊见：近日白斑加重，自觉白斑处及继发白斑处有轻微瘙痒，眼周、额头、前胸、腰部相继出现白斑，且不断扩大，伴有头晕耳鸣，舌红、苔黄，脉弦数。西医诊断为白癜风。中医辨证属肝阳上亢，肝风袭表所致。方用活血祛风汤去丹参、红花、白芷，加龙胆草、天麻、地肤子、白鲜皮。服药10剂后，自觉症状消失；改服原方20剂后，将原方改为胶囊服用，局部配合外用药。又治疗2个多月，痊愈。

【验方来源】 王国辉. 活血祛风汤治疗白癜风52例临床报告［J］. 中医药学报，1998，26（2）：34.

按：中医学认为，白癜风多为情志内伤，肝气郁结，气机不畅，复受风邪，搏于皮肤，致气血不和，不能营养肌肤，日久肝气横逆犯脾，肝脾不和，皮毛腠理失养而致病。根据治风先治血，血行风自灭的原理，重用活血之剂。活血祛风汤中以大量的活血化瘀药，如当归、丹参、桃仁、红花等使瘀血去则络自通；何首乌、桑椹、黑芝麻、补骨脂养血活血，滋阴补肾；荆芥、防风、白花蛇、刺蒺藜、百合、浮萍以疏风解表，通络止痒。诸药合用，共奏祛风止痒、活血通络之效，用于治疗白癜风疗效显著。

补益肝肾汤

【药物组成】 熟地黄、制何首乌、黄芪、菟丝子各20 g，肉桂、五味子各10 g，当归、仙茅各15 g，淫羊藿30 g，甘草3 g。

【适用病症】 白癜风。

【用药方法】 每天1剂，水煎，分早、中、晚服。小儿酌减量。同时配合白酒浸泡中药（补骨脂、紫草各500 g，硫黄1 000 g，红花、肉桂各100 g，白酒5 000 mL，浸泡1个月，过滤去渣，备用），外搽患处，每天3～5次。3个月为1个疗程。

【临床疗效】 此方治疗白癜风24例，治愈（皮损颜色全部恢复正常）13 例，显效（皮损面积恢复 60% 以上）6 例，有效（皮损面积恢复 40% 以上）2 例，无效（皮损面积恢复在 40% 以下或无改变）3 例。

【病案举例】 杨某，男，16 岁。右面部口角及耳下方起乳白色团块 3 个月余，西医诊断为白癜风，治疗效果欠佳。诊见：右面部口角及耳下方有 4 cm×3 cm、3 cm×2 cm 色素完全脱失的乳白色团块，舌淡红、苔薄白，脉沉细。经用补益肝肾汤内服、去白酒外擦，前后共治疗 2 个月余，皮肤恢复正常。

【验方来源】 陈邦强．中药内服外搽治疗白癜风 24 例［J］．新中医，1993（增刊）：54.

按：白癜风是一种色素脱失的皮肤病，缠绵难愈。其发生与黑色素细胞自身破坏、自身免疫功能、遗传因素、神经化学因子等有关。中医学认为，本病乃气血失和，精血亡失，瘀血阻滞，血不荣肤所致。用补益肝肾汤内服以温补肝肾、养血润肤，外用去白酒搽患处以补肾助阳、活血化瘀。两方合用，相得益彰，切中病机，故收效较满意。本方简便易行，无不良反应和副作用。

克 白 煎

【药物组成】 黄芪、熟地黄、何首乌、黄精、女贞子、刺蒺藜、补骨脂各 15 g，川芎、香附、延胡索、白芷、独活、防风各 10 g。

【适用病症】 白癜风。

【用药方法】 每天 1 剂，水煎 2 次，分早、晚服。1 个月为 1 个疗程。

【临床疗效】 此方治疗白癜风 35 例，痊愈（白斑消失，恢复正常肤色，伴随症状亦消失）13 例，有效（白斑大部分消失，伴随症状亦减轻）19 例，无效（经治疗后白斑无变化）3

例。

【病案举例】 陈某，女，24岁。右侧面部起白斑3年，近年发展较快，白斑向额部扩展，眉发变白，伴有头晕，失眠，腰酸，月经不调。诊见：形体消瘦，右侧面部、额、眼缘、鼻缘及唇周见连成片状白斑，边界清楚，皮色呈瓷白色，眉毛变白，感觉存在；舌质淡红、苔白，脉弦细。西医诊断为白癜风。中医辨证属肝肾阴虚，复感风邪，搏于肌肤。治以滋补肝肾，理气养血祛风。方用克白煎原方10剂。药后头晕减轻，白斑周围色素加深；续服10剂，白斑中间出现有色素岛，周围色素深；因伴胃脘不适，上方加神曲10 g，再服10剂，症状继续好转。共服药85剂，白斑消退。随访2年未见复发。

【验方来源】 叶秋华. 自拟克白煎治疗面部白癜风35例[J]. 新中医，1995（增刊）：79.

按：中医学认为，白癜风多因风湿之邪搏于肌肤，令气血失和，血不荣肤所致。与肺、肝、肾三脏密切相关。因肺主气，外合皮毛，且肝藏血，肾藏精，在正常生理状态下可令肌肤荣润。反之则致气血不和，肌肤失却濡润，而变生本病。治当滋养肝肾，理气疏肝，养血祛风。克白煎中的熟地黄、何首乌、黄精、女贞子滋补肝肾；黄芪益气；川芎、香附、延胡索疏肝理气；补骨脂补肾助阳和阴；独活、白芷、刺蒺藜、防风祛风胜湿。诸药合用，共奏滋补肝肾、理气养血祛风之功效，故获效明显。

二参二白归草汤

【药物组成】 旱莲草、何首乌各30 g，党参、丹参、沙苑子各15 g，白芷12 g，当归、赤芍、白术各10 g，蝉蜕6 g。

【适用病症】 白癜风。

【用药方法】 每天1剂，水煎服。15天为1个疗程。

【临床疗效】 此方治疗白癜风，效果显著。

【病案举例】 陈某，女，28 岁。2 年前颈部及前额皮肤出现散在大小不等白斑数个，呈片状，边界清晰，表面光滑，无鳞屑，不痛不痒。2 年后病变范围逐渐扩大，白斑逐渐向面部及眼角蔓延，并伴心烦易怒，月经不调，经前乳房胀痛，失眠多梦。经用二参二白归草汤治疗 2 个疗程后，皮肤白斑部分消退，皮肤光泽接近正常，心烦、失眠多梦等症状好转，月经正常；继续治疗 2 个疗程，皮肤白斑消退，光泽正常，诸症状均消除。随访 2 年未见复发。

【验方来源】 赵晓琴. 重用旱莲草治疗白癜风［J］. 中医杂志，2004，45（2）：92.

按：白癜风是皮肤黑色素细胞内的酪氨酸酶系统功能丧失所致，属后天性、局限性色素代谢失调的皮肤病，而且与精神因素、自身免疫因素、遗传因素等有关。中医学认为，白癜风一是风邪侵犯皮肤，以致血气瘀滞，毛窍闭塞，血不营肤而成；二则因血虚生风，兼夹气滞血瘀，发于肌肤所致。本病实属本虚标实之证。二参二白归草汤中的旱莲草、当归、何首乌、党参、白术补气养血，健脾化瘀，滋补肝肾；白芷、蝉蜕、沙苑子散风除湿，长肌肤，润泽颜色；丹参、赤芍活血通络，祛瘀生新，以改善血液循环。诸药合用，具有补气健脾、活血祛瘀之功，用于治疗白癜风，疗效较好。

养阴活血汤

【药物组成】 女贞子、旱莲草、制何首乌、生地黄、丹参、赤芍各 30 g，白芷、牡丹皮各 15 g，紫草、川芎、刺蒺藜各 12 g。

【适用病症】 白癜风。

【用药方法】 每天1剂，水煎，取药液500 mL，分早、中、晚饭前温服。小儿及年老体弱者酌减。30天为1个疗程，一般治疗6个疗程。治疗期间禁用维生素C类药物；忌食西红柿、草莓及辛燥之物。

【临床疗效】 此方治疗白癜风60例，痊愈（皮损变成正常肤色，随访1年未复发）46例，显效（皮损2/3变成正常肤色）9例，有效（皮损1/3变成正常肤色）3例，无效（皮损及症状无明显好转）2例。总有效率96.67%。

【病案举例】 易某，男，16岁。诊见：面颈部及臀、骶、肩、臂、阴囊处有大小不等的色素脱失斑，边界清楚，无瘙痒及疼痛感，局部皮肤无萎缩硬化及脱屑，白斑光滑呈乳白色，但经暴晒后面颈患处有灼痛感、红斑、水疱；舌淡红、苔薄白，脉弦细。西医诊断为白癜风。方用养阴活血汤治疗2个疗程后，皮损面积缩小1/2，且未愈处有明显皮岛出现；续用3个疗程后，痊愈。随访1年未再复发。

【验方来源】 袁绍文. 养阴活血汤治疗白癜风60例［J］. 江苏中医，2001，22（6）：27.

按：白癜风是后天局限性色素代谢失调的皮肤病。因皮肤的黑色素细胞内的酪氨酸酶系统功能丧失而不能形成黑色素，与精神因素、神经功能障碍、内分泌失调有关。本病属于中医学白驳风范畴。中医学认为，本病是因肺脏壅热，加之风邪侵犯皮肤，风热相并，闭塞毛窍，血不荣肤；或七情内伤，五志不遂，气机紊乱，气血违和；或久病失养，亡血失精，伤及肝肾，精亏不能化血，阴血亏虚，不能生精，营卫无畅达之机；或郁怒伤肝而气滞血瘀，脉络阻滞不通，新血不生，肌肤失养而成。养阴活血汤方中的女贞子、旱莲草、制何首乌滋阴益肾，生精补血；牡丹皮、刺蒺藜平肝疏肝，散肝经风邪；由于七情内伤，耗伤阴血，气血凝滞，毛窍闭塞，瘀阻经络，故用生地黄养血；紫草、丹参、赤芍活血凉血；川芎行气，气行则血行；白芷解表，使阻滞之经脉畅通。诸药合用，使阴血得养，瘀血祛之，用于治疗白癜风疗效较好。

扶正固本汤

【药物组成】 炙黄芪、制何首乌、熟地黄各 30 g，当归 12 g，补骨脂、桑椹、甘草各 10 g，枸杞子、女贞子各 15 g。

【适用病症】 白癜风。

【用药方法】 每天 1 剂，水煎服。外涂确酮酊药水，早、晚各 1 次。1 个月为 1 个疗程，一般治疗 3 个疗程。

【临床疗效】 此方治疗白癜风，有较好的疗效。

【验方来源】 许建平，方大鑫. 扶正固本法治疗白癜风 268 例［J］. 天津中医，2002，19（5）：25.

按：白癜风既是后天色素脱失性疾病，也是一种自身免疫性疾病，由于免疫功能紊乱，使白斑部位黑色素细胞遭到破坏，或黑色素细胞不能生成黑色素小体。以调节免疫的中药治疗可获较好的疗效。扶正固本汤中重用黄芪大补元气；制何首乌、熟地黄、当归、女贞子、桑椹、枸杞子均为补肾填精之品，具有增强免疫作用，通过增强机体的抗病能力，恢复细胞的正常免疫功能，阻断免疫反应对黑色素细胞的不利影响，促进黑色素小体的合成；补骨脂为治疗白癜风的常用药，含有补骨脂素，能将还原的黑色素氧化成黑色素，并促进角朊细胞释放介质，使表皮中剩余的黑色素细胞增殖，形成以毛囊为中心的色素小岛，这种色素小岛逐渐扩大，融合成片，使白斑部分或完全消失。因此，用扶正固本汤内服并配合外用药治疗白癜风，可取得较好的疗效。

活血祛风方

【药物组成】　刺蒺藜 20 g，防风、茜草各 15 g，甘草 10 g。

加减：白斑色淡、边缘模糊、发展缓慢兼见气血不和之证者，加川芎、熟地黄；白斑粉红、边界清楚、起病急、蔓延快、多分布在面部及五官周围、皮肤变白前常伴有明显瘙痒或有皮肤过敏史兼湿热见症者，加金刚头、马齿苋、茵陈蒿；白斑无固定好发部位，色泽时暗时明、皮损发展较缓慢，发病与情感变化有关，女性兼见肝气郁滞之证者，加八月札、天麻、柴胡；白斑边界清楚，脱色明显、色素脱失，斑内毛发亦变白兼见肝肾不足之象者，加女贞子、旱莲草、桑寄生、冬虫夏草、鹿角霜；白斑局限不对称，边界清晰，斑内毛发变白、发展缓慢而疗效较差，舌质紫暗、瘀点、瘀斑，舌底静脉纡曲、怒张者，加丹参、桃仁、红花、凌霄花；白斑发病无固定好发部位伴瘙痒不适者，酌加蕲蛇、全蝎、白芷、豨莶草、防风。

【适用病症】　白癜风。

【用药方法】　每天 1 剂，水煎服。外搽中药制剂消斑酊（补骨脂 60 g，白芷 30 g，浸入 75% 乙醇 500 mL 中，密封。1 周后取浸泡液外搽局部），每天 3 次。

【临床疗效】　此方加减治疗白癜风 34 例，痊愈（白斑完全消退、恢复正常肤色）12 例，显效（白斑部分消退或缩小，恢复正常肤色面积占皮损面积≥50%）13 例，有效（白斑部分消退或缩小，恢复正常肤色的面积占皮损面积 10% ~50%）8 例，无效（白斑无变化及缩小，恢复正常肤色的面积占皮损面积＜10%）1 例。总有效率 97%。

【验方来源】　何瑾亮. 活血祛风法治疗白癜风 34 例［J］.

吉林中医药，2000，20（5）：38.

按：白癜风多由于风邪搏于肌肤，血气不和所生，治疗当以活血祛风为主。活血祛风方中以刺蒺藜、防风活血祛风；茜草活血养血；甘草调和诸药。诸药合用，共奏活血祛风之效，并随症加减，用于治疗白癜风有较好的疗效。

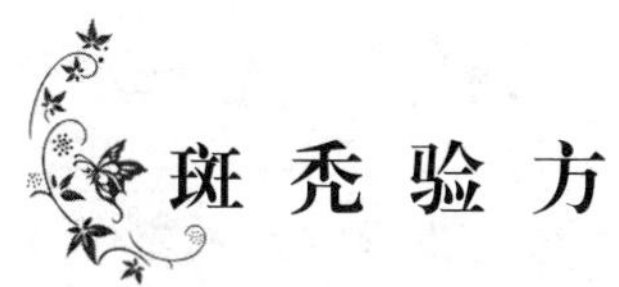

斑秃验方

养血祛风生发汤

【药物组成】　黑芝麻 30 g，侧柏叶、菟丝子、旱莲草、白鲜皮各 15 g，当归、木瓜各 12 g，熟地黄、何首乌、桑椹各 20 g，川芎 10 g，蜈蚣（研末）3 条。

【适用病症】　斑秃。

【用药方法】　每天 1 剂，水煎 2 次，分早、晚服。同时配合外涂生姜。15 天为 1 个疗程。

【临床疗效】　此方治疗斑秃 46 例，治愈 45 例，无效 1 例。治疗时间最长 38 天，最短 15 天。

【验方来源】　岳阳升，张秋，田永猛．养血祛风生发汤治疗斑秃 46 例［J］．江西中医药，2002，33（3）：25．

按：中医学认为，斑秃与肝肾亏虚、阴血不足、血虚生风有密切关系。因肾藏精，其华在发；肝藏血，发为血之余。肾虚则毛发无生长之源，血虚则发失所养，致毛发生长受累而脱落。养血祛风生发汤中的何首乌、熟地黄、黑芝麻皆入肝、肾二经，以滋补肝肾，生精养血，为生发、乌发之主药；旱莲草、桑椹滋阴养血，为辅药；菟丝子、木瓜补养肝肾，当归、川芎、蜈蚣活血养血，祛瘀生新，侧柏叶、白鲜皮凉血祛风，同为佐使药。诸药合用，共奏补肾养血、活血祛风之功效，使精血得养，血活风去而斑秃可愈。

油风洗方

【药物组成】　忍冬藤 60 g，木鳖子 45 g，防风、生姜各 30 g，花椒、苦参各 15 g，细辛、甘草各 10 g。

【适用病症】　斑秃。

【用药方法】　每天 1 剂，水煎 2 次。加水 3 000 mL，煎煮 1 h，取药液先熏患部，待药液温和后再泡洗；泡洗后擦干不再冲洗清水。此药液有小毒，勿入口眼。

【临床疗效】　此方治疗斑秃 60 例，痊愈（患处毛发长出黑亮如常人，随访 1 年以上无复发）45 例，有效（患处长出毛发稀疏，再出现斑秃，经治疗又能长出毛发）12 例，无效（患处光滑不长毛发）3 例。总有效率 95%。

【病案举例】　卢某，女，46 岁。突然发现头发脱落 2 天。诊见：头顶偏右及后枕部有两处头发圆片状脱落，约 1.5 cm × 1.5 cm，头皮光滑如镜。方用油风洗方 10 剂煎液熏洗。治疗 10 天后，脱发部位已长出细密毳毛；续用上方熏洗半月，长出 1 cm 左右黑亮毛发而停药。随访 1 年毛发生长如常人，不再脱落。

【验方来源】　何剑荣. 中药熏洗治疗斑秃 60 例［J］. 新中医，1999（4）：43.

按：斑秃属中医学油风范畴，民间俗称“鬼剃头”。中医学认为，本病多因气血亏虚，风毒乘袭，风胜血瘀，内外不得疏泄，毛发失养所致。油风洗方中的木鳖子、忍冬藤、苦参、甘草清热解毒，活血散结，既能抗菌杀虫消炎治秃疮疥癣，又能改善皮下组织微循环而促使毛发生长；花椒、防风、生姜、细辛疏风通络散寒，含有挥发油，能渗透真皮，清除毛囊过多油脂，改善毛发生长环境，激活毛球毛乳头的生毛功能。诸药合用，寒热并用，共奏祛风解毒活血之功效，而且熏洗可直接作用于患处，可获得满意疗效。

益气养血丸

【药物组成】　熟地黄（酒制）45 g，红参 20 g，黄芪 40 g，炙甘草、白芍（酒制）各 30 g，白术、何首乌各 50 g，肉桂 35 g，大枣 25 枚，蜂蜜 500 g。

【适用病症】　斑秃。

【用药方法】　上药共研细末，过筛，炼蜜成丸，每丸重 10 g。每次服 1 丸，每天 3 次。配合梅花针叩刺斑秃局部，致局部表皮有微量渗血，再取鲜姜切开涂搽叩刺部位 3～5 min。每天叩刺 1 次，鲜姜涂搽每天 3～5 次。10 天为 1 个疗程，治疗 3～4 个疗程。

【临床疗效】　此方治疗斑秃 30 例，痊愈（脱发全部长出，色泽、密度与前无异）26 例，有效（头发不再脱落并有部分长出）3 例，无效（治疗前后无变化）1 例。总有效率 96.7%。

【验方来源】　贺吉德，王新会. 中药配合梅花针叩刺斑秃 30 例［J］. 新疆中医药，2002，20（5）：34.

按：斑秃为临床上常见的一种病症，属于中医学油风、鬼剃头范畴。中医学认为，“发为血之余”，若气血不足，不能上注于发，发失所养而发病。治以益气养血为其大法。益气养血丸中以红参、黄芪、白术补气；熟地黄、白芍、何首乌养血；肉桂温通血脉。配以局部梅花针叩刺，既促进局部血液循环，又可刺激毛囊，促进毛发生长。因此，内外结合，药对其症，故收到较好的疗效。

全秃生发散Ⅰ、Ⅱ号方

【药物组成】 全秃生发散Ⅰ号方：侧柏叶、熟地黄、川芎、桑叶、菊花、白术、女贞子、酸枣仁各15 g，枸杞子30 g，何首乌、生地黄各20 g，当归25 g。

全秃生发散Ⅱ号方：蝉蜕、川芎、桑椹、白芷、白术、天麻各15 g，天竺黄3 g，桑叶、菊花各30 g，生地黄25 g。

【适用病症】 斑秃或全秃。

【用药方法】 全秃生发散Ⅰ、Ⅱ号方均研细末混匀，每次服9 g，每天2次，饭后用温开水冲服。时间长或毛发成片脱落、毛囊坏死而致全秃者，用Ⅰ号方；突然暴脱或强烈精神刺激而致全秃或普秃者，用Ⅱ号方。如毛发突然大面积脱落者，先用Ⅱ号方，半个月后再改用Ⅰ号方。同时外用毛发再生精（人参、黄芪、当归、红花、桃仁、补骨脂、干姜各50 g，用75%酒精1 000 mL浸泡48 h），将毛刷蘸药液涂抹头部，然后每天用木梳理头5～7遍。

【临床疗效】 此方治疗斑秃或全秃50例，全部治愈。

【验方来源】 赵培君，张旭. 自拟全秃生发散治愈全秃50例［J］. 吉林中医药，2002，22（4）：22.

按：斑秃或全秃与多种因素有关，精神紧张、劳心伤神为最主要的因素。全秃生发散是以补脑壮髓、滋补肝肾为主，佐以宣肺祛风。全秃生发散Ⅰ、Ⅱ号方中均用生地黄清热凉血，养阴生津；川芎行气活血；白术健脾益气；桑叶、菊花清热疏风而利肺。Ⅰ号方加用侧柏叶养阴补血，当归、熟地黄、女贞子、何首乌、枸杞子滋阴养血，补脑益髓；酸枣仁、枸杞子养心安神。Ⅱ号方加用桑椹滋阴养血；蝉蜕、白芷祛风止痒；天竺黄化痰清热。诸药合用，共奏清热凉血、滋阴养血之功效，可刺激皮肤改善头部皮肤营养，促进毛发再生。

桃红芎归汤

【药物组成】 当归、赤芍、桃仁、红花、丹参各 10 g，川芎 20 ~30 g，桔梗 8 g，冰片（冲服）0.3 g，红枣 6 枚。

【适用病症】 斑秃（全秃、普秃）。临床表现为毛发全部或大部分脱落为全秃，若伴有全身其他毛发如眉毛、睫毛、胡须、腋毛、阴毛等脱落为普秃，并伴见面色晦暗，口唇紫红，口渴不欲饮，舌质暗有瘀斑，脉细涩。

【用药方法】 每天 1 剂，水煎服。30 天为 1 个疗程。

【临床疗效】 此方加减治疗斑秃（全秃、普秃）36 例，治愈（脱发全部长出）29 例，显效（脱发有部分长出）5 例，无效（脱发无改变）2 例。总有效率 94.4%。

【病案举例】 郭某，男，36 岁。半年前开始脱发，头发、眉毛、胡须尽脱。经中西医多方治疗未见好转。检查血常规、肝功能均无异常。诊见：舌质暗，脉涩。用桃红芎归汤治疗 4 个月痊愈。随访 2 年未复发。

【验方来源】 马彦伟，高春花. 活血化瘀法治疗全秃、普秃 36 例［J］. 现代中医药，2002（4）：47.

按：中医学认为，斑秃（全秃、普秃）有血热、血虚、血瘀等多种不同病因，加之情志抑郁，气滞血瘀，使经脉瘀阻，致毛发失养而成本病。桃红芎归汤中的红花、川芎、当归、桃仁、赤芍活血化瘀；桔梗开宣肺气，载药上行；丹参、红枣调和气血；冰片辛香走窜以开毛窍。诸药合用，使毛发得以濡养，故获较满意的疗效。

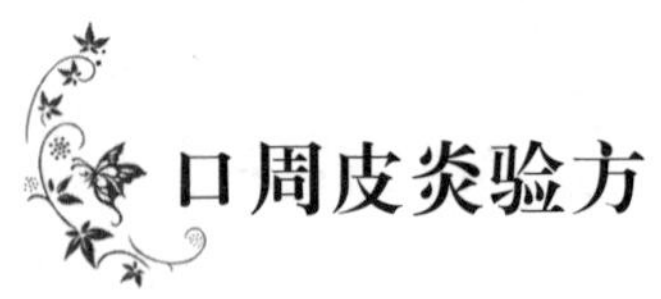

口周皮炎验方

泻火解毒汤

【药物组成】　桑白皮、地骨皮、生地黄、黄芩、麦冬、牛蒡子各 10 g，蝉蜕 6 g，土茯苓、白花蛇舌草各 15 g。

加减：面色潮红者，加人参叶、大青叶；大便秘结者，加大黄；口唇干燥者，加石膏、芦根；痒甚者，加白鲜皮；伴念珠菌感染者，加苦参。

【适用病症】　口周皮炎。

【用药方法】　每天 1 剂，水煎，分早、晚服。12 天为 1 个疗程，1 个疗程未愈者，可服 2 个疗程。服药期间忌食燥热刺激性食物。

【临床疗效】　此方加减治疗口周皮炎 78 例，均治愈。总有效率 100%。

【病案举例】　熊某，女，20 岁。脸部和唇周红斑、丘疹伴灼热感 10 余天。缘于 1 个月前清晨在街上清扫不久，自觉脸部、口周不适有紧迫感和灼热感，洗脸时发现脸部和口周有轻微红斑及散在米粒大的小丘疹、皮疹，稍有口干，自购皮炎平霜外搽患部，稍有好转，数天后又出现上述症状，某医院诊断为过敏性皮炎，经用抗过敏药物疗效不佳。诊见：面色潮红，上下眼睑、眉间、面颊部及口周红斑、丘疹、丘疱疹，伴口唇黏膜干燥，在皮肤与唇黏膜交界处有一条约 3 mm 的狭长正常皮肤带。西医诊断为泛发型口周皮炎。辨证属火热内郁。方用泻火解毒汤去麦冬、蝉蜕、土茯苓，加人参叶 5 g，知母、芦根、栀子、白鲜皮各 10 g，石膏 20 g。服 4 剂后，患处灼热感及唇口干燥大减，痒感消失，红斑明显减少，丘疱疹开始消退。效不更方，原方再进 4 剂，皮损基本消失；续进 4 剂以善后。随访 1 年未见复发。

【验方来源】 李洪，漆德华，漆欣成. 自拟泻火解毒汤治疗口周皮炎 78 例［J］. 中医杂志，2002，43（9）：687.

按：口周皮炎的特点为患处皮肤红、肿、痒、有灼热感或紧迫感，是肺火、热毒炽盛的表现。发病原因多与个体体质及火热毒邪侵袭有关，诸如阳光照射、喜食燥热食物、激素外用不当等，最易损伤肺胃津气，致火热内生，久伏体内，复为阳光炎热之气直接侵犯肌肤而成；又火性炎上，或发于唇口，或发于眉间等处，见红、肿、痒、疱疹等症状。泻火解毒汤以桑白皮、地骨皮清泻肺中伏火，顺其火性，因势利导，使火热毒邪泻之于下；生地黄、麦冬养阴凉血润燥；蝉蜕、牛蒡子疏风止痒；黄芩、白花蛇舌草、土茯苓增强清热解毒泻火之功效。诸药合用，共奏毒去火消津复之效，达到标本同治之目的，疗效确切而持久。

剥脱性唇炎（唇风）验方

玄花麦蚕汤

【药物组成】 玄参、菊花、金银花、蝉蜕、僵蚕、麦冬、生地黄、刺蒺藜、连翘、黄芩、桔梗、甘草。

加减：若热毒偏重者，加大青叶；风热偏盛者，加薄荷；唇干裂甚者，加玉竹、石斛。

【适用病症】 剥脱性唇炎（唇风）。临床表现以唇部红肿干燥、疼痛发痒、喜用舌之唾液润舔唇部为特征。严重者如无皮之感，唇燥干裂，裂纹深细，裂口出血或水液，患处遇辛辣食物则痛掣及心。

【用药方法】 每天 1 剂，水煎服。5 剂为 1 个疗程。同时外用紫草油（紫草 15 g，香油 25 g，冰片少许。将紫草放入香油中煎熬 20 min 后冷却，再下冰片而成）涂搽唇部。

【临床疗效】 此方加减治疗剥脱性唇炎（唇风）78 例，痊愈（唇部红肿干燥、痛痒消失，嘴唇活动自如，遇各种刺激物如常人，随访 1 年无复发）71 例，有效（临床症状消失，但随访 1 年有复发或部分好转）5 例，无效（临床症状无改变或症状加重）2 例。总有效率 97%。

【病案举例】 徐某，女，36 岁。剥脱性唇炎（唇风）反复发作已 2 年，入秋则下唇部红肿干燥，喜用舌润，过冬则自愈，曾用中西药治疗效果不显。诊见：全唇红肿干裂、裂口细深、血渗唇外，唾频润唇，唇痒，食辛辣食物刺激唇则掣痛及心，脉沉细数。治以滋阴润唇，清热解毒。方用玄花麦蚕汤。处方：玄参 25 g，菊花、麦冬、生地黄、刺蒺藜、僵蚕各 20 g，金银花、蝉蜕、连翘、黄芩、桔梗各 15 g，甘草 6 g。并配合外搽紫草油。治疗 3 天后，唇肿消，裂口愈。效不更方，续服原方 2 剂以巩固疗效。随访 3 年未复发。

【验方来源】　田发益. 玄花麦蚕汤治疗唇风 78 例［J］. 新中医，1999（10）：50.

按：剥脱性唇炎属中医学唇风范畴，好发于秋冬季。中医学认为，本病多属风热搏结，或血虚风燥所致。玄花麦蚕汤中的玄参滋阴润唇、降火解毒，为主药；菊花助玄参清热解毒，并疏散风热治其标，为臣药；麦冬、生地黄加强玄参滋阴润唇之力，金银花、蝉蜕、僵蚕、刺蒺藜、黄芩、连翘助玄参清热解毒，助菊花散风热，桔梗、黄芩引诸药上行，共为佐药；甘草解毒和中为使药。诸药合用，共奏养阴生津、润唇止痛之功效，用于治疗剥脱性唇炎，取得了满意的疗效。

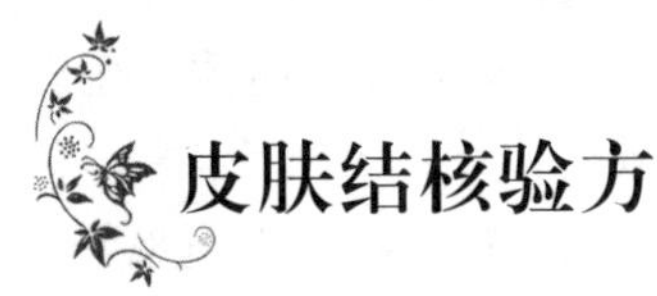

皮肤结核验方

狼毒白及膏

【药物组成】 狼毒 100 g，白及 50 g。

【适用病症】 皮肤结核。

【用药方法】 上药共研细末，过 120 目筛，加凡士林调成 30% 的软膏备用。用时先常规消毒皮损部位，视皮损范围大小将药膏均匀涂于纱布上约 0.2 cm 厚，贴敷患处。隔天换药 1 次，2 个月为 1 个疗程。

【临床疗效】 此方治疗皮肤结核 25 例，痊愈（皮损消失，随访 1 年未复发）16 例，好转（皮损面积缩小，或 1 年内有复发倾向）6 例，无效（皮损无改变）3 例。总有效率 88%。

【病案举例】 谢某，男，34 岁。5 年前在左耳前下方有一黄豆大疖肿，在当地医院切开排脓后愈合。此后常反复溃烂，局部瘙痒，且不断向周围扩大，半年前因瘙痒抓破至今不愈。诊见：左耳前下方有约 3 cm × 3 cm 大小、高低不平的暗红色斑片，其上有数个绿豆大结节，中心部溃烂，有脓性分泌物，舌淡、苔薄白，脉细弱。西医诊断为皮肤结核。以狼毒白及膏外敷。敷药初期，皮损结节溃烂渐脱；中、后期分泌物减少；治疗 2 周后，疮面痊愈。随访 1 年未复发。

【验方来源】 乔成林，刘润侠. 狼毒白及膏治疗皮肤结核 25 例 [J]. 新中医，1991 (11)：36.

按：皮肤结核是治疗棘手的皮肤疾患。中医学认为，本病的病因初期多为素体肺肾阴亏，痰火凝结，气滞郁阻肌肤而成；后期常为日久气阴两虚，营气不从，卫气不固，局部失养，经久不愈。亦有因平素气血亏虚，外感毒邪或创伤，致使“两虚相得，乃客其形”而发者。根据本病临床表现，局部脓水浸淫，坏死溃烂是疮面不能速愈的重要因素。狼毒白及膏中的狼毒，辛苦有毒，功善杀虫止痒，主治瘰疬、恶疮、癣疥等疾病，对淋巴结、骨、附睾等结核性疾病均有可靠疗效；白及甘苦寒凉，性涩而收，善生肌敛疮，主治痨伤咯血，痈疽肿毒。两药合用，外可祛坏死之腐肉，内可生肌敛疮，从而促进疮面愈合。本膏具有较强的去腐生肌之功效，用药初期阶段，可使瘢痕结节皮损破坏，促其坏死组织脱落；中、后期阶段善于生肌敛疮，促其疮面愈合。因此，狼毒白及膏外治皮肤结核，可显著提高疗效。敷用本膏期间，部分患者的局部皮肤有轻度瘙痒感，但对皮肤无刺激或其他损害作用。

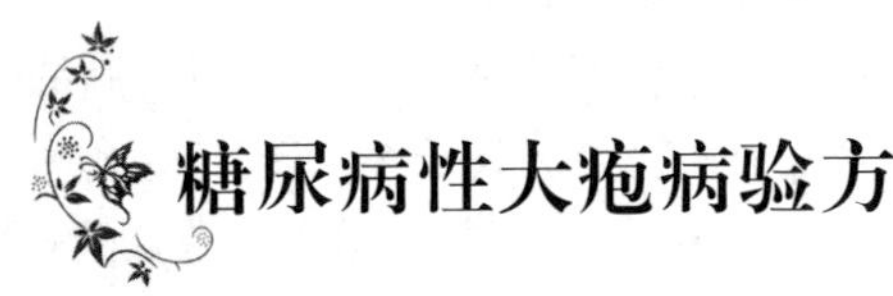

糖尿病性大疱病验方

生大黄末单方

【药物组成】 生大黄适量。

【适用病症】 糖尿病性大疱病。

【用药方法】 上药碾成细末，装入纸袋中高温高压消毒备用。用药前在病灶周围皮肤常规消毒，剪破水泡排出积液，将游离表皮全部剪除，以适量大黄细末直接撒布创面，用生理盐水冲洗后，重复用药，每天换药 1 次。渗液较多者，可增加换药次数。注意局部保暖，避免受压及摩擦。7 天为 1 个疗程。换药期间继续维持原发病及其他并发症的治疗。

【临床疗效】 此方治疗糖尿病性大疱病 13 例，均治愈（局部渗出停止，表皮干洁，除略有色素沉着外无瘢痕遗留）。

【病案举例】 刘某，女，63 岁。患 2 型糖尿病 13 年，右足水疱 1 天。诊见：右足背近小趾侧有一个 2.5 cm × 5 cm 大小水疱，周围皮肤无红肿等炎症表现，疱壁紧张，表面光亮，呈半透明状。实验室检查：尿糖（++），血糖 10.2 mmol/L。西医诊断为糖尿病性大疱病。用生大黄末单方，每天换药 2 次。治疗 3 天后，基本无渗液；改为每天换药 1 次。共治疗 6 天，创面干洁。随访 1 个月，局部略见色素沉着，无瘢痕遗留。

【验方来源】 张德宪，迟蕾，林君丽．生大黄末治疗糖尿病性大疱病 13 例［J］．新中医，1999（3）：39.

按：糖尿病性大疱病是糖尿病患者特异性皮肤病变。多发于肢端，往往为自发性发生，呈紧张性清晰水疱，多数可自愈，但一旦合并感染，可导致局部溃烂，是糖尿病坏疽的诱因之一。大黄成分复杂，具有广谱抗菌作用，尤其体外抗菌作用更强。外用其治疗糖尿病性大疱病，可起到预防和控制局部感染的作用，并可抑制分泌物渗出，有收敛作用，能使创面保持干燥，加速愈合。

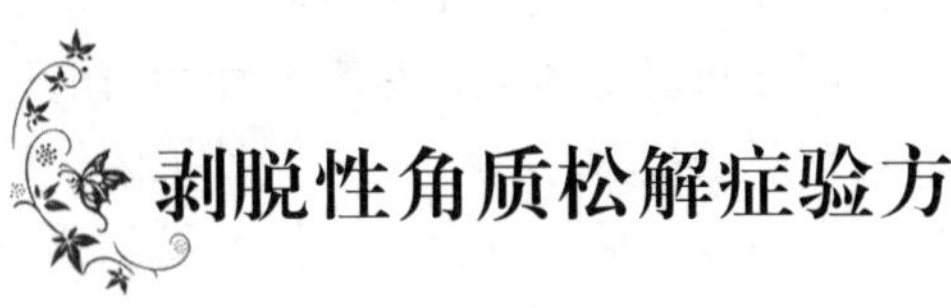

剥脱性角质松解症验方

祛风地黄汤

【药物组成】 生地黄、熟地黄、山茱萸、当归各 15 g，枸杞子、麦冬、天冬各 20 g，制何首乌、刺蒺藜各 30 g，知母、防风、甘草各 10 g。

加减：若手足心热甚者，加牡丹皮、紫草、地骨皮；瘙痒出汗多者，加苦参、白鲜皮、黄柏。

【适用病症】 剥脱性角质松解症。临床表现皮损始为针头至米粒大无水白疱，渐向周围发展，而中央部分皮肤剥脱，最后整个部位可融合成片状剥脱，无炎症反应，或伴有轻微瘙痒。

【用药方法】 每天 1 剂，水煎 3 次。第 1、2 煎取药液混匀，分早、晚温服；第 3 煎取药液浸洗患处。外搽复方苍凌液（苍术、冬凌草、甘草、白芷、侧柏叶各 30 g，红花 10 g，以 75% 乙醇浸泡 1 周后，滤液加入适量甘油而成），每天 2～3 次。3 周为 1 个疗程。

【临床疗效】 此方加减治疗剥脱性角质松解症 68 例，基本痊愈（皮损全部消退，无新发皮损）50 例，显效（皮损减少 75% 以上，新皮损极少）8 例，有效（皮损减少 50%～75%，有少量新皮损出现）6 例，无效（皮损变化不大，新皮损不断出现）4 例。总有效率 94.1%。

【病案举例】 李某，男，28 岁。2 年来每到当年 3 月初即发病，损害开始在手掌跖，为针头大散在白色小疱，渐向周围发展，疱中无水液，中央破裂撕脱，有表浅鳞屑，皮损可融合成片状表皮剥脱，对称发生；伴手足心热，曾服用复合维生素 B、知柏地黄丸，外用 20% 尿素软膏、水杨酸软膏等治疗无明显疗效。诊见：舌尖微红、苔少，脉细。西医诊断为剥脱性角质松解症。中医辨证属脾经血热，阴虚血燥生风所致。治宜凉血祛风，滋阴润燥。方用祛风地黄汤去防风，加牡丹皮 10 g，紫草、地骨皮各 30 g。外搽复方苍凌液。治疗 3 天后，皮损大多无脱裂，偶有少数皮损出现；继续治疗 5 天后，无新皮损出现；再治疗 1 周以善后。随访 1 年未复发。

【验方来源】　魏道雷. 中药治疗剥脱性角质松解症 68 例 [J]. 新中医，1995 (9)：45.

按：剥脱性角质松解症又名层板状出汗不良，俗称“手足脱皮”，是常见的浅表掌跖角质剥脱性皮肤病，可能与多汗及自主神经功能紊乱有关。本病与中医学掌心风类似。《医宗金鉴》云：“无故掌心燥热起皮，甚则枯裂微痛者名掌心风，由脾胃有热，血燥生风，血不能营养皮肤所致。”本病多发生在春秋两季，春季属木应肝多风，主升发疏泄，肝木疏泄太过，阴血相对不足；秋季属金应肺多燥，主宣发，主皮毛，燥邪易从皮毛伤肺阴，血热血燥肌肤失养乃是本病的关键。祛风地黄汤中用生地黄、熟地黄、制何首乌、枸杞子、山茱萸、当归、麦冬滋阴养血凉血，养肝润肺以固其本；刺蒺藜、防风祛风平肝止痒；并配以知母、紫草、黄柏清热凉血。临证时随症状加减，可获显著疗效。

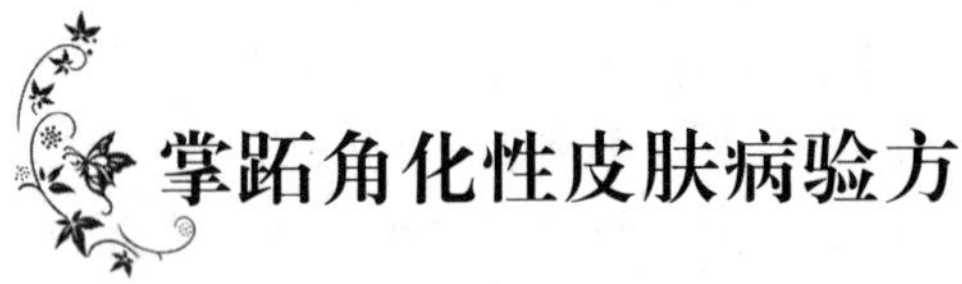

掌跖角化性皮肤病验方

复方黑豆汤

【药物组成】　黑豆 60 g，大风子、白及、白薇、当归、白术、白扁豆、紫草、黄精、大黄各 30 g。

【适用病症】　掌跖角化性皮肤病。

【用药方法】　每天 1 剂。将上药浸泡 1 h，煮沸后再文火煮 30 min，过滤取药液 2 500 mL，待水温适中，将病损区浸入药液中浸泡 30 min，每天 1 ~ 2 次。连续治疗 6 周。

【临床疗效】　此方外用治疗掌跖角化性皮肤病 39 例，基本治愈（皮损完全消退或好转面积 > 90%）22 例，显效（皮损好转面积 61% ~ 90%）12 例，有效（皮损好转面积 30% ~ 60%）5 例。总有效率 100%。

【验方来源】　翟晓翔. 复方黑豆汤外用治疗掌跖角化性皮肤病 39 例［J］. 中医杂志，2002，43（7）：529.

按：中医学认为，掌跖角化性皮肤病多由先天禀赋不足，后天脾胃失调，营血亏损，以致血虚生风、生燥，肌肤失养而成，或湿热、虫毒蕴肤所致，也可由遗传所致。根据本病的临床特点，其病因为虚、风、燥、湿，或夹虫毒。治宜养血润肤，健脾利湿，收敛生肌，兼以杀虫。复方黑豆汤以黑豆、当归、白术、白扁豆养血润肤、健脾利湿，其中黑豆活血利水、祛风解毒，白扁豆健脾化湿，二者皆含丰富的蛋白质和脂肪，既润泽皮肤，又可以增强药物的透皮吸收作用；白术健脾化湿，并含有维生素及挥发油，可用于皮肤肥厚、角化性皮肤病；当归养血活血，且消肿止痛生肌；黄精、大风子、大黄杀虫及软化角质，其中大风子祛风燥湿，攻毒杀虫；大黄活血祛瘀，并可促进肥厚皮损的消退；黄精质润，善补脾阴，且又润肺，脾主肌肉，肺合皮毛，二者得滋，皮肤自然润泽；白及、白薇、紫草活血、收敛、生肌，其中紫草有凉血解毒、活血消炎、收敛生肌等作用。由于角化性皮肤病皮肤粗糙，角质层肥厚，药物吸收较差，但用本方药液温水浸泡局部皮损，能使皮肤表面温度升高，立毛肌舒张，毛囊口、汗腺口开放，软化角质，使药物直达病所，增加药物的透皮吸收，更好地发挥治疗作用，并促进病损皮肤的血液循环和代谢机能。

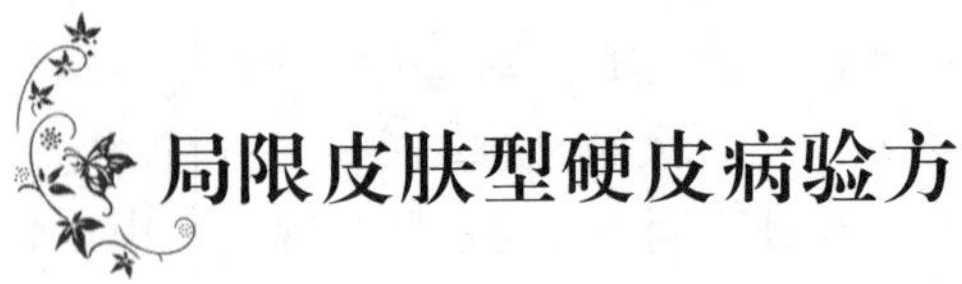

局限皮肤型硬皮病验方

养血活血方

【药物组成】　丹参、黄柏各 12 g，熟地黄 4 g，黄芪、山药、鸡血藤、伸筋草、鬼箭羽各 30 g，茯苓、当归、浙贝母、僵蚕、刘寄奴各 10 g，白芥子、丝瓜络各 15 g。

【适用病症】　局限皮肤型硬皮病。

【用药方法】　每天 1 剂，水煎 2 次，分早、晚服。3 个月为 1 个疗程。

【临床疗效】　此方治疗局限皮肤型硬皮病 25 例，痊愈（临床症状和体征消退）8 例，显效（60% 以上皮损硬度、面积恢复正常，毳毛长出，其余皮肤较前变软）4 例，有效（40% ~ 60% 皮损硬度、面积恢复正常，皮肤色素沉着明显减轻，有少数出汗点、毳毛部分长出）8 例，无效（临床症状和体征消退不明显，皮损仅有部分变软，皮损扩大或停药后复发）5 例。总有效率 80%。

【验方来源】　曾宪国. 中西医结合治疗局限皮肤型硬皮病 25 例［J］. 广西中医药，2001，24（2）：32.

按：局限性皮肤型硬皮病是系统性自身免疫疾病，可在皮肤真皮层内增生造成皮肤肿胀，继以皮肤变厚变硬，最终萎缩。中医学称之为皮痹、血痹。乃因卫气营血不足，外受风邪，血行不畅，凝于肌肤，或因肺、脾、肾阴阳两虚，卫外不固，腠理不密，复感风寒湿之邪伤于血分，经络阻隔，血液凝滞而发病。养血活血方中以黄芪、山药、茯苓健脾益气；白芥子、伸筋草、丝瓜络温经通络；鸡血藤、鬼箭羽、当归、刘寄奴活血软坚；浙贝母、僵蚕化痰通络；熟地黄滋阴养血。诸药合用，共奏活血化瘀、养血通络之功效，用于治疗局限皮肤型硬皮病有较好的疗效。

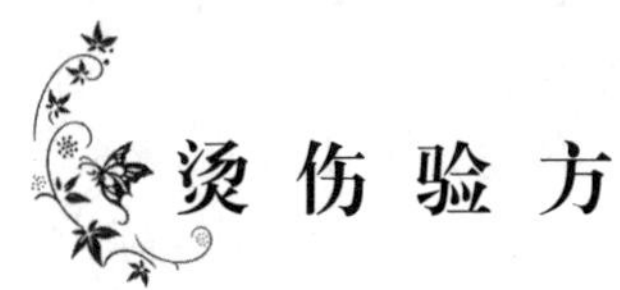

烫伤验方

烧伤生肌膏

【药物组成】 大黄、黄连、黄芩、栀子、地榆、女贞子叶、乳香、没药各 20 g，虎杖 30 g，冰片 5 g，黄蜡、白蜡各适量，麻油 1 000 mL。

【适用病症】 小面积烫伤。

【用药方法】 先将大黄、黄连、黄芩、栀子、地榆、女贞子叶、虎杖等放入麻油内浸泡 1 周；冰片研极细末备用。将浸泡后的药物及麻油放火上慢慢煎炸，直至药物焦枯为止。然后去除药渣，再加入乳香、没药，炸至两药漂浮枯焦，用双层纱布过滤，在净油内加入黄蜡、白蜡收膏，与冰片调匀备用。小面积烧伤创面可用烧伤生肌膏直接薄薄地涂在创面即可；对感染化脓创面，在清洁的同时用庆大霉素注射液直接撒在创面，然后用消毒棉签反复擦洗除净脓液及部分腐肉，再涂以烧伤生肌膏；渗出过多者，可用上述药物，除黄蜡、白蜡外，共研细末过筛调匀，高压消毒，直接撒在创面上。

【临床疗效】 此方治疗小面积烫伤 80 例，均在 3～13 天治愈。一般敷药后疼痛马上消失，痊愈后一般无色素沉着及瘢痕存在。

【验方来源】 邵金章，陈莉秋．烧伤生肌膏治疗小面积烫伤 80 例［J］．天津中医，1999，16（4）：39.

按：烧伤生肌膏中的黄连、大黄、黄芩、栀子均有清热解毒之功效；虎杖味酸性凉，清热利湿，活血通经，祛风止痛，解毒消肿；乳香、没药活血消肿，止痛生肌；地榆、女贞子叶均有收敛生肌之力；冰片清凉，具有消炎、消肿作用。现代药理研究认为，黄连、黄芩、大黄均具有杀菌、抑菌作用，虎杖对细菌感染有很强的抑制杀灭之力。诸药合用，不仅共奏调理阴阳、活血化瘀之效，而且具有止痛、抗菌消炎、促进愈合脱痂之作用，使局部微循环得以改善，减轻局部组织水肿性压迫，因此使疼痛减轻或消失。但对于严重烧伤者，应与其他治疗方法同步进行。

大蒜单方

【药物组成】　大蒜。

【适用病症】　轻度烫伤。

【用药方法】　将鲜大蒜捣浆。用时先将患处用大蒜汁液擦拭，后用蒜泥敷。较重者第1天可换药2~3次，以后每天1次，共治疗5~7天。

【临床疗效】　此方治疗轻度烫伤，疗效显著。

【验方来源】　刘东旭. 大蒜治疗烫伤［J］. 吉林中医药，2000，20（4）：39.

按：大蒜为百合科植物，其鲜茎有多种成分。当大蒜捣碎时，具有广谱抗菌作用，对其他多种致病菌也有明显抗菌作用，且大蒜精油、大蒜新素能抑制血小板聚集，可抗氧化，可防止细菌感染和伤后留下瘢痕。

中药Ⅱ号洗剂

【药物组成】　苍术、黄柏、苦参、金银花、野菊花、地肤子、白鲜皮、蛇床子、苍耳子各30 g。

【适用病症】　烧伤并发湿疹样皮炎。临床表现为创面周围局部皮肤潮红、丘疹、水疱、脓疱、糜烂、流滋结痂、自觉瘙痒等湿疹样损害。

【用药方法】　每天 1 剂，水煎 2 次。第 1 煎加水 600 mL，煎 20 min，取药液 400 mL；第 2 煎加水 500 mL，煎 15 min，取药液 300 mL。将 2 次药液混匀，过滤待凉。先取药液 1/2，用于淋洗患部。淋洗时注意清除皮损及创面上的污物、脓痂及分泌物。淋洗较干净后，取余下 1/2 药液，用消毒纱布或毛巾浸透后取出，略挤至不滴水为度，湿敷于皮损处，10 min 更换 1 次，每次湿敷 30 min，每天 2 次。烧伤创面亦可同时淋洗湿敷，湿敷时即用浸有药液的纱布连同烧伤创面一并包扎。湿疹样皮炎治愈后，烧伤创面即可按常规进行处理。

【临床疗效】　此方治疗烧伤并发湿疹样皮炎 26 例，全部治愈。

【验方来源】　孙建飞，马拴全，石小智．中药Ⅱ号洗剂治疗烧伤并发湿疹样皮炎 26 例临床观察［J］．陕西中医学院学报，2001，24（4）：30.

按：烧伤创面由于换药不当，创面渗出液及脓性分泌物浸渍，或局部外敷药物过敏引起创面周围湿疹样皮炎，临床上较为常见。中医学认为，本病归属于湿疮、黄水疮、中药毒等范畴。其病机因局部湿热毒邪蕴结成风，营卫失和而致。中药Ⅱ号洗剂中的苍术、黄柏、苦参清热解毒燥湿；金银花、野菊花清热解毒；蛇床子、苍耳子、地肤子、白鲜皮除湿止痒。诸药合用，共奏清热解毒、调和营卫、燥湿敛疮、祛风止痒之功效。现代药理研究认为，苍术、黄柏、苦参、金银花、野菊花均具有不同程度的抗菌、抑菌作用；苍耳子、地肤子、蛇床子、白鲜皮则有一定的抗过敏作用。中药Ⅱ号洗剂具有抗菌消炎、抗过敏止痒、干燥收敛、清洁保护创面等特点，用于治疗烧伤并发湿疹样皮炎，疗效显著。但由于烧伤创面的处理贯穿于整个烧伤治疗过程之中，创面处理正确与否，直接关系到本病的预后。因此规范换药是关键。

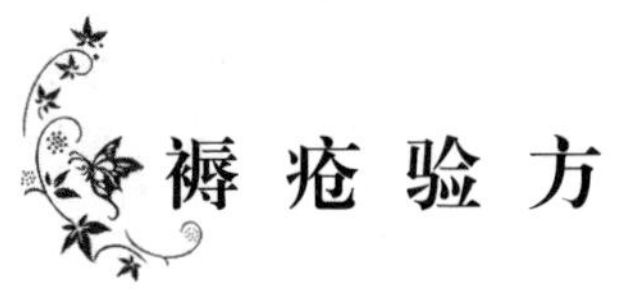

褥疮验方

加味冲和膏

【药物组成】 紫荆皮（炒）150 g，独活 90 g，赤芍 60 g，白芷 30 g，石菖蒲 45 g，蜈蚣 20 g，全蝎 30 条，当归 50 g，珍珠 1 g，梅片 10 g，黄蜡 100 g，麻油 3 000 mL。

【适用病症】 褥疮。

【用药方法】 先将紫荆皮、独活、赤芍、白芷、石菖蒲等共研细末，另将珍珠、梅片分别研成细末；再将全蝎、蜈蚣、当归 3 味药入麻油内浸泡 72 h 后炸成焦枯色，去渣后再以文火煎熬 1 h 左右，加入黄蜡，待熔化后离火；待油稍凉则加入诸药末搅拌均匀成膏，然后装入容器中密封，再放入水中 24 h，以去火毒，即可应用。局部创面先用 2% 黄连液湿敷 30 min，剪除坏死组织，然后敷以薄型加味冲和膏，每天换药 1 次。

【临床疗效】 此方治疗褥疮，疗效显著。

【病案举例】 蒋某，男，78 岁。素有糖尿病、高血压病史。因患脑溢血使左侧肢体瘫痪，长期卧床，护理不当致臀部发生褥疮，5 年未愈。诊见：创面深达脊柱，面积 7 cm × 5.5 cm，创面坏死组织较多、色黑恶臭，创面渗出物颇多，脓臭稀薄。清创后敷以薄型加味冲和膏，治疗 2 个月病愈。

【验方来源】 王国川，胡景莲，王玉停．加味冲和膏治疗褥疮［J］．安徽中医临床杂志，1998，10（6）：415.

按：褥疮为久卧伤气，气虚而血行不畅，致气血亏虚，加之躯体重量对着褥点部位的压迫及摩擦挤压而致受压部位气血失于流畅，造成局部肌肤失养而坏死肉腐，形成疮疡。加味冲和膏具有疏风消肿、活血祛寒之功效，用于治疗褥疮，可保持皮肤清洁，促进受压皮肤的血脉流通，避免坏死与破损。

双料喉风散

【药物组成】　牛黄、珍珠、黄连、青黛等。(市售)

【适用病症】　褥疮。

【用药方法】　褥疮瘀血红润期、炎症浸润期，局部用75%酒精消毒后，喷双料喉风散，每天换药2次，暴露伤口；褥疮溃疡期，用75%酒精棉球消毒溃疡边缘皮肤，然后用3%双氧水消毒溃疡面，再用0.9%生理盐水冲洗干净后，喷双料喉风散于患处，暴露伤口，每天换药2次。7天为1个疗程，共治疗2个疗程。

【临床疗效】　此方治疗褥疮20例，治愈（褐色红斑消退或溃烂疮口愈合）19例，好转（红斑未完全消退，或溃烂疮面腐肉脱落，新肉生长，疮面逐渐缩小）1例。总有效率100%。

【验方来源】　刘萍. 双料喉风散治疗褥疮10例［J］. 广西中医药，1999，22（1）：33.

按：褥疮又名“席疮”，好发于易受压迫及摩擦的部位。中医学认为，本病乃久病之人，长期卧床，局部受压，气血运行不畅，肌肤失于濡养，复因摩擦皮破，感受毒邪溃腐成疮。双料喉风散中的牛黄具有清热解毒、开窍散结之功效；青黛可清热解毒，凉血散肿；黄连具有清热燥湿的功用；珍珠能消腐生肌。诸药合用，共奏消炎止痛、祛腐生肌、清热燥湿解毒的功效，可使腐肉及脓血祛除，气血运行通畅，肌肤得养，新肉得以生长，疮口愈合。

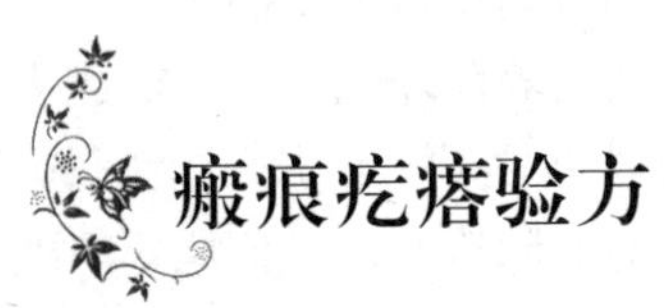

瘢痕疙瘩验方

祛瘢效灵汤

【药物组成】　生地黄、白花蛇舌草、马齿苋、玄参各20 g，天花粉 15 g，丹参 30 g，赤芍、白芍、萆薢、橘叶、荔枝核、益母草、皂角刺、紫草、炮穿山甲（代）各 10 g。

【适用病症】　瘢痕疙瘩。

【用药方法】　每天 1 剂，水煎 2 次。第 1 煎加水 500 mL，煎煮 20 min 后取药液 200 mL；第 2 煎加水 300 mL，煎取药液100 mL。将 2 次药液混合，分早、晚饭后服。15 天为 1 个疗程，一般治疗 2 ~ 3 个疗程。

【临床疗效】　此方治疗瘢痕疙瘩 26 例，显效（瘢痕基本萎缩，表面不平及皮肤痒感消失，局部隐现色素沉着）19 例，有效（瘢痕缩小，质地变软、痒感消失，但肤色未转为正常）6例，无效（服药 3 个疗程后瘢痕有所变软，但停药后瘢痕复发）1 例。总有效率 96. 1％。

【验方来源】　马春太，夏晓萍，李志刚，等. 祛瘢效灵汤治疗瘢痕疙瘩 26 例观察［J］. 新疆中医药，2001，19（4）：22.

按：瘢痕疙瘩是以胶原蛋白组织为特征的病理性真皮纤维化，属皮肤科疑难病症之一。祛瘢效灵汤中的生地黄、玄参、皂角刺、紫草、白花蛇舌草、炮穿山甲（代）清热解毒，而且对细胞增生、局部肿胀、肉芽增生有抑制作用；橘叶、天花粉、荔枝核软坚散结；赤芍、丹参、益母草活血化瘀，抑制肉芽组织增生；马齿苋、白芍、萆薢有清热解毒之功效。本方所用药物经现代医学研究证明，均可抑制纤维细胞的增殖分化，进而抑制瘢痕过度增生。此外，可破坏瘢痕内血管，使血管内皮细胞萎缩，阻断瘢痕内血液供应，从而达到消瘢的效果。

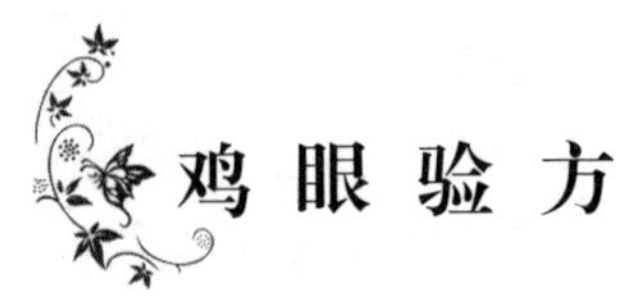

鸡眼验方

乌梅醋泥

【药物组成】　乌梅 100 g，醋 30 mL，食盐 5 g。

【适用病症】　鸡眼。

【用药方法】　先将食盐用水溶解，然后放入乌梅浸泡 24 h（鲜品 12 h），取乌梅肉加醋捣泥（或将乌梅浸入少量醋中，隔天取用）。将患处用温开水浸泡，用刀刮去表面角质层，用乌梅醋泥外敷患处，每天换药 1 次，连续治疗 3 ~5 天。

【临床疗效】　此方治疗鸡眼，效果显著。

【验方来源】　刘东旭. 乌梅治疗鸡眼［J］. 吉林中医药，2000，20（3）：13.

按：乌梅为蔷薇科落叶乔木植物梅树的未成熟果实（青梅）的加工熏制品。据《神农本草经》记载：乌梅有止肢体痛，治偏枯不仁、死肌，去青黑痣，蚀恶肉的功效，且通过盐浸增其软坚散结的功效，再加入醋以利于有效成分的溶出，增加外用时的透皮吸收。本方用于治疗鸡眼效果显著。

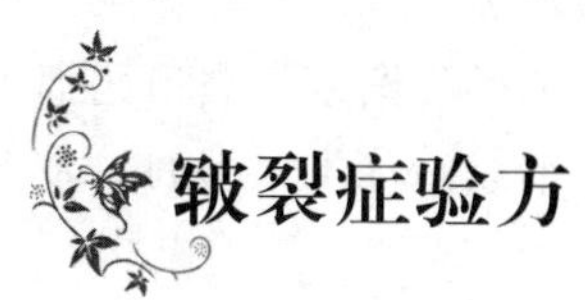

皲裂症验方

皲　裂　方

【药物组成】　紫草、忍冬藤各 150 g，当归、生地黄各 250 g，白鲜皮 175 g，牡丹皮 50 g，凡士林油 2 500 mL。

【适用病症】　皲裂症。临床表现为皲裂反复发作，局部有触痛，表皮增厚、出血。

【用药方法】　将上药研末配为膏剂。取适量药膏涂于皮肤裂口处，每天 3 ~4 次；或将药膏浸渍后的纱布敷于裂口处，外用纱布包扎，每天换药 1 次。同时配合针灸治疗。

【临床疗效】　此方治疗皲裂症 40 例，临床痊愈（裂口愈合后 1 年内不复发，自觉症状全部消失）13 例，显效（自觉症状消失，裂口缩小或变浅，1 年内无反复发作）10 例，好转（临床症状明显好转，裂口缩小或变浅，1 年内病情有反复）12 例，无效（临床症状、体征无明显改变）5 例。总有效率 87.5%。

【病案举例】　刘某，女，40 岁。诊见：两手干裂 10 余年，初起两手指尖皮肤干燥，渐见裂口脱皮，曾经内外合治，病情时轻时重，近 1 年加重。诊见：两手掌部、指关节皮肤粗糙、裂纹，顺皮纹方向的裂口长短不等、深浅不一，裂口有数十个之多，皮肤弹性消失，指关节皮肤增厚、呈角质化。西医诊断为皲裂症。中医辨证属骤受寒冷风燥，致血滞阻脉，肌肤失却濡养。治宜活血通络，养血疏风。经用皲裂方配合针灸治疗 1 周后，皮肤干燥缓解，小裂口消失，皮肤有软化感，且有微痒；续治1周后，皮肤已不痒，粗糙皲裂渐复，裂口已消失，弹性渐增强，唯角质化皮损消退慢；继续治疗1个多月，皮肤恢复正常。随访2年未见复发。

【验方来源】　张俊学，应芳芹．针药并治皲裂症40例[J]．中医药学报，1998，26（1）：54.

按：皲裂症是一种手足部皮肤发生枯燥、皲裂的疾病。中医学认为，本病的病因是由于肌体受风寒所迫，血脉凝滞不行，或素有阴虚内热，津液衰少，不能营养肌体，使皮肤枯槁皲裂而成。治以清热凉血、活血通络为主。皲裂方中的紫草、白鲜皮、忍冬藤清热解毒，祛风止痒；当归、生地黄、牡丹皮活血化瘀，使瘀血去则络脉自通。诸药合用，共奏清热凉血、活血通络之功效，配合针灸治疗以凉血熄风，使风寒得除，皮肤得养，故获取佳效。

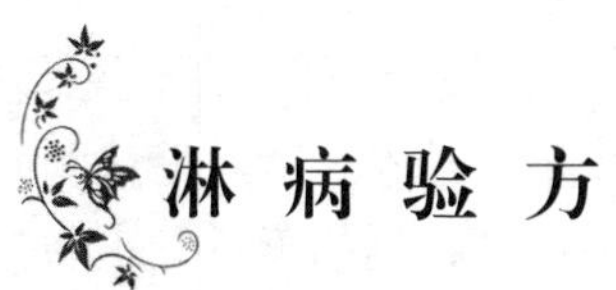

淋病验方

灭淋汤

【药物组成】　土茯苓 50 g，萆薢、鱼腥草、黄柏、黄芪各 20 g，益智仁、乌药、苦参、延胡索、滑石、甘草各 15 g，蜈蚣 2 条（去头、足）。

加减：血尿者，加白茅根 20 g，小蓟 30 g ；尿痛兼大便秘结者，加萹蓄、瞿麦各 15 g，大黄 5 g ；热重者，加金银花 50 g，蒲公英 30 g ；脓液多者，萆薢加倍用量；继发前列腺炎者，加冬葵子 10 g ；继发附睾炎者，加橘核 10 g，荔枝核 15 g。

【适用病症】　急性淋病。临床表现均有不洁性交史，初起尿道口红肿、瘙痒及轻微刺痛，继之有稀薄黏液流出，症状逐渐加重，尿道口流出黄白色或深黄色脓液，尿道刺痛、灼热感，伴有尿急、尿频、尿痛、排尿困难，严重者可伴有全身症状。

【用药方法】　每天 1 剂，水煎 2 次，分早、晚服。配合外洗方（土茯苓、金银花各 50 g，白鲜皮、威灵仙、甘草各 15 g，苦参 20 g ），水煎取药液冲洗龟头、尿道口或阴道口，每天 2 次。并用西药对症治疗。7 天为 1 个疗程。

【临床疗效】　此法治疗急性淋病 196 例，痊愈 181 例，好转 15 例。总有效率 100% 。

【验方来源】　敖应平. 中西医结合治疗急性淋病 196 例临床观察［J］. 贵阳中医学院学报，2002，24（2）：17.

按：急性淋病是性传播疾病之一。本病属中医学淋浊范畴。

病机多由湿热下注膀胱，加之外阴不洁，秽浊之邪侵入下焦，酿成湿热而发病。灭淋汤中以大剂量的土茯苓为主药，清热解毒，利湿通淋；萆薢、黄柏、苦参、滑石清热利湿化浊；益智仁、乌药温肾助阳而止遗浊尿频；延胡索行气止痛；黄芪益气升清；鱼腥草开宣肺气。诸药合用，共奏清热利湿、通淋化浊之功效，并与中药局部外洗方合用，使药效直达病所，中药内外合用，并与西药三管齐下治淋病疗效显著。

清热利湿祛浊方

【药物组成】　大黄 20 g，黄柏、栀子、黄芩、菟丝子、泽泻、桑螵蛸各 15 g，车前草、土茯苓、地榆、薏苡仁、丹参各 30 g，黄连、龙胆草各 10 g。

【适用病症】　淋病。

【用药方法】　每天 1 剂，水煎服。连服 3 剂。治疗期间禁止性生活，忌刺激之品，如吸烟，饮浓茶、咖啡等。

【临床疗效】　此方治疗淋病 60 例，痊愈（临床症状及体征消失，前列腺分泌物或宫颈分泌物涂片培养连续 3 次阴性）56 例，显效（临床症状及体征消失，前列腺分泌物或宫颈分泌物涂片培养仍阳性）3 例，无效（临床症状及体征无变化，前列腺分泌物或宫颈分泌物涂片培养阳性）1 例。总有效率 98.3%。

【验方来源】　石桂英. 中西医结合治疗淋病 60 例［J］. 国医论坛，2001，16（6）：37.

按：淋病是由双球菌引起的泌尿生殖系统化脓性疾病，是性病中最常见的一种，主要是通过性交传播，常局部感染，也可通过血行播散到全身。中医学认为，本病是由湿热秽浊之气阻滞于膀胱及肝经，局部气血运行不畅，湿热熏蒸，精败肉腐，气化失司所致。而湿热秽浊之气久恋，久病伤肾，导致肾虚阴亏。故治以清热利湿祛浊、滋阴补肾为主。清热利湿祛浊方中以大黄、黄柏、栀子、黄芩、黄连、龙胆草清热解毒，利湿祛浊；车前草、泽泻、土茯苓、地榆、薏苡仁以清热利湿，使湿浊从小便而去；丹参活血化瘀；菟丝子、桑螵蛸滋阴补肾。诸药合用，用于治疗淋病疗效确切。

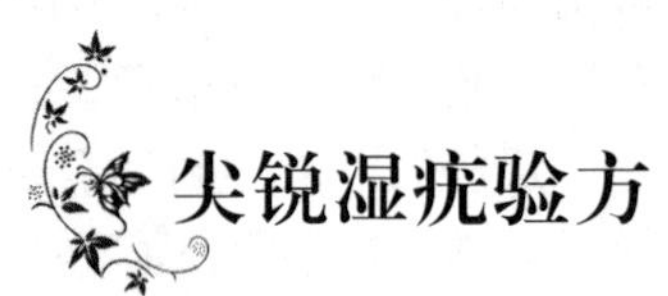

尖锐湿疣验方

软坚清疣汤

【药物组成】　土茯苓 30 g，赤芍、紫草各 15 g，炒僵蚕、当归、莪术、地肤子各 12 g，川芎、红花、桃仁、炮穿山甲（代）各 10 g，黄柏、川萆薢各 9 g，甘草 5 g。

加减：白带增多者，加墓头回 12 g，败酱草 15 g；湿浊重者，加苍术 9 g，车前草 12 g；肝经湿热盛者，加龙胆草 10 g，焦栀子 12 g；瘀血明显者，加刘寄奴 10 g，川牛膝 15 g。

【适用病症】　尖锐湿疣。临床表现皮损部位有大小不等，呈乳头状、菜花样、鸡冠状、疣状增生物。

【用药方法】　每天 1 剂，水煎 2 次，分早、晚服。先用 5% 聚维酮碘溶液或 0.1% 新洁尔灭溶液对患处进行局部消毒，用 5% 利多卡因局部麻醉，然后再用 CO_2 激光将疣体一次性去除，术后常规处理。从术后当天开始服软坚消疣汤。15 天为 1 个疗程。1 个疗程结束后，每月复查 1 次，连续观察 6 个月。如有复发再进行下一次激光治疗，并服用中药 1 个疗程。

【临床疗效】　此方加减配合激光治疗尖锐湿疣 26 例，1 个疗程治愈 21 例，2 个疗程治愈 3 例，3 个疗程治愈 2 例。随访 6 个月，除 2 例因不洁性生活而再次发病外，其余均未复发。

【验方来源】　白黎明，杨永华. 软坚清疣汤配合激光治疗尖锐湿疣 26 例［J］. 浙江中医杂志，2001（8）：352.

按：尖锐湿疣又称生殖器疣或性病疣，由人乳头瘤病毒引起的，主要发生在生殖器部位的一种病毒疣，是常见的性传播疾病之一。本病目前以 CO_2 激光治疗较多，能较好地去除皮肤赘生物，但复发率较高。本病的发生与机体的免疫功能有着密切的关系。中医学认为，本病是由房事不洁、不节，感受秽浊之毒，邪毒内聚，瘀阻阴器，而发为赘疣。软坚消疣汤用土茯苓、地肤子、黄柏、川萆薢清热利湿，化浊解毒；当归、赤芍、莪术、川芎、红花、桃仁活血祛瘀，消肿活络；紫草凉血活血，解毒消肿；炒僵蚕祛风散热，消痰散结；炮穿山甲（代）活血通经，消肿软坚；甘草调和诸药，保护中州。诸药合用，共奏清热解毒、活血散结、软坚祛疣之功，能调节人体的免疫功能，提高尖锐湿疣的治愈率，降低复发率，从而弥补激光疗法等局部治疗的不足。

固本消疣方

【药物组成】　黄芪、薏苡仁、牡蛎、夏枯草、白花蛇舌草各 30 g，白术 15 g，防风 12 g，板蓝根、大青叶各 20 g，露蜂房 9 g，细辛、花椒各 1.5 g。

【适用病症】　尖锐湿疣。临床表现在生殖器、会阴、肛门等部位有乳头状、菜花状或鸡冠花状赘生物，呈淡红色、乳白色或淡灰色，表面粗糙角化或有蒂或发生糜烂、渗出、触之易出血。

【用药方法】　每天 1 剂，水煎 3 次。头煎加水 500 mL，煎 30 min，取药液 200 mL；2 煎加水 300 mL，煎 20 min，取药液 100 mL，2 次药液混匀，分早、晚 2 次服。3 煎加水 500 mL，煎 20 min，取药液 300 mL，浸洗局部。在月经干净 3 ~ 7 天内，清洗外阴、阴道后先行 CO_2 激光治疗，范围超出皮损边缘 2 ~ 3 mm，使疣体一次性去除。激光治疗后局部涂消炎止血粉，并肌内注射α-干扰素100万U，隔天1次，共5次。激光治疗后第2天，口服固本消疣方。4周为1个疗程。

【临床疗效】　此方配合CO_2激光治疗尖锐湿疣40例，显效（皮损6个月以上未复发）24例，有效（皮损6个月以内3个月以上未复发）13例，无效（皮损3个月以内复发）3例。总有效率92.5%。

【验方来源】　何军琴，哈灵侠. 中西医结合治疗尖锐湿疣40例［J］. 江苏中医，2001，22（5）：22.

按：尖锐湿疣是性传播疾病，长期存在可致癌变，5%～15%的生殖器癌与尖锐湿疣有关。传统的电灼、激光、手术等物理方法或外用化学方法虽能将尖锐湿疣临床治愈，但无法杀灭病毒，导致病情潜伏与复发。中医学认为，本病多因机体正气不足，气血失和，腠理不密，加之房事不洁，感染秽浊之邪，使风热之邪搏于肌肤，邪毒瘀结于阴器而致。治以扶正固本、调补肝肾为主，辅以清热燥湿、解毒散结、杀虫止痒等法。固本消疣方中的黄芪、白术、防风为益气固表之玉屏风散，有扶正固本之功效，现代药理研究认为，黄芪可使人体NK细胞活性明显升高，且增强病毒诱生干扰素的能力；白术能促进T细胞数量增加，提高淋巴细胞转化率，增强细胞免疫功能。薏苡仁、牡蛎、夏枯草、露蜂房、白花蛇舌草等清热燥湿、解毒散结。诸药合用，对单核吞噬细胞系统有明显激活作用，既可增强与调节机体免疫功能、提高抗病能力，又具有抗炎、抗病毒作用；同时辅以清热解毒的大青叶、板蓝根有解毒、除湿、散结、消疣之功效；配以细辛、花椒杀虫止痒。药渣煎液外洗，可局部巩固疗效。本方具有疗效可靠稳定、治愈率高、复发率低及价格低廉等优点。

祛疣方

【药物组成】 板蓝根、大青叶各 30 g，金银花、连翘、紫草、虎杖、土茯苓、丹参、白鲜皮各 10 g，薏苡仁 20 g，黄芪 12 g，蛇床子 3 g。

【适用病症】 外阴尖锐湿疣。临床表现外阴部皮损部位有大小不等，呈乳头状、菜花样、鸡冠状、疣状增生物。

【用药方法】 每天 1 剂，水煎 3 次。第 1、2 煎取药液分早、晚服；第 3 煎加水 1 500 mL，煎取药液适量先熏后泡再洗。4 周为 1 个疗程。

【临床疗效】 此方治疗外阴尖锐湿疣 84 例，痊愈（临床症状消失，皮损部位完全恢复正常）21 例，显效（临床症状明显好转，皮损面积缩小 >70%）26 例，有效（临床症状好转，皮损面积缩小 >30%）32 例，无效（临床症状无明显改善，皮损面积缩小 <30%）5 例。总有效率 94.1%。

【验方来源】 腾秀香，吴育宁．中西医结合治疗女性外阴尖锐湿疣临床观察［J］．北京中医，2001，24（3）：32.

按：中医学认为，外阴尖锐湿疣以湿毒内结，瘀阻脉络，秽浊凝滞为病机特点。祛疣方中以板蓝根、大青叶、金银花、连翘、虎杖、土茯苓清热解毒利湿；紫草、丹参凉血活血，清热解毒；黄芪培补正气，托毒生肌；薏苡仁、白鲜皮、蛇床子祛湿杀虫止痒。诸药合用，共奏清热解毒、活血托毒、祛湿止痒之功效，用于治疗女性外阴尖锐湿疣效果较好。

克疣洗剂

【药物组成】 苦参、白鲜皮各 60 g，蛇床子、黄柏、枯矾各 30 g，栀子、苍术、马齿苋、木贼草各 20 g。

【适用病症】　尖锐湿疣。临床表现皮损部位男性在龟头、冠状沟、尿道口、肛周，女性在阴道、大小阴唇、阴蒂及阴道口、宫颈、肛周等，皮损大小不等，呈乳头状、菜花样、鸡冠状、疣状增生物。

【用药方法】　每天 1 剂，水煎后将药液倒入盆中，趁热熏蒸患处，待水温适宜时再洗患处，每次 30 min，每天 2 次。并配合西药治疗，可用 2 支聚肌胞药液均匀涂搽患处。10 天为 1 个疗程，一般治疗 1 ~4 个疗程。

【临床疗效】　此方外洗治疗尖锐湿疣 65 例，治愈 56 例，有效 6 例，无效 3 例。总有效率 95.5%。

【病案举例】　张某，女，22 岁。曾有不洁性接触史。近 1 个月来外阴分泌物增多，并有散在黄豆大小淡红色乳状突起增生物，并逐渐增多，微有瘙痒。经外洗、外敷治疗疗效不佳。诊见：外阴部大小阴唇及会阴部满布蚕豆大淡红色乳状突起物，疣体湿润，白带量多，部分乳突物顶端有轻微渗血。西医诊断为尖锐湿疣。治以清热解毒、利湿止痒。方用克疣洗剂熏洗患处。治疗 20 天后，大小阴唇及会阴部乳状突起物明显减少。继续治疗 5 天，并在患处熏洗后涂搽聚肌胞药液，尖锐湿疣消退。随访半年未见复发。

【验方来源】　贺承华. 克疣洗剂治疗尖锐湿疣 65 例 [J]. 四川中医，2001，19（8）：61.

按：尖锐湿疣是由人乳头瘤病毒引起的性接触传播疾病。中医学认为，本病是因外感风热之毒、湿热蕴积肌肤，加之性生活不洁，感受秽浊之邪，下注阴部所致。克疣洗剂中的苦参、白鲜皮、蛇床子、马齿苋、木贼草疏风清热、解毒祛疣，并能增强抗病毒作用，使疣体萎缩、结痂脱落；黄柏、栀子可增强清热利湿解毒作用；苍术、枯矾杀虫止痒、燥湿生肌。诸药合用，煎水熏洗患处，可使热清毒解，疣体自消。

清热燥湿熏洗方

【药物组成】 板蓝根、大青叶、薏苡仁、土茯苓、苦参、苍术、蛇床子各 30 g。

【适用病症】 尖锐湿疣。临床表现为肛门旁赘生物生长，初起为细小淡红色丘疹，伴瘙痒不适，抓之易出血，表面糜烂渗液，皮损裂缝间常有稀薄带臭味的分泌物，伴有口干、小便黄、舌质红、苔薄黄腻、脉滑等症状。

【用药方法】 每天 1 剂，水煎取药液 2 000 mL，趁热先熏后坐浴，每天 1 次，每次 15 min。治疗前先行肛门尖锐湿疣手术切除后，再用中药熏洗。熏洗后用油纱条外敷创面，再用纱布包扎。5 天为 1 个疗程。

【临床疗效】 此方熏洗配合手术切除治疗尖锐湿疣 38 例，痊愈（治疗 5 天后疣体消失，皮损恢复正常，其他症状消失）30 例，有效（治疗 5 天后疣体消失，皮损恢复正常，仍感瘙痒或有渗液）5 例，无效（2 周后疣体又复发）3 例。总有效率 92. 1%。

【验方来源】 张文莉. 手术切除配合中药熏洗治疗肛门尖锐湿疣 38 例［J］. 南京中医药大学学报，1998，14（2）：124.

按：尖锐湿疣是由人类乳头瘤病毒感染引起的皮肤病，好发于肛门与肛管交接处及外生殖器，为常见性病之一，有极强的传染性。中医学认为，本病多由平素起居不慎，湿毒之邪侵袭肛周肌肤，壅阻气血致气血失和，气滞血凝而成。清热燥湿熏洗方中的大青叶、板蓝根、土茯苓皆为清热解毒之品；蛇床子、苦参有杀虫止痒之功；薏苡仁、苍术清热燥湿。诸药合用，共奏清热燥湿解毒、杀虫止痒之功效，加之用局部熏洗法治疗，能较好地祛除邪毒，温通腠理，调和气血，并有利于药物直达病所。

祛疣汤

【药物组成】　薏苡仁 60 g，大青叶、板蓝根、牡蛎、珍珠母各 30 g，夏枯草、皂角刺各 20 g，黄柏 15 g。

【适用病症】　尖锐湿疣。

【用药方法】　每天 1 剂，水煎 2 次，分早、中、晚服。配合外洗方外洗（乌梅 15 g，五倍子 5 g，蛇床子、百部、露蜂房各 30 g。水煎，取药液外洗患处，每天 2 次）。中药治疗前均行疣体微波、电灼、激光等治疗，然后用中药内服外洗。1 个月为 1 个疗程。

【临床疗效】　此方治疗尖锐湿疣 198 例，治愈 183 例，复发 15 例。总有效率 92.4%。

【验方来源】　黄亚国，季美英．中西药后续治疗尖锐湿疣 335 例比较［J］．贵阳中医学院学报，2002，24（4）：25.

按：尖锐湿疣多因房劳伤精，精气不足则秽浊毒邪乘虚侵入，下注阴器，浊毒湿热蕴结而成。祛疣汤中的夏枯草、大青叶、板蓝根有清热解毒之功；黄柏、皂角刺清热解毒利湿；牡蛎、夏枯草、珍珠母软坚散结；方中重用薏苡仁健脾化湿，而且对病毒引起的尖锐湿疣有较好疗效。外洗方中的乌梅、五倍子有生肌收敛之功，能使创面愈合；五倍子有杀菌抑菌之效；配合蛇床子、百部、露蜂房清热利湿，祛风止痒。外洗药物能直达病所，发挥良效。因此，中药内服外洗合用，对于尖锐湿疣的根治疗效显著。

清热解毒利湿方

【药物组成】　大青叶、金钱草、土茯苓、白花蛇舌草各30 g，黄芪 20 g，紫草、皂角刺、夏枯草、山慈姑、炮穿山甲（代）、萆薢各 10 g，红花 5 g。

【适用病症】　尖锐湿疣。

【用药方法】　每天 1 剂，水煎，分 2 次服。并用外洗中药（板蓝根 30 g，木贼、莪术、苦参、蛇床子、地肤子、白鲜皮、大黄、乌梅、五倍子、枯矾各 10 g，冰片 2 g）每天 1 剂，水煎取药液先熏后洗，每次 20 min。然后用 2.5% 的 5 – 氟尿嘧啶软膏点涂疣体直至脱落；肌内注射聚肌胞 2 mL，每天 1 次。20 天为 1 个疗程，停 1 ~2 个月后可重复 1 次。

【临床疗效】　此方治疗尖锐湿疣 33 例，全部治愈（皮损全部消失，恢复正常表皮及黏膜，醋白酸试验阴性）。总有效率100%。

【验方来源】　王瑞如. 中西医结合治疗尖锐湿疣 33 例[J]. 广西中医药，2000，23（2）：21.

按：尖锐湿疣多由性生活不洁，感受秽浊之毒，湿、毒、热互结下注皮肤黏膜蕴久而成。清热解毒利湿方中的大青叶、金钱草、白花蛇舌草、土茯苓清热解毒，凉血消肿；山慈姑、炮穿山甲（代）、夏枯草、皂角刺攻坚散结；萆薢、紫草利湿杀虫止痒；红花活血化瘀。现代药理研究表明，大青叶有抗菌、抗病毒作用；黄芪有促进机体细胞免疫功能、诱生干扰素、抗菌、抗病毒等作用。诸药合用，共奏清热解毒、软坚散结、腐蚀赘疣之功效，是治疗尖锐湿疣的有效方法。

茵陈蒿祛疣汤

【药物组成】 茵陈蒿、茯苓、薏苡仁、板蓝根各 30 g，苍术、牛膝、黄柏、香附、红花各 15 g，木贼 20 g，甘草 10 g。

加减：神疲乏力明显者，加太子参 20 g；腰酸腿软、心烦失眠者，加熟地黄 25 g，山茱萸 15 g。

【适用病症】 尖锐湿疣。

【用药方法】 每天 1 剂，水煎 2 次。第 1 煎取药液口服；第 2 煎取药液温洗局部皮肤 15～20 min。20 天为 1 个疗程。

【临床疗效】 此方加减治疗尖锐湿疣 35 例，治愈（治疗 1 个疗程疣体消退，半年之内不复发）13 例，好转（治疗 1 个疗程疣体消退 2/3 或暂时消退，半年之内又复发）16 例，无效（治疗前后疣体无变化）6 例。总有效率 82.9%。

【病案举例】 王某，男，24 岁。阴部反复出现菜花样肉粒半年余。半年前因不洁性交后在龟头包皮处生有 2 个菜花样肉粒，西医诊断为尖锐湿疣，经激光治疗并配合西药治疗病愈，但此后经常复发。诊见：包皮过长，龟皮潮红，冠状及包皮处有多个乳头样小丘疹，表面少量黏性分泌物，味腥臭；食差纳呆，心烦失眠，大便干，小便黄，舌红、苔黄腻，脉弦细滑。西医诊断为复发性尖锐湿疣。中医辨证属湿毒下注，留恋不去。治以清热祛湿解毒。予以茵陈蒿祛疣汤内服、外洗，治疗 10 天后，龟头潮红减轻，疣体干皱，部分已消退；继续治疗 10 天病愈。随访半年无复发。

【验方来源】 杨玉峰，杨璞. 茵陈蒿祛疣汤治疗尖锐湿疣 35 例［J］. 吉林中医药，2000，20（4）31.

按：尖锐湿疣又称性病疣。中医学认为，本病多由于肝胆湿热下注，蕴结于阴部，加之不洁性交，感染秽浊之气，两邪与气血相互搏结，凝聚阴部肌肤而发病。茵陈蒿祛疣汤中以茵陈蒿苦辛微寒，入脾、胃、肝胆经，气清芳香主散，味苦性寒主泄，能外达皮毛宣散郁热，内泄湿热而荡浊致新，有清热利湿、抗毒抑菌之功；苍术、黄柏清热燥湿；板蓝根清热解毒；木贼疏散肝经风热，散郁火，又走肝经血分，内服祛瘀热、破积滞，外用有收敛疣体作用；香附、红花行气活血化瘀；茯苓、薏苡仁健脾化湿；牛膝补肝肾，引血及诸药下行，直达病所。诸药合用，祛邪不忘扶正，使湿热得清，毒邪得解，标本兼治而达到治愈的目的。

净肤液外洗方

【药物组成】　苦参、黄柏、花椒、地肤子、土茯苓、大黄、百部、千里光、甘草。(原方无药量)

【适用病症】　尖锐湿疣。临床表现皮损部位在龟头、冠状沟、包皮内侧、大小阴唇、阴蒂及阴道口、尿道口、肛门等，皮损大小不等，呈乳头状、菜花样、鸡冠状、疣状增生物。

【用药方法】　2 天 1 剂，加水 1 500 mL，煮沸 10 min，趁热熏洗阴部 10 ~ 15 min 后，坐浴 10 ~ 15 min，每天 2 次。并配合冷冻治疗。于冷冻治疗前 1 周和冷冻治疗后 1 周用中药熏洗，连续治疗 3 个月。治疗期间严禁房事，经期不可用冷冻治疗。

【临床疗效】　此方结合冷冻治疗尖锐湿疣 46 例，治愈（疣体全部消除）44 例，显效（疣体去除 70%）2 例。总有效率 100%。

【验方来源】　何俊清，雷淑英，张世福．净肤液熏洗配合冷冻治疗尖锐湿疣 80 例［J］．湖北中医杂志，2002，24（10）：45.

按：中医学认为，尖锐湿疣是湿热毒邪内蕴，湿热下注皮肤，蕴久积毒而致。治宜清热利湿、解毒杀虫。净肤液外洗方中的苦参清热燥湿，祛风杀虫，常用于治疗疥癣、阴痒之症；黄柏清热燥湿泻火，常用于治疗带下湿痒、火毒痈疮等；花椒专攻杀虫，外用治阴痒；地肤子祛湿止痒，利尿通淋，常用于治疗下焦湿热所致血淋、热淋、疥癣、湿疹、皮肤瘙痒、带下等；土茯苓清热解毒力强，为治梅毒之要药；大黄清热，破瘀消肿，杀虫止痒；百部杀虫止痒，常用于治疗阴痒、疥癣、虫证等；千里光清热祛腐生肌，常用于治疗皮肤瘙痒症；甘草调和诸药，有清热解毒功效。诸药合用，具有消炎、抗病毒、杀灭疣体以及抗复发等作用。因此中药熏洗配合冷冻治疗尖锐湿疣，可避免单用冷冻治疗疗程长、易复发等缺点。

清热利湿方

【药物组成】　板蓝根、马齿苋、香附各 30 g，白花蛇舌草、木贼、苦参各 15 g，蛇床子、山豆根、地肤子各 20 g，黄柏、丹参各 10 g。

【适用病症】　尖锐湿疣。

【用药方法】　每天 1 剂，水煎 30 min 后，去渣，趁热熏蒸患处 10 ~ 15 min，待药液微温后坐浴 20 min，每天 1 次。14 天为 1 个疗程。并用成药疣脱欣（市售）涂搽患处，每天 2 次，连用 3 天，停药 4 天，再用 3 天。

【临床疗效】　此方治疗尖锐湿疣 48 例，痊愈（疣体全部消退，且半年以上无复发，醋白酸试验阴性）42 例，显效（皮疹消退 70% 以上）5 例，有效（皮疹消退 30% ~ 70%）1 例。总有效率 100%。

【验方来源】　陈斌芳. 中西医结合治疗尖锐湿疣 48 例小结［J］. 湖南中医杂志，2000，16（2）：27.

按：尖锐湿疣又称生殖器疣或性病疣，是由人乳头瘤病毒引起的皮肤黏膜赘生物，具有一定的传染性，主要通过性接触而传播，是常见性传播疾病之一。中医学认为，尖锐湿疣多因气血凝滞，湿热蕴结所致。清热利湿方中的黄柏、木贼、板蓝根、山豆根、马齿苋、白花蛇舌草清热泻火，抗病毒；苦参、地肤子、蛇床子疏风除湿止痒；丹参活血化瘀，软坚散结；香附行气解郁结。诸药合用，具有清热解毒、软坚散结、抗病毒等作用。采用熏洗和坐浴配合疣脱欣治疗尖锐湿疣获得较好的疗效。

克　疣　饮

【药物组成】　马齿苋、板蓝根各 30 g，大青叶 20 g，忍冬藤、紫草、牡蛎、芒硝各 15 g，苦参 10 g。

【适用病症】　尖锐湿疣。

【用药方法】　每天 1 剂，浓煎至 100 mL，外洗烧灼创面，早、晚各 1 次，连用 15 天。先用激光疗法将尖锐湿疣烧灼，再用克疣饮治疗。

【临床疗效】　此方治疗尖锐湿疣 21 例，痊愈（疣体消失，人乳头瘤病毒转阴，3 个月后复查无复发）14 例，显效（疣体消失，人乳头瘤病毒转阴，3 个月后复查复发）3 例，有效（疣体消失，人乳头瘤病毒转阴，3 个月内复查复发）2 例，无效（人乳头瘤病毒未转阴，3 个月内复查复发）2 例。总有效率 95.2%。

【验方来源】　张烨．激光加克疣饮外洗治疗尖锐湿疣临床观察［J］．湖南中医学院学报，1999，19（1）：53.

按：尖锐湿疣是由人乳头瘤病毒引起的表皮呈疣瘤状增生的性传播疾病。中医称本病为菜花疮。其病机多由气血失和，腠理不密，加之房事不洁，秽浊邪毒凝聚肌肤而成。克疣饮以马齿苋、板蓝根清热解毒利湿；大青叶、忍冬藤、紫草凉血活血解毒；苦参、牡蛎、芒硝消疣解毒祛秽收敛疮。全方共奏清热解毒、驱邪祛湿之功，起“釜底抽薪”之效。现代药理研究表明，方中诸药具有抗病毒、提高机体免疫力、增强机体应激和正反馈等功能。因而本方对于清除创面邪毒，促进其早日愈合，防止尖锐湿疣复发具有良好效果。

清热解毒剂

【药物组成】　板蓝根、山豆根、蒲公英各 30 g，木贼草 25 g，百部、菊花、地肤子、蛇床子各 15 g，皂角刺 10 g，大青叶、白花蛇舌草、苦参各 20 g。

【适用病症】　尖锐湿疣。

【用药方法】　每天 1 剂，水煎，取药液先熏蒸，后擦洗和浸泡，每次 15～30 min，每天 2 次，保持水温在 42 ℃ 左右。治疗前先用电离子治疗仪治疗。连续治疗 3 个月为 1 个疗程。

【临床疗效】　此方外洗治疗尖锐湿疣有较好的疗效。

【验方来源】　曹莉萍，傅克辛. 电离子治疗仪配合中药熏洗治疗尖锐湿疣［J］. 湖北中医杂志，2002，24（10）：46.

按：尖锐湿疣是由人乳头瘤病毒引起的一种性传播疾病，而且治疗后易复发。中医学认为，本病是湿热内盛，湿热毒邪蕴结于下所致。治以清热除湿、解毒杀虫止痒为主。清热解毒剂中以苦参、蒲公英、菊花、板蓝根、山豆根、白花蛇舌草、大青叶、木贼草清热燥湿解毒；蛇床子、百部、地肤子、皂角刺燥湿杀虫。诸药合用，共奏清热除湿、解毒杀虫止痒之功。用以熏洗肌肤，使药力可直达病所，并可以提高机体免疫力，达到根治病毒的目的。

二根祛疣汤

【药物组成】 板蓝根、大青叶、紫草根、夏枯草、香附、莪术、木贼各 20 g，磁石、芒硝各 60 g。

【适用病症】 尖锐湿疣。

【用药方法】 每天 1 剂，水煎取药液，待温度适宜后外洗患处，每次 30 min。外洗前先用西医常规方法除去疣体，第 2 天开始，每晚用二根祛疣汤外洗，直至创口脱痂愈合后停药。停药 5 天后，再以 3% 冰醋酸液外涂患处，5 min 后若醋白酸试验阳性，则重复治疗 1 次。

【临床疗效】 此方配合西医常规方法治疗尖锐湿疣，有较好的疗效。

【验方来源】 徐健. 祛疣汤外洗为主治疗尖锐湿疣 80 例［J］. 浙江中医杂志，2004（2）：71.

按：尖锐湿疣是由人乳头瘤病毒引起的性传播疾病。其病情顽固、缠绵，治愈不易，而且生长速度快，易于复发。中医学认为，本病多为肝经湿热、瘀毒凝结所致。二根祛疣汤中的紫草根、板蓝根、大青叶清热解毒，并有抗病毒作用；莪术清热解毒，活血散瘀，并能增强细胞的免疫力；夏枯草、香附、木贼、磁石、芒硝具有软坚散结、祛除疣赘的作用。经西医常规治疗后，用本方外洗，可进一步清除人乳头瘤病毒感染，大大降低了本病的复发率。

祛湿解毒方

【药物组成】 白矾、莪术、黄柏、苦参、花椒各 20 g，香附 30 g。

【适用病症】　尖锐湿疣。

【用药方法】　先用电灼疗法去除疣体后，再配合祛湿解毒方浸泡。每天1剂，加水1 000 mL，煎后去渣，浓缩至300 mL，待温度适宜时浸泡患处20 min，每天早、晚各1次。每次浸泡完应更换内裤，并用开水煮沸消毒内裤。15天为1个疗程，可治疗1~3个疗程。

【临床疗效】　此方配合电灼疗法治疗尖锐湿疣93例，全部治愈。总有效率100%。

【验方来源】　张健. 电灼配合中药治疗尖锐湿疣93例观察［J］. 新疆中医学，2001，19（4）：32.

按：治疗尖锐湿疣的方法较多，但单纯一种治疗方法对尖锐湿疣的复发未能有满意的疗效。中医学认为，本病的病因为肝血虚燥，筋气不荣，或风热湿毒浸淫皮肤所致。治疗多以养血润燥、清热解毒、祛毒止痒之法。祛湿解毒方中采用花椒抗病毒；黄柏清热解毒；苦参、白矾收敛消炎；莪术行血破瘀。在电灼疗法去除疣体后，外用本方浸泡治疗，对消除病毒、改善局部症状有显著效果。

四黄清热利湿方

【药物组成】　黄连、黄柏、板蓝根、当归、五倍子、马齿苋各15 g，苦参30 g，大黄、莪术、三棱、花椒各10 g，雄黄（后下）25 g。

【适用病症】　尖锐湿疣。

【用药方法】　每天1剂，水煎取药液，先熏后洗病变部位，每天3次，每次10~15 min。并配合使用西药聚肌胞注射液，每次2 mL，隔天注射1次；口服利巴韦林，每次0.4 g，每天3次。14天为1个疗程。

【临床疗效】　此方治疗尖锐湿疣40例，痊愈（尖锐湿疣全部消失，局部光滑，润泽有弹性）28例，好转（疣体基本消失，仅残留少量基底）11例，无效（湿疣未减少或有新湿疣出现）1例。总有效率97.5%。

【验方来源】　任军保，李占明．中西医结合治疗尖锐湿疣40例［J］．山西中医，2000，16（1）：19.

按：尖锐湿疣是性传播疾病之一。中医学认为，本病多为湿热下注，毒邪外侵，加之不洁性行为致湿热毒邪侵犯外阴及肛门周围，结聚而生赘疣。四黄清热利湿方中的黄连、黄柏、板蓝根、苦参、大黄、马齿苋、花椒清热燥湿，解毒止痒；当归养血润燥活血；三棱、莪术活血化瘀，散结抗癌变，可使疣体迅速缩小或减少；五倍子收敛，减少渗出；雄黄解毒杀虫，可破坏体表的疣体。诸药合用，共奏养血润燥、清热解毒、软坚化结之功效，用于治疗尖锐湿疣，可获得较好的疗效。

黄连膏合珍珠散

【药物组成】　黄连膏：黄连500 g，五倍子、黄柏各150 g，姜黄、紫草各60 g，大黄、黄蜡、凡士林各200 g，轻粉、血竭各30 g，樟脑60 g，麻油2.5 L。

珍珠散：珍珠60 g，象皮、炉甘石、三七粉各30 g，血竭、熟石膏各24 g，麝香0.9 g，冰片20 g，轻粉12 g。

【适用病症】　尖锐湿疣。

【用药方法】　黄连膏制备：先将黄连、五倍子、黄柏、姜黄、紫草、大黄等置麻油中炸枯捞出，再将轻粉、血竭研末后和樟脑放入油中搅拌均匀，再加入黄蜡、凡士林搅匀，将备好的灭菌纱布条放置油中充分吸附，轻轻压榨，高压消毒备用，余油冷却作软膏用。珍珠散制备：将珍珠、象皮、炉甘石、三七粉、血竭、熟石膏、麝香、冰片、轻粉等共研细末封存备用。先用高频电灼治疗仪烧灼疣体，使疣体全部气化结血痂为度，涂以黄连膏；待血痂脱落露出疮面后，掺布珍珠散，外涂黄连膏或敷盖黄连膏纱布条，至疮面愈合。

【临床疗效】 此方治疗尖锐湿疣73例，全部治愈（疣体全部清除，疮面愈合，随访3个月无复发）。总有效率100%。

【验方来源】 许素娇. 中西医结合治疗尖锐湿疣73例［J］. 国医论坛，2001，16（4）：35.

按：运用高频电灼治疗仪治疗尖锐湿疣有一定的疗效，但对疣体周围健康组织易产生影响而致电灼后充血、水肿、疼痛，血痂脱落后靠疮面自行修复需时较长且易感染。黄连膏外敷具有清热解毒、消肿止血之功效，方中采用大剂量的收敛生肌、消肿止血之药，如五倍子、姜黄、黄连、紫草、黄柏、大黄等，对血痂可起到湿润作用且缓释药效，隔离疮面，避免二重感染，促其离痂；血痂脱落露出疮面，可掺布珍珠散。珍珠散中的珍珠、象皮、炉甘石收敛生肌，血竭、熟石膏收敛止血，麝香、冰片、三七粉、轻粉亦可收敛解毒。两方合用，有解毒、收涩、收敛、促进新肉生长的作用，以加速疮面愈合。

消疣汤

【药物组成】 虎杖、大黄、板蓝根、黄柏、马齿苋各30 g，大青叶、丹参各20 g，赤芍、龙胆草各15 g，桃仁10 g。

【适用病症】 复发性尖锐湿疣。

【用药方法】 先用CO_2激光将全部肉眼可见疣体除去。并用干扰素肌内注射，隔天1次，共用3周。再用消疣汤外洗。每天1剂，水煎，取药液，待温，坐浴并外洗患处，连用3周。治疗期间禁止不洁性生活。

【临床疗效】 此方外洗治疗复发性尖锐湿疣，可明显降低复发。

【验方来源】 冯桥. 消疣汤配合干扰素治疗复发性尖锐湿疣临床观察［J］. 上海中医药杂志，2001（1）：31.

按：尖锐湿疣的复发除残留皮损未能彻底清除外，与亚临床感染、早期潜伏感染人乳头瘤病毒、人体细胞免疫功能低下或紊乱有关。尖锐湿疣属中医学阴蚀、日臊瘊等范畴。主要病因为房事不洁，湿浊秽毒之邪侵袭，湿热蕴结，气血瘀滞所致。临床上以湿热型为多。邪气滞留，损伤正气，正虚邪恋，病邪缠绵，余毒不清。因此，预防尖锐湿疣复发的关键在于清热燥湿解毒，活血化浊扶正。消疣汤中的龙胆草、虎杖、黄柏苦寒沉降，为清热燥湿解毒之良药，尤善清下焦湿热；大青叶、板蓝根、马齿苋清热凉血，解毒消痈，而且对多种病毒均有较强的杀灭或抑制作用；大黄、丹参、桃仁、赤芍均有凉血活血、消瘀散结之功效，其中丹参能调节人体的免疫力，促进组织的修复与再生。诸药合用，消中有补，能扶正祛邪。外用坐浴更能使药力直接作用于病所，并可防止伤口感染，加速伤口愈合，因此能有效地防止尖锐湿疣的复发。

疣 毒 清

【药物组成】 马齿苋 30 g，板蓝根 20 g，薏苡仁 15 g，甘草 3 g。

【适用病症】 复发性尖锐湿疣。

【用药方法】 每天 1 剂，水煎，分早、晚服。先用 CO_2 激光一次性去除疣体后第 2 天，开始服用疣毒清。30 天为 1 个疗程。

【临床疗效】 此方治疗复发性尖锐湿疣 40 例，临床痊愈

（疣体 4 周未复发，醋白酸实验阴性，症状积分较治疗前减少 90% 以上）33 例，显效（疣体第 4 周复发，症状积分较治疗前减少 70% ~89%）3 例，有效（疣体第 3 周复发，症状积分较治疗前减少 35% ~69%）3 例，无效（疣体第 2 周复发，症状积分较治疗前减少 35% 以下）1 例。总有效率 97.5%。

【验方来源】　陶迪生，梅令兰. 疣毒清防止尖锐湿疣复发 40 例临床观察［J］. 江苏中医，2001，22（2）：25.

按：尖锐湿疣是由人乳头瘤病毒感染所致，主要发生于外生殖器和肛门附近的皮肤、黏膜，是易复发、难根治的性传播疾病，而且人乳头瘤病毒尚可致癌。中医学认为，本病多因湿热之邪蕴结，留恋肌肤，日久不去，故缠绵难愈，极易复发。疣毒清中的马齿苋清热解毒、散血消肿为主药；板蓝根清热解毒并有抗病毒作用，为辅药；薏苡仁健脾利湿为佐药；甘草调和诸药为使药。诸药合用，共奏清热解毒、利湿消疣之功，具有防止尖锐湿疣复发的作用。

马板青叶祛疣汤

【药物组成】　马齿苋、板蓝根、大青叶、薏苡仁、牡蛎各 30 g，萆薢、紫草各 15 g，黄柏、苍术、红花、香附各 12 g，炮穿山甲（代）10 g，甘草 6 g。

【适用病症】　复发性尖锐湿疣。

【用药方法】　先用多功能治疗机将疣体烧灼掉，再服马板青叶祛疣汤。每天 1 剂，水煎服。并配合祛疣汤外洗剂（板蓝根、大青叶、薏苡仁、黄柏、香附、木贼、蛇床子、鸡血藤各 30 g，花椒 15 g），每天 1 剂，水煎，取药液趁热先熏 10 min 后坐浴 15 min，每天 1 次。15 天为 1 个疗程，一般治疗 1 ~3 个疗程。

【临床疗效】　此方治疗复发性尖锐湿疣42例，治愈（疣体消失，随访半年未复发）24例，有效（半年内有1～2次复发，但复发时间较前明显推迟）11例，无效（临床症状无明显改善，复发次数未减少）7例。总有效率83.33%。

【病案举例】　某女，25岁，已婚。患尖锐湿疣半年余，曾用激光治疗，但易复发。此次复发2周。诊见：小阴唇内侧有3个米粒至绿豆大小疣状赘生物。即用电灼法将疣体全部祛除，同时给予α－干扰素局部注射，隔天1次，共注射5次，停药10天后疣体复发；再次用电灼祛除疣体，并用马板青叶祛疣汤内服加祛疣汤外洗剂治疗2个疗程，诸症状消除。随访半年未再复发。

【验方来源】　赵东滨，陈进生．自拟祛疣汤治疗复发性尖锐湿疣42例［J］．广西中医药，2001，24（3）：25.

按：尖锐湿疣是常见的性病之一，皮疹治愈后常易复发。中医学认为，本病因外感毒邪，毒入营血，内兼湿热，内外相搏，蕴伏血络，湿热下注二阴而致。治以解毒除湿、化瘀祛疣为主。马板青叶祛疣汤中的马齿苋、板蓝根、薏苡仁、萆薢、黄柏有清热解毒利浊之功效；红花、炮穿山甲（代）、香附、紫草活血化瘀；牡蛎软坚散结。现代医学证明，板蓝根、大青叶、马齿苋、紫草、香附等有广谱抗病毒、抗菌作用。诸药合用，共奏解毒除湿、化瘀祛疣之功效，用于控制复发性尖锐湿疣有较好的作用。

平　疣　方

【药物组成】　红花15 g，大黄、乌梅、马齿苋、大青叶各30 g，鸦胆子、苍术、土茯苓、木贼、枯矾各20 g。

【适用病症】　肛门尖锐湿疣。

【用药方法】　每天1剂，水煎2次。第1煎加水

1 000 mL，煎取药液 100 mL ；第 2 煎加水 800 mL，煎取药液 80 mL。将 2 次药液混合待适温后，每次取 90 mL，分早、晚 2 次浸洗局部。洗后用平疣散（朱砂、炉甘石、冰片、滑石、珍珠粉等研末）干撒患处。21 天为 1 个疗程。

【临床疗效】 此方治疗肛门尖锐湿疣 32 例，临床痊愈（疣体治疗后 1 年未复发）26 例，有效（疣体治疗后 3 个月始复发）4 例，无效（治疗前后无明显变化）2 例。总有效率 92. 5% 。

【验方来源】 邓泽潭，高峰. 自拟平疣方治疗肛门尖锐湿疣 32 例 [J]. 安徽中医临床杂志，1998，10（1）：25.

按：肛门尖锐湿疣是由病毒引起发于肛门的疣状赘生物，好发于潮湿黏膜、皮肤。中医学称之为疣目、枯筋箭。其病因为湿热下注，气血失和，腠理不密，复感外邪，凝集肌肤，蕴久成毒；或忧郁伤肝，肝失所养以致筋气外发所致。平疣方以土茯苓、大黄、马齿苋、大青叶清热解毒；枯矾、苍术、乌梅辟秽祛湿；鸦胆子、红花、木贼消肿散结，除疣。诸药合用，共奏解毒燥湿、收敛生肌之功效，使热毒得以清解，湿邪可以祛除，结肿皆能消散。本方具有疗效高、疗程短、无痛苦、复发率低、方法简便等优点，用于治疗肛门尖锐湿疣疗效较佳。

祛毒胜湿洗剂

【药物组成】 木贼、大青叶、土茯苓各 30 g，黄柏、夏枯草、制香附、丹参各 20 g，蛇床子 15 g。

【适用病症】 肛周尖锐湿疣。

【用药方法】 每天 1 剂，水煎 2 次。第 1 煎加水 1 500 mL，煎 20 min 后取药液；第 2 煎加水 1 000 mL，煎 15 min 后取药液。将 2 次药液混合，分早、晚 2 次浸洗局部

（药液温度以不烫皮肤为度），每次 20 min，浸洗后擦干，用棉签蘸 5－氟尿嘧啶溶液（每支 5 mL，含量 250 mg）涂擦疣体。10 天为 1 个疗程。并内服左旋咪唑 50 mg，每天 3 次，连服 3 天，隔 12 天后再服 3 天。

【临床疗效】　此方治疗肛周尖锐湿疣 37 例，全部治愈（临床症状消失，肉眼观察病变区转为正常，赘生物完全消失），其中 1 个疗程治愈 28 例，2 个疗程治愈 9 例。随访 6～12 个月均未复发。

【验方来源】　严炳炎，张秋发．自拟祛毒胜湿洗剂配服左旋咪唑治疗肛周尖锐湿疣 37 例［J］．安徽中医临床杂志，1998，10（3）：146.

按：尖锐湿疣是由人乳头瘤病毒感染引起的性传播性疾病。中医学认为，本病的发生是由于气血失和，腠理不密，加之房事不洁，感受秽浊之邪，与风邪相搏，凝聚肌肤而成；或肝虚血燥，筋脉不荣，湿热毒邪浸淫所致；或因湿邪黏滞，阻碍气机，气化不利，湿热内蕴，流注于肛门周围而发病。祛毒胜湿洗剂以木贼归肝经，功能疏风热，并有消炎收敛的作用，是治疗瘊疾之妙药；大青叶清热凉血解毒；土茯苓解毒除湿；黄柏苦寒清热燥湿，且偏入下焦；夏枯草清肝泻火，凉血散结；制香附、丹参活血化瘀，理气散结；蛇床子祛风燥湿止痒。诸药合用，具有清热解毒、燥湿利湿、消肿散结、祛风止痒之功效，并有收敛作用，可加快疣体萎缩、脱落，用于治疗尖锐湿疣效果颇佳。

去疣Ⅲ号汤

【药物组成】　马齿苋 60 g，茵陈蒿 30 g，大青叶、紫草、败酱草各 15 g。

【适用病症】　复发性尖锐湿疣。临床表现为有不洁性交史，生殖器部位出现逐渐增大的乳头样、菜花样或鸡冠样增生物，经治疗后反复复发。

【用药方法】 每天1剂，水煎分早、中、晚服。治疗前先用激光或冷冻治疗去除肉眼可见的疣体，第2天开始服用本方。另将药渣加热后用布包裹在病变部位湿敷15 min，早、中、晚各1次。21天为1个疗程。

【临床疗效】 此方治疗复发性尖锐湿疣20例，痊愈（随访6个月无复发）13例，显效（随访3个月中出现1次小疣体，2周以内自行消除）2例，有效（随访3个月中出现2次散在疣体，局部治疗后无复发）4例，无效（随访3个月中出现4次散在疣体）1例。总有效率95%。

【验方来源】 曹崇光．去疣Ⅲ号汤治疗复发性尖锐湿疣20例［J］．中国中西医结合杂志，2000，20（9）：691．

按：中医学认为，尖锐湿疣以湿热下注为多见，多因肝经湿热，气血失和，腠理不密，复感淫秽邪毒，湿浊与秽毒凝聚，瘀结于肛门、阴部而成。去疣Ⅲ号汤中的马齿苋、败酱草、大青叶清解疣毒；紫草凉血解毒，透毒外出；茵陈蒿清利湿热。诸药合用，共奏清热利湿、凉血解毒之功效，用于治疗复发性尖锐湿疣有较好的疗效。

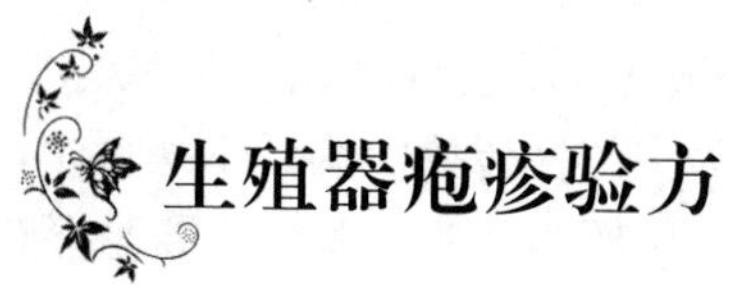

生殖器疱疹验方

加味二妙散

【药物组成】　苍术、黄柏、龙胆草、木贼、香附各 10 g，板蓝根、马齿苋各 30 g，薏苡仁、赤小豆各 20 g，金银花、鱼腥草、虎杖各 15 g。

【适用病症】　生殖器疱疹。临床表现有不洁性交病史，有较典型的群簇性粟状或绿豆大小水疱，部分有糜烂、溃疡、结痂，男性发生在龟头、冠状沟及包皮、尿道口，女性发生在外阴、肛周，自觉灼痛不适，部分伴有瘙痒，或有不同程度的淋巴结肿大。

【用药方法】　每天 1 剂，水煎 3 次。第 1、2 煎取药液分早、晚服。连服 14 天为 1 个疗程。第 3 煎取药液熏洗会阴部，每晚 1 次，连用 10 天。并配合服用西药阿昔洛韦，每次 0.2 g，每天 5 次，连服 14 天。

【临床疗效】　此方治疗生殖器疱疹 34 例，痊愈（皮损完全消退，临床自觉症状消失，半年内不复发）14 例，显效（皮疹完全消退，自觉症状消失，但 3 个月之内复发 1～2 次，继续治疗 7 天，随访 6 个月无复发）16 例，有效（皮疹完全消退，较治疗前复发时间延长，但 1 个月内即复发 1～2 次，继续治疗 7 天，随访 6 个月之内仍间歇复发 2～3 次）4 例。总有效率 100%。

【验方来源】　高贵云．中西药联合治疗生殖器疱疹 34 例临床观察［J］. 湖南中医学院学报，2002，22（1）：62.

按：生殖器疱疹是以慢性生殖器皮肤黏膜炎症、水疱、糜烂、溃疡性病变为主的性传播疾病。本病属中医学阴部热（湿）疮、阴蚀疮范畴。中医学认为，本病主要是湿热下注阴部或感受秽毒所致。加味二妙散中以二妙散（苍术、黄柏）清热燥湿；加龙胆草、薏苡仁、赤小豆清湿热、解疮毒；马齿苋、虎杖、木贼清热利湿；板蓝根、金银花、鱼腥草、香附清热解毒。现代药理研究表明，薏苡仁具有镇痛、镇静、降温、解热的作用，板蓝根、马齿苋、金银花、鱼腥草等具有不同程度的杀菌、抗病毒及提高机体免疫力的作用。诸药合用，共奏清热燥湿、杀虫止痒之功效，能促进疱疹消退、减轻症状、缩短疗程、减少复发频率、缩短排毒期而达到治疗目的。

龙胆泻肝汤加减方

【药物组成】　龙胆草、大青叶、紫草各 10 g，板蓝根、车前子、生地黄各 15 g，栀子 3 ~ 12 g，泽泻、当归各 12 g，黄芩、柴胡各 9 g，木通 6 g。

【适用病症】　复发性生殖器疱疹。临床表现初起为小红疹，迅速密集成簇为小水疱，糜烂、疼痛，形成溃疡，好发于男性包皮、龟头、冠状沟、阴茎，女性大小阴唇、会阴、宫颈等处。

【用药方法】　每天 1 剂，水煎服。并配合西药治疗。10 天为 1 个疗程。治疗期间忌食辛辣煎炒之品。

【临床疗效】　此方治疗复发性生殖器疱疹 89 例，疱疹全部消退。

【验方来源】　李钢群. 中西医结合治疗复发性生殖器疱疹 85 例［J］. 广西中医药，2000，23（5）：30.

按：生殖器疱疹是由单纯疱疹Ⅱ型病毒感染所致。本病属于中医学火燎泡、热疮范畴。因内有肝胃蕴热，外感时毒，热毒互结，下注于二阴而发。龙胆泻肝汤加减方中的龙胆草泻肝胃火热，除下焦湿热；黄芩、栀子清热燥湿；大青叶、板蓝根清热解毒；木通、车前子、泽泻清热利湿；生地黄、当归、紫草、柴胡养血和肝、柔肝降火。诸药合用，共奏清肝泻火、解毒利湿之功效，对于降低生殖器疱疹的复发率疗效显著。

知柏柴苓汤

【药物组成】 薏苡仁 30 g，板蓝根 20 g，虎杖、土茯苓、黄芪、泽泻、赤芍各 15 g，黄柏、知母、紫草各 12 g，龙胆草、柴胡各 10 g，甘草 6 g。

【适用病症】 复发性生殖器疱疹。

【用药方法】 每天 1 剂，水煎服。3 个月为 1 个疗程。

【临床疗效】 此方治疗复发性生殖器疱疹 41 例，有效（治疗期间无复发或治疗期间复发次数比治疗前 3 个月的复发次数减少，或复发时症状减轻）36 例，无效（治疗期间复发次数同治疗前或增多，或复发症状比治疗前加重）5 例。总有效率 87.8%。

【验方来源】 冯桥．“知柏柴苓汤”治疗复发性生殖器疱疹 41 例［J］．江苏中医药，2003，24（1）：29.

按：复发性生殖器疱疹是由Ⅱ型单纯疱疹病毒感染引起的顽固性性传播疾病。本病属于中医学阴部热疮、疳疮等范畴。主要是不洁性交后阴户感受湿热淫毒，聚结于肝、胆二经，下注于前后二阴而发病。初发者多为湿毒蕴结实证；反复发作，耗气伤阴，则多为脾肾阴虚、湿毒内困的虚实夹杂证。治以清热解毒，利湿燥湿，益气养阴。知柏柴苓汤中的龙胆草、虎杖泻肝胆湿热，共为君药；泽泻、土茯苓、黄柏、薏苡仁利湿燥湿，板蓝根、紫草清热解毒凉血，共为臣药；佐以黄芪、知母、赤芍益气养阴，扶助正气；柴胡疏肝理气止痛，并能缓解疱疹遗留神经痛；甘草调和诸药。本方治疗复发性生殖器疱疹具有疗效好、简便廉验、无毒副作用等优点。

热　疮　饮

【药物组成】　板蓝根、马齿苋、土茯苓各 30 g，黄芪、白术、防风各 10 g，全蝎、蜈蚣、炮穿山甲（代）各 12 g，龙胆草 3 g，甘草 6 g，黄柏、薏苡仁各 15 g。

加减：肺胃积热者，加生大黄（后下）3 g；阴虚内热者，加知母 10 g。

【适用病症】　复发性生殖器疱疹。

【用药方法】　每天 1 剂，水煎，分早、晚服。20 剂为 1 个疗程。

【临床疗效】　此方加减治疗复发性生殖器疱疹有较好的疗效，一般治疗 5 天内皮损均消退。

【验方来源】　杨嘉鑫. 热疮饮治疗复发性生殖器疱疹 121 例［J］. 江苏中医，2000，21（6）：33.

按：生殖器疱疹由Ⅱ型疱疹病毒感染所致，大多通过性接触传播。本病属中医学热疮范畴。其病机为卫外功能不足，风热邪毒入侵，致肝胆内蕴之湿热下注外阴，阻滞经络，形成热疮。热疮饮中的黄芪、防风、白术益气固表；板蓝根、马齿苋、黄柏、龙胆草清热解毒；土茯苓、薏苡仁利湿消痰；全蝎、蜈蚣、炮穿山甲（代）搜风通络，祛邪外出；甘草解毒并调和诸药。本方用于治疗复发性生殖器疱疹收效良好。

性病后前列腺炎验方

通淋散结汤

【药物组成】　金钱草、夏枯草、鸡内金各 15 g，黄柏、连翘各 12 g，车前子、王不留行、瞿麦、延胡索、莪术各 10 g。

加减：脾胃虚弱者，加党参 12 g，砂仁 10 g；湿重者，加茵陈蒿 15 g，薏苡仁 20 g；气郁者，加柴胡、枳壳各 10 g。

【适用病症】　性病后前列腺炎。临床表现均有不洁性接触史及尿道炎史，伴有不同程度的会阴部或膀胱区胀痛不适感，排尿灼热或感觉微痒，尿频、尿急。

【用药方法】　每天 1 剂，水煎服。2 周为 1 个疗程，一般治疗 1～3 个疗程。

【临床疗效】　此方加减治疗性病后前列腺炎 85 例，痊愈（临床症状消失，前列腺液镜检正常，细菌检查无菌）28 例，显效（临床症状基本消失，前列腺液镜检白细胞≤（＋＋），卵磷脂小体≤（＋＋＋），细菌检查无菌）34 例，有效（临床症状减轻，前列腺液镜检比治疗前好转，白细胞（＋）～（＋＋），卵磷脂小体≥（＋＋），细菌检查仍有致病菌）12 例，无效（临床症状无改善，前列腺液检查无改变）11 例。总有效率 87%。

【病案举例】　李某，男，33 岁。4 年前曾有不洁性接触后患急性淋病尿道炎史。3 年前结婚，婚后性生活正常，但未育。诊见：会阴部及小腹膀胱区不适，房事后明显，间有小便时尿道微痒，舌质红、苔根白厚，脉弦滑。前列腺液镜检：脓球（＋＋＋），卵磷脂小体（＋＋）；细菌学检查：衣原体（＋），支原体（＋）。精液常规检查：精液量2.5 mL，精子总数28×10^{9}/L，活率0.30，活动力差，液化时间＞1.5 h，脓球（＋）。B超检查：前列腺体积增大（4.6 cm×3.5 cm）。用通淋散结汤加蒲公英15 g。连服2周后，自觉症状明显好转；原方加党参12 g，续服2周后自觉症状消失。前列腺液镜检复查：白细胞（＋），卵磷脂小体（＋＋＋）。细菌培养无菌。再按原方去延胡索，加党参12 g，菟丝子15 g，隔天服1剂，连服2个月后痊愈，其妻已怀孕。

【验方来源】　梁庭福．通淋散结汤治疗性病后前列腺炎85例［J］．新中医，2000，32（7）：37．

按：性病是通过不洁性接触而交叉感染的疾病。常见淋球菌感染外，往往兼多种病原体感染，病程迁延感染则导致前列腺炎。性病后前列腺炎，中医辨证多属下焦湿热兼气滞血瘀。治以通淋利尿为主，兼以散结化瘀法。通淋散结汤中的金钱草、黄柏、连翘、车前子、瞿麦清热通淋；夏枯草、王不留行、延胡索、鸡内金、莪术散结化瘀。诸药合用，通淋使热邪随小便而出，散结化瘀使气血通畅，从而提高机体的抗病能力，达到扶正祛邪目的。

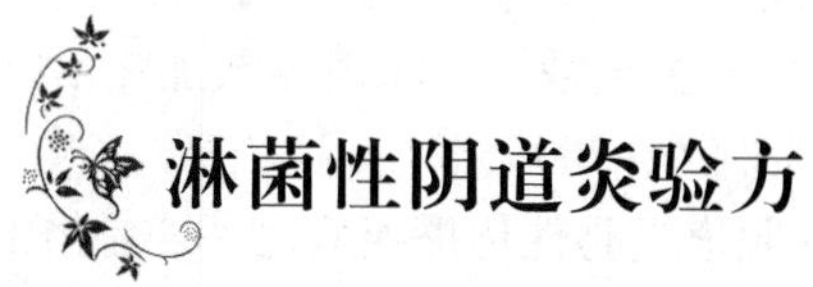

淋菌性阴道炎验方

五味消毒饮加味方

【药物组成】 金银花、野菊花各 15 g，蒲公英、紫花地丁、青天葵、泽泻、黄柏、石斛、郁金各 10 g，土茯苓 40 g。

【适用病症】 淋菌性阴道炎。临床表现为阴道脓性分泌物增多、臭味，外阴刺痛及烧灼感，或合并尿频尿痛。

【用药方法】 每天 1 剂，水煎 2 次，分早、晚服。10 天为 1 个疗程，一般治疗 2 个疗程。并用药渣复煎取药液 500 mL，待适温时冲洗阴道，每天 1 次，经期停用。

【临床疗效】 此方治疗淋菌性阴道炎有较好的疗效。

【病案举例】 李某，女，19 岁。1 周前经行未净行房事，近几天来出现白带增多，呈脓性、有腥臭味，阴部刺痛、瘙痒感，曾用西药治疗，并用复方黄松洗液阴道冲洗 7 天，症状无明显好转。诊见：痛苦面容，阴部肿胀不舒，尿频刺痛，白带量多、质脓、臭味，口干喜饮，大便秘结难解，舌质红、苔黄干，脉濡数。妇科检查：阴唇肿胀，黏膜充血，阴道内脓性分泌物较多，宫颈及阴道穹窿部充血明显。阴道分泌物涂片检查：革兰阴性双球菌阳性。西医诊断为淋菌性阴道炎。中医辨证为经行未净，胞脉空虚，外邪入侵，留于体内，热毒炽盛，湿热下注，任带受损，湿热蕴久化毒生虫。治宜清热解毒、利湿止痒。选用五味消毒饮加味方治疗。同时用药渣煎水 500 mL 进行阴道冲洗，每天 1 次。治疗期间避免房事。连续治疗 10 天后，白带减少，诸症状消失。共治疗2个疗程，阴道分泌物涂片复查为阴性。

【验方来源】 吴金娥. 五味消毒饮加味治疗淋菌性阴道炎76例［J］. 江苏中医，2000，21（3）：21.

按：淋菌性阴道炎是性传播疾病之一，是由淋病双球菌引起的泌尿生殖系统化脓性炎症。本病属中医学淋证、带下病、阴痒等范畴。其发生多因经行产后，胞脉空虚，邪入胞门或手术所伤，或通过性交，热邪湿毒乘虚侵入阴器，留于体内，湿热炽盛，下注膀胱则为淋，湿热蕴久则损伤任带二脉则为带下，化毒生虫，致成阴痒。根据热者清之、湿者利之的原则，选用五味消毒饮加味方治疗淋菌性阴道炎，具有清热解毒、利湿止痒之功效，使热去而不伤阴。同时配合局部冲洗，可使药物直达病所，直接消除局部热毒，促使热毒消散吸收，并有清洁局部的作用。

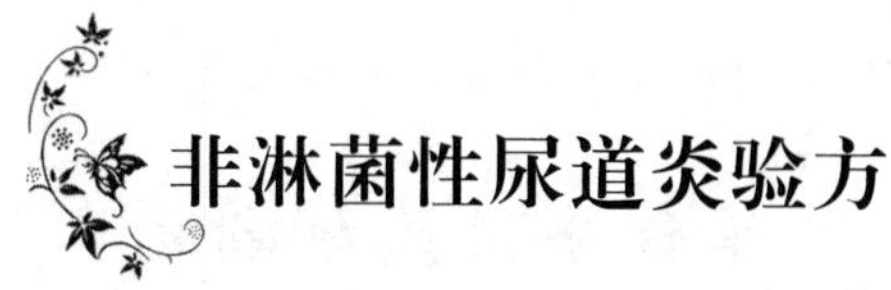

非淋菌性尿道炎验方

清热活血利尿汤

【药物组成】 土茯苓、泽泻、益母草、山药、龙胆草各20 g，白花蛇舌草、金钱草、车前草各30 g，茵陈蒿、竹叶各15 g，甘草10 g。

【适用病症】 非淋菌性尿道炎。临床表现为不同程度的尿道不适，瘙痒、刺痛、尿频，并有灼热感。

【用药方法】 每天1剂，水煎服。10天为1个疗程。配合用西药阿奇霉素500 mg静脉滴注，每天1次，连用7天。

【临床疗效】 此方治疗非淋菌性尿道炎48例，治愈（临床症状、体征消失，病原体检查阴性）29例，有效（临床症状、体征明显改善，病原体检查阴性）15例，无效（临床症状、体征改善或无改善，病原体检查阳性）4例。总有效率91.6%。

【验方来源】 毛荣超，陈亚衡，王桂萍．中西医结合治疗非淋菌性尿道炎48例［J］．贵阳中医学院学报，2002，24（3）：1.

按：非淋菌性尿道炎乃不洁性交或洗涤用具不洁或摄生不慎，湿热毒邪侵犯下焦，阻滞经脉，气血壅阻，膀胱气化不利，不能分清泌浊，日久伤及脾肾所致。治以清热活血、利尿通淋、滋补脾肾为主。清热活血利尿汤中的土茯苓、白花蛇舌草清热解毒，并有抗炎作用；金钱草、车前草、泽泻、茵陈蒿、竹叶、龙胆草清热利浊，利水通淋；益母草活血化瘀；山药健脾补肾，增强免疫功能。诸药合用，共奏清热活血、利尿通淋、健脾补肾之功效，用于治疗非淋菌性尿道炎有较好的疗效。

萆薢分清饮加减方

【药物组成】　萆薢 24 g，金钱草、丹参各 30 g，栀子、车前草、泽泻、石菖蒲、茯苓各 12 g，黄柏 10 g，木通、甘草各 6 g。

加减：热甚者，加龙胆草 9 g；湿重者，去栀子，加苦参 12 g；夜寐不安者，加酸枣仁 10 g。

【适用病症】　非淋菌性尿道炎。临床表现为男性有不同程度的尿道口红肿、烧灼感或尿痛，有浆液性或脓性分泌物；女性有宫颈炎症和糜烂现象。

【用药方法】　每天 1 剂，水煎服。并配合西药交沙霉素每次 0.4 g，每天服 3 次。2 周为 1 个疗程。

【临床疗效】　此方加减治疗非淋菌性尿道炎 80 例，治愈（临床症状、体征消失，病原学检查阴性）72 例，有效（临床症状、体征减轻，病原学检查阴性）6 例，无效（临床症状、体征无改变，病原学仍呈阳性）2 例。总有效率 97.5%。

【验方来源】　陈若萌，葛少红．中国中西医结合治疗非淋菌性尿道炎 80 例［J］．中国中西医结合杂志，2001，21（11）：833.

按：非淋菌性尿道炎乃不洁性交或洗涤用具不洁或摄生不慎，湿热毒邪侵犯下焦，阻滞经脉，致膀胱气化不利，不能分清化浊所致。萆薢分清饮加减方中的萆薢、石菖蒲分清化浊为君药，辅以茯苓、金钱草、车前草、泽泻、木通淡渗通利，使下焦湿浊从下疏泄；黄柏、栀子清泄下焦郁热；丹参活血通瘀。诸药合用，使湿浊瘀热之邪上清下解，故用于治疗非淋菌性尿道炎有较好的疗效。

男性泌尿道沙眼衣原体、解脲支原体感染验方

尿道清汤

【药物组成】 萆薢、紫花地丁、蒲公英各 20 g，薏苡仁 30 g，黄柏、茯苓、牡丹皮、滑石、车前子、泽泻各 10 g。

加减：兼淋球菌阳性者，加黄芩、土茯苓；腹痛者，加川楝子、延胡索、白芍；阴痒者，加苦参、地肤子、萹蓄；疲乏、大便溏烂者，加黄芪、白术；舌尖红者，加栀子、木通、竹叶；舌瘀者，加王不留行、川牛膝。

【适用病症】 男性泌尿道沙眼衣原体、解脲支原体感染。

【用药方法】 每天 1 剂，水煎 2 次，分早、晚温服。7 天为 1 个疗程。

【临床疗效】 此方加减治疗男性泌尿道沙眼衣原体、解脲支原体感染 83 例，治愈（自觉症状消失，无尿道分泌物，聚合酶链反应法检测病原体转阴）69 例，有效（临床症状、体征消失或减轻，混合感染病原体有一项转阴）4 例，无效（病原体未转阴）10 例。总有效率 88%。

【验方来源】 陈德宁. 尿道清汤治疗男性泌尿道沙眼衣原体和解脲支原体感染 83 例［J］. 中国中西医结合杂志，1998，18（1）：47.

按：尿道清汤中的萆薢利湿分清而化浊；薏苡仁、茯苓、泽泻利水渗湿以泄下焦之湿热；紫花地丁、蒲公英、黄柏清热解毒；牡丹皮清热凉血活血；车前子、滑石甘寒清热，利水通淋。

诸药合用，共奏清热解毒、通淋利湿之功效，用于治疗男性泌尿道沙眼衣原体和解脲支原体感染疗效显著。但本方性偏寒凉，故宜温服。此外，本方对淋病、慢性前列腺炎、湿热下注之阳痿也有较好的疗效。

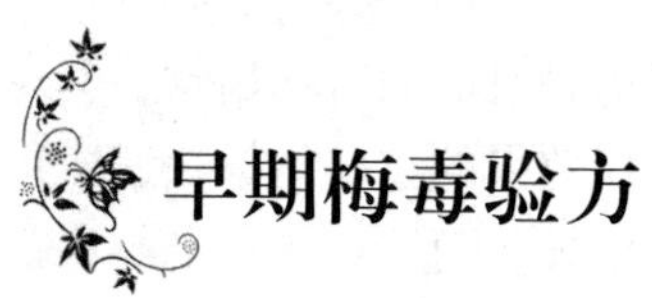

早期梅毒验方

清热排毒汤

【药物组成】 土茯苓 30 g，黄芪 20 g，茯苓、薏苡仁各 12 g，金银花、白术各 9 g，木通、木瓜各 6 g，川芎 5 g，大黄 4.5 g，皂荚子 3 g。

【适用病症】 早期梅毒。临床表现：Ⅰ期见硬下疳及梅毒性横痃；Ⅱ期见疹形多样。全部病例血清学检测梅毒螺旋体血凝试验、快速血浆反应素试验均为阳性。

【用药方法】 每天 1 剂，水煎，分 2 次服。另加用苄星青霉素肌内注射，每周 1 次，共用 3 次。14 天为 1 个疗程。

【临床疗效】 此方治疗早期梅毒 42 例，临床治愈（1 个月内无梅毒症状，血清反应滴度下降 4 倍或 4 倍以上）38 例。血清学治愈（1 年内临床症状消失，血清学转阴）36 例，其中 31 例经 1 ~2 年随访观察未见临床症状及血清学复发。无效 4 例。

【验方来源】 王砚宁，刘先锋，何平，等. 中西医结合治疗早期梅毒 42 例［J］. 中国中西医结合杂志，2000，20（7）：550.

按：中医学称梅毒为疳疮、杨梅疮，多因感染淫秽邪毒浸淫肌肤所致，治宜除湿解毒、养血通络。清热排毒汤中的木通、金银花苦寒解毒，与土茯苓、薏苡仁合用可增强解毒效果；黄芪、川芎温阳益气，与茯苓、白术健胃除湿为伍，扶正祛邪，调整机体免疫功能；木瓜、大黄舒肝和胃、活血通络，可改善微循环；

皂荚子破积逐秽。诸药合用，共奏除湿解毒、养血通络、扶正祛邪等功效。青霉素仍是目前的首选药物，其对梅毒螺旋体高度敏感，但反映梅毒治疗效果的重要指标快速血浆反应素试验滴度下降较慢，转阴时间较长。而清热排毒汤与青霉素联合应用有明显促进快速血浆反应素试验转阴的作用，并加强青霉素的治疗效果，因此，中西医结合治疗梅毒有一定的优越性。